Andreas Krammer

TRAUNER VERLAG

W0215156

Ernährungslehre und Diätetik

JOSEFA EITER
GERLINDE EDER
MARIA MAIR

Wir weisen darauf hin, dass das Kopieren zum Schulgebrauch aus diesem Buch verboten ist – § 42 Absatz (3) der Urheberrechtsgesetznovelle 1996: „Die Befugnis zur Vervielfältigung zum eigenen Schulgebrauch gilt nicht für Werke, die ihrer Beschaffenheit und Bezeichnung nach zum Schul- oder Unterrichtsgebrauch bestimmt sind."

Dieses Buch wurde auf FSC-zertifiziertes Papier gedruckt.

FSC
www.fsc.org
FSC® C030157
Das Zeichen für verantwortungsvolle Waldwirtschaft

Lektorat/Produktmanagement:
Claudia Höglinger
Gestaltung und Grafik:
Bettina Victor
Titelgestaltung: Bettina Victor
Schulbuchvergütung/Bildrechte:
© VBK, Wien
Gesamtherstellung:
TRAUNER Druck GmbH & Co KG, Linz

ISBN 978-3-99033-053-1
Schulbuch-Nr. 8.641
www.trauner.at

Impressum

Eiter u. a., Ernährungslehre und Diätetik
10. Auflage 2013
Schulbuch-Nr. 8.641
TRAUNER Verlag, Linz

Das Autorenteam

JOSEFA EITER
Diätologin am Landeskrankenhaus Vöcklabruck

GERLINDE EDER
Diätologin;
Lehrbeauftragte am Agrarbildungszentrum Salzkammergut und am BFI Vöcklabruck für die Ausbildung Altenfachbetreuer/Altenfachbetreuerin und Pflegehelfer/Pflegehelferin

MARIA MAIR
Diätologin;
Lehrbeauftragte an der Gesundheits- und Krankenpflegeschule Ried im Innkreis

Approbiert für den Unterrichtsgebrauch an:

Lehranstalten für heilpädagogische Berufe im Unterrichtsgegenstand Ernährungslehre und Diätetik, Bundesministerium für Bildung, Wissenschaft und Kultur, GZ 47.357/1-III/D/13/99 vom 1. Juni 1999

Liebe Schülerin, lieber Schüler,
Sie bekommen dieses Schulbuch von der Republik Österreich für Ihre Ausbildung. Bücher helfen nicht nur beim Lernen, sondern sind auch Freunde fürs Leben.

Einleitung

Die richtige Ernährung ist ein wichtiger Bestandteil der Gesundheitsvorsorge und sollte nicht erst bei Beginn einer Krankheit zum Einsatz kommen. Kenntnisse über ernährungsmedizinische Zusammenhänge machen es möglich, einerseits Gesundheit und Leistungsfähigkeit mit vollwertiger Ernährung zu erhalten, andererseits Erkrankungen mit Hilfe ernährungstherapeutischer Maßnahmen zu lindern bzw. Heilungsprozesse zu unterstützen.

Krankenpfleger/innen sollen mit den Grundsätzen der Ernährungslehre und Diätetik vertraut gemacht werden, um die angeordneten Diäten verstehen und unterstützen zu können.

Das vorliegende Lehrbuch ist eine kurze, prägnante Zusammenfassung des aktuellen Wissensstandes.

Folgende Piktogramme haben wir für das Buch gewählt:

für Beachtenswertes

für Zusatzinformationen

für Schreibaufgaben

für Downloads

Meine Ziele
Die Ziele am Anfang des Kapitels zeigen den Schülerinnen und Schülern, was sie nach Bearbeitung des Kapitels können werden.

Ziele erreicht?
Die Schülerinnen und Schüler können am Ende des Kapitels überprüfen, ob sie ihre Ziele erreicht haben.

Die farbliche Kennzeichnung **nach der Kompetenzstufe** hilft den Lernenden bei der Selbsteinschätzung:

- Einfache Aufzählung, Basiswissen, leichte Wissenswiedergabe
- Zentrale, umfangreichere Informationen, intensivere Wissenswiedergabe
- Auf dem erarbeiteten Wissen basierende selbstständige Themenerweiterung mit entsprechend aufwendigen Aufgabenstellungen

Viel Freude und Erfolg beim Lernen und selbstständigen Arbeiten wünscht Ihnen
Ihr Autorenteam!

Inhaltsverzeichnis

Einführung in die Ernährungslehre

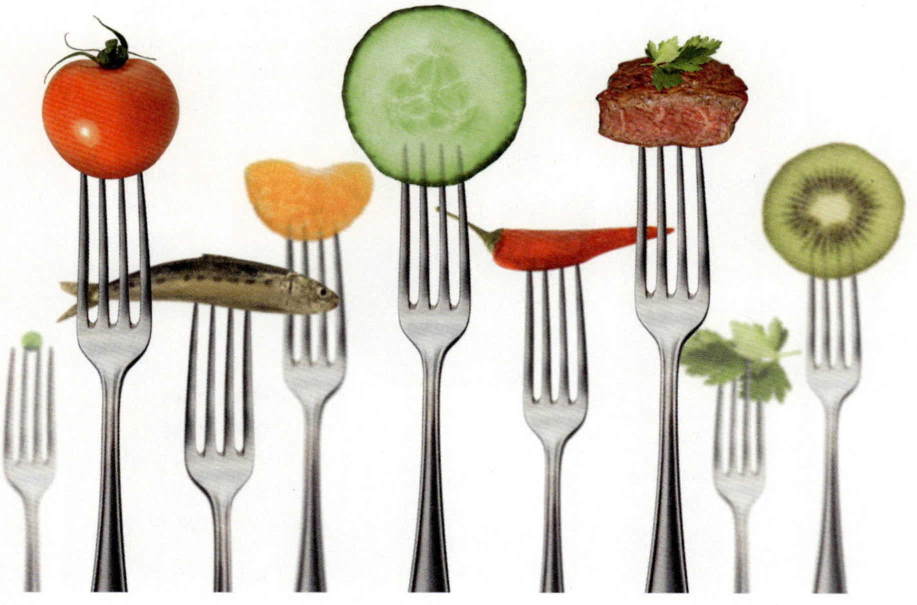

Ernährung ist die Summe aller Vorgänge, durch die dem lebenden Organismus in fester und flüssiger Form Nahrung zugeführt wird.

Nahrung ist notwendig
- zum Aufbau (Wachstum) und zur Regeneration des Körpers,
- zur Aufrechterhaltung der Lebensvorgänge und
- für körperliche und geistige Leistungen.

Die Ernährungslehre befasst sich mit den Bestandteilen der Nahrungsmittel, ihren Wirkungsweisen, den Zusammenhängen zwischen Ernährung und Gesundheit sowie der Nahrungszufuhr für Gesunde.

Meine Ziele

Nach Bearbeitung dieses Kapitels kann ich
- erklären, warum die tägliche Nahrungsaufnahme in flüssiger und fester Form notwendig ist;
- Faktoren, die die Ernährung des Menschen beeinflussen, nennen;
- beschreiben, aus welchen Bestandteilen sich das Essen zusammensetzt;
- den physiologischen Energiegehalt der Nährstoffe erörtern;
- die Zusammensetzung des menschlichen Körpers beschreiben;
- die wesentlichen Grundbegriffe der Ernährungslehre erklären.

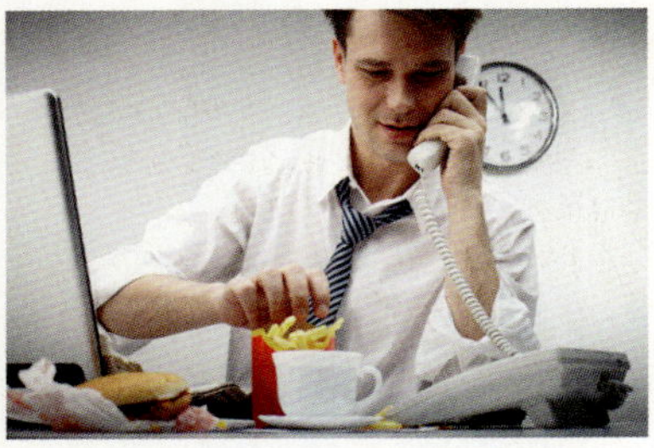

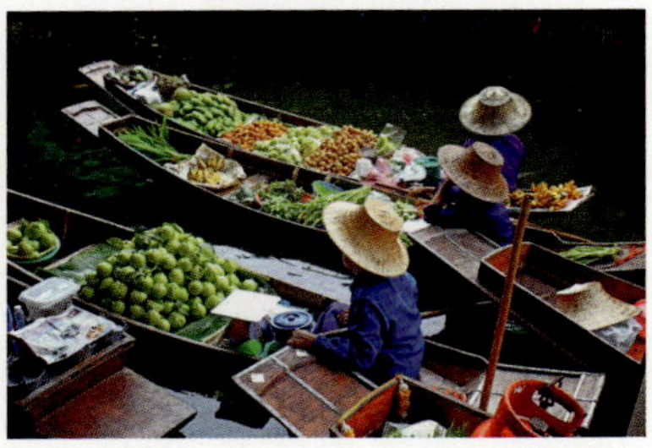

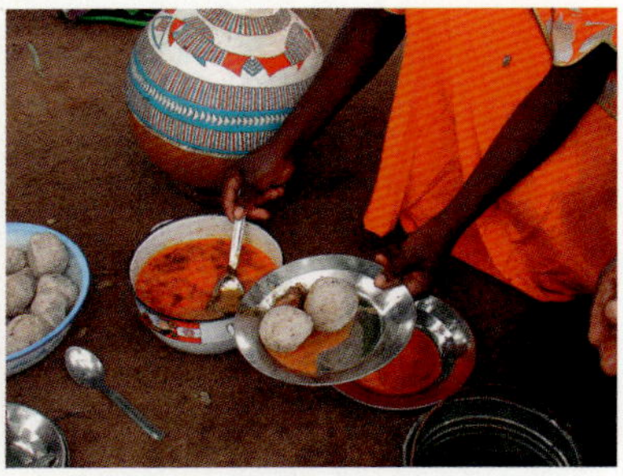

Unterschiedliche Kulturen – unterschiedliche Ernährungsgewohnheiten

Die Ernährung des Menschen im gesellschaftlichen Umfeld

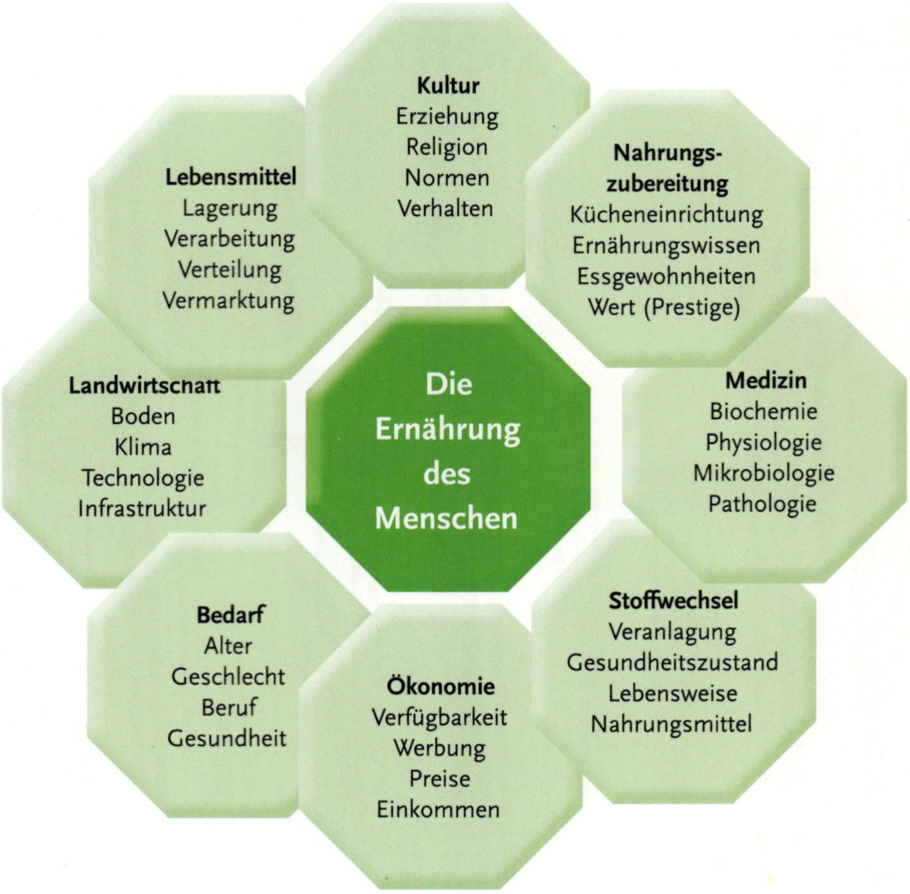

Grundbegriffe

Lebensmittel sind alle Stoffe, die dazu bestimmt sind, in unveränderter, zubereiteter oder verarbeiteter Form vom Menschen gegessen, gekaut oder getrunken zu werden. Dazu gehören die Nahrungsmittel, die Genussmittel und die Begleitstoffe.

Nahrungsmittel sind Stoffe tierischen und pflanzlichen Ursprungs, die unserer Ernährung dienen und den Stoffwechsel sicherstellen.

Genussmittel sind Stoffe, die wegen ihrer anregenden Wirkung genossen werden, wie z. B. Alkohol, Kaffee, Tee, (Nikotin).

Speisen sind fertig zubereitete Nahrungsmittel in großer Vielfalt.

Als **Stoffwechsel** werden alle biochemischen Vorgänge bezeichnet, die den Aufbau der Körpersubstanz aus den Nährstoffen, den Umbau und den Abbau (zur Energiegewinnung) betreffen.

Unter **Verdauung** sind alle physikalischen und enzymatischen Vorgänge zu verstehen, welche die aufgenommene Nahrung in eine resorbierbare Form umwandeln.

Resorption ist die Aufnahme der verdauten Nahrungsbestandteile aus dem Verdauungstrakt in die Blut- bzw. Lymphbahnen.

Die **Energiedichte** definiert die Energiemenge im Verhältnis zum Gewicht.

Die **Nährstoffdichte** bezieht sich auf den Anteil der Inhaltsstoffe.

Woraus besteht das Essen?

Lebensmittel

Nahrungsmittel	Genussmittel	Begleitstoffe
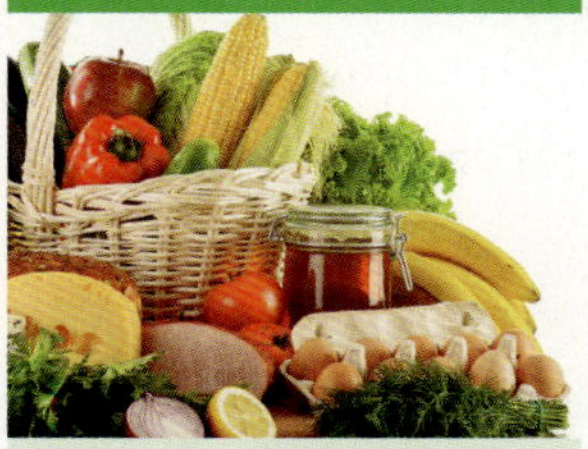	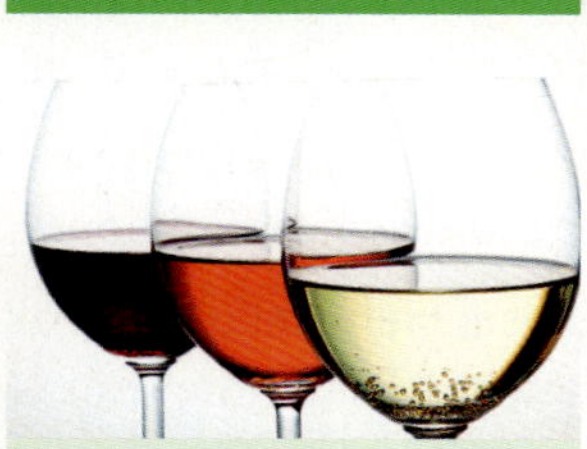	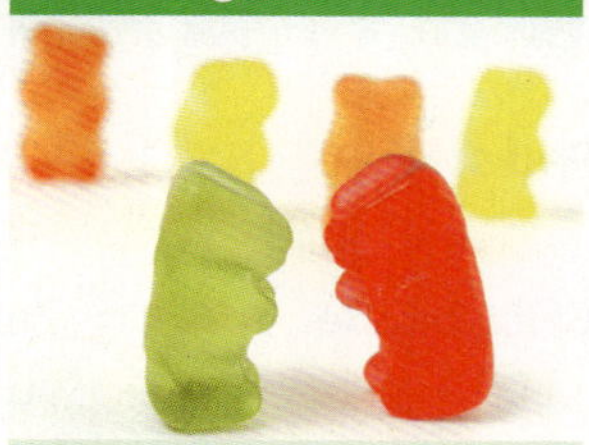
Tierische und pflanzliche Nahrungsmittel ↓ **Nährstoffe** ↓ **Energieliefernde Nährstoffe** Eiweiß, Fett, Kohlenhydrate, Alkohol (ist den Genussmitteln zuzuordnen, aber ein wesentlicher Energieträger) **Energiefreie Nährstoffe** Wasser, Vitamine, Mineralstoffe	▪ Alkohol ▪ Kaffee ▪ Tee	▪ Farbstoffe ▪ Duftstoffe ▪ Geschmacksstoffe

Nährstoffe bestehen aus Grundstoffen, den chemischen Elementen:
Kohlenstoff (C)
Wasserstoff (H)
Sauerstoff (O)
Stickstoff (N)
Schwefel (S)
Phosphor (P)

Energiegehalt der Nährstoffe

Der Energiegehalt (Brennwert) der Nährstoffe wird in Kilokalorien (Kilojoule) gemessen.

1 kcal = 4,18 kJ

Der **physikalische Energiegehalt** wird im Labor gemessen und kann nur bedingt angewandt werden, da der Körper manche Nährstoffe nicht vollständig verbrennt. Der **physiologische Energiegehalt** ist die Energiemenge, die dem Körper tatsächlich zur Verfügung steht.

Energiegehalt	physiologisch	physikalisch
1 g Eiweiß	4,1 kcal = 17 kJ	5,6 kcal
1 g Fett	9,3 kcal = 39 kJ	9,4 kcal
1 g Kohlenhydrate	4,1 kcal = 17 kJ	4,1 kcal
1 g Alkohol	7,1 kcal = 30 kJ	7,1 kcal

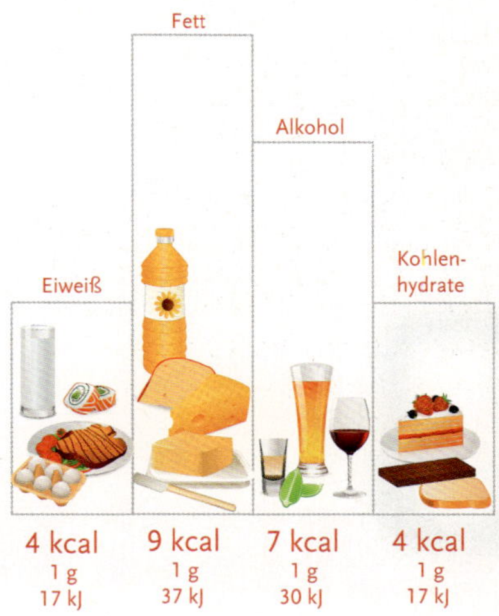

Energiegehalt der einzelnen Nährstoffe

Woraus besteht der Mensch?

Wasser 60–70 %
Mineralstoffe ca. 6 %
Eiweiß 15–20 %
Kohlenhydrate ca. 1 %
Fett 10–25 %

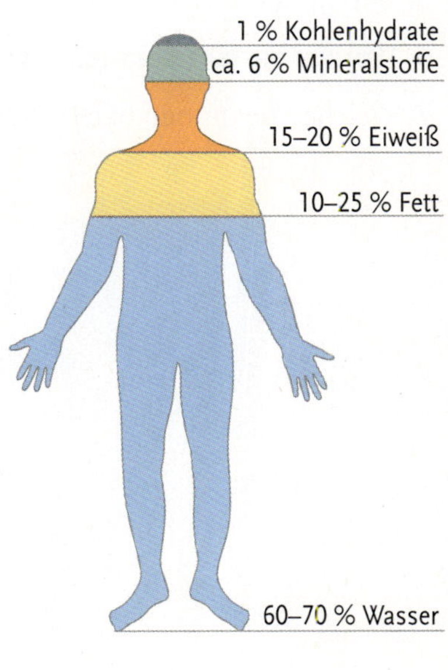

Funktionen der Nähr- und Begleitstoffe im Körper

Baustoffe	Eiweiß, Mineralstoffe, Wasser und Fett benötigt der Körper für Wachstum, Aufbau und Erhaltung der Substanz.
Brennstoffe	Kohlenhydrate, Fett, (Eiweiß, Alkohol) sind Energielieferanten für Muskeln, Atmung, Herztätigkeit, Verdauung sowie für körperliche und geistige Leistung.
Wirkstoffe	Vitamine und Mineralstoffe regeln den tadellosen Ablauf vieler Stoffwechselfunktionen.
Ballaststoffe	Zellulose, Hemizellulose, Pektine sind zum Teil unverdauliche Bestandteile in Nahrungsmitteln, sättigen besser und regulieren die Verdauung.
Farb-, Duft- und Geschmacksstoffe	Blattgrün, Röststoffe, ätherische Öle regen den Appetit an und stimulieren die Produktion der Verdauungssäfte.
Bioaktive Substanzen	Sie sind gesundheitsfördernde Inhaltsstoffe in Lebensmitteln: ■ **Sekundäre Pflanzenstoffe** sind Substanzen, die von Pflanzen als Farbstoffe, Wachstumsregulatoren, Abwehrstoffe gegen Schädlinge und Krankheiten sowie Aroma- und Duftstoffe gebildet werden. Die wichtigsten Gruppen sind Carotinoide, Phytosterine, Polyphenole, Phytoöstrogene und Sulfide. ■ **Ballaststoffe** ■ **Substanzen** in fermentierten Lebensmitteln, wie z. B. Milchsäurebakterien

Ein gesunder Organismus deckt seinen Bedarf je nach Hunger und Durst, wobei die Nahrungsaufnahme vom Sättigungsmechanismus reguliert wird.

Ziele erreicht?

1. Warum müssen wir essen und trinken?
2. Was beeinflusst unser Essverhalten?
3. Welche Stoffe sind in unseren Nahrungsmitteln enthalten?
4. Erklären Sie den physiologischen Energiegehalt der Nährstoffe.
5. Beschreiben Sie den Unterschied zwischen Energiedichte und Nährstoffdichte.
6. Woraus besteht der Mensch?
7. Welche Funktionen haben Nähr- und Begleitstoffe im Körper?

Energiebedarf des Menschen

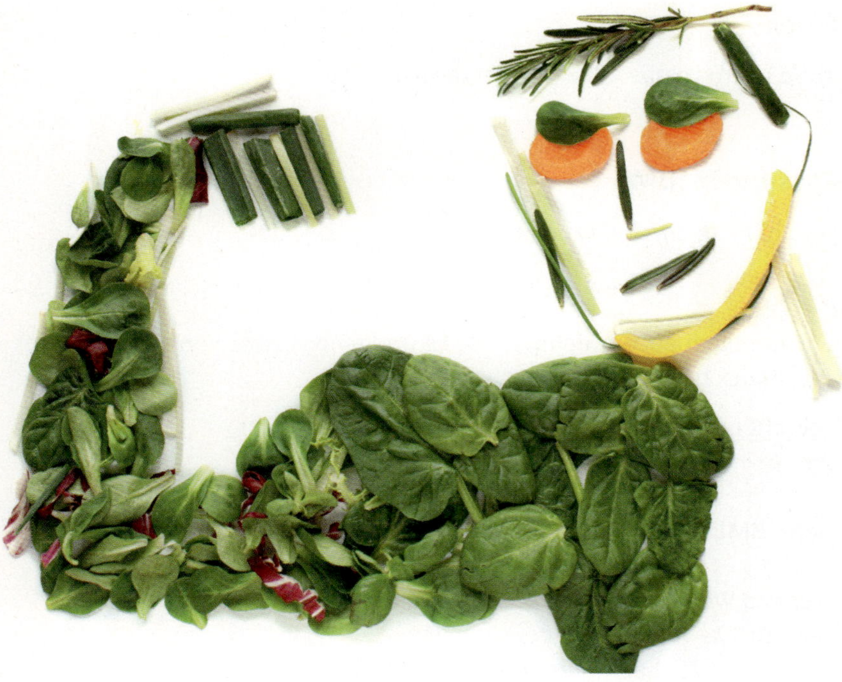

Der Mensch benötigt zur Aufrechterhaltung seiner Lebensfunktionen und für jede körperliche Tätigkeit Energie, die er durch Nahrung zuführt.

Die Verdauungssäfte spalten die Nahrungsmittel in die Nährstoffe. Durch die Darmzotten gelangen die Nährstoffe in die Blutbahn und weiter zu den Zellen; dort werden sie in die chemischen Elemente aufgespalten. Bei diesen Vorgängen in der Zelle wird Energie frei, die dem Körper zur Verfügung steht.

Meine Ziele

Nach Bearbeitung dieses Kapitels kann ich

- mein Körpergewicht und das anderer richtig beurteilen;
- den Energie- und Nährstoffbedarf von mir und anderen berechnen;
- die Empfehlungen für eine gesunde, ausgewogene Kost in die Praxis umsetzen.

1 Definitionen zum Körpergewicht

1.1 Normalgewicht

Das Normalgewicht kann nach folgenden Methoden errechnet werden:

Broca-Index

Körpergröße in cm minus 100 = Körpergewicht in kg

Body-Mass-Index (BMI)

Körpergewicht in kg durch Größe in m^2

Beispiel
Für eine Frau mit einem Gewicht von 64 kg und einer Größe von 1,7 m soll der Body-Mass-Index berechnet werden.

$$\frac{\text{Körpergewicht in kg}}{(\text{Körpergröße in m})^2} \quad \frac{64}{1{,}7^2} = 22{,}1$$

Normalwerte BMI: 20–25, für Kinder und Jugendliche gelten andere Maßstäbe.

Rahmen für das Wohlfühlgewicht = Sollgewicht
Normalgewicht +/– 10 %
BMI bei Frauen bis 25, bei Männern bis 27

Body-Mass-Index = Körpermaßindex.

Body-Mass-Index-Nomogramm für Erwachsene

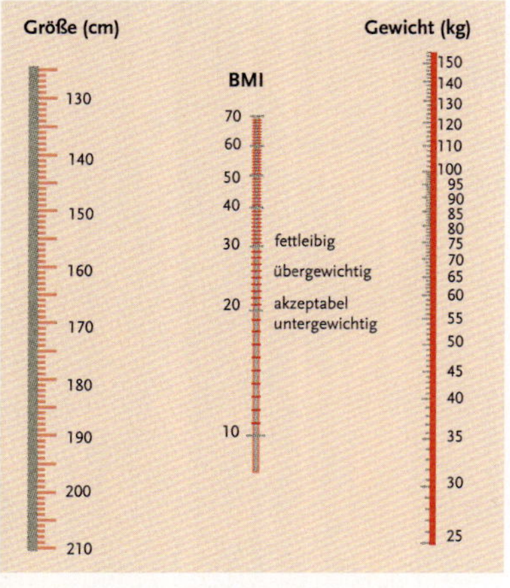

Suchen Sie Ihre Größe und Ihr Gewicht und verbinden Sie die beiden Punkte mit einer Linie. So erhalten Sie Ihren BMI-Wert.

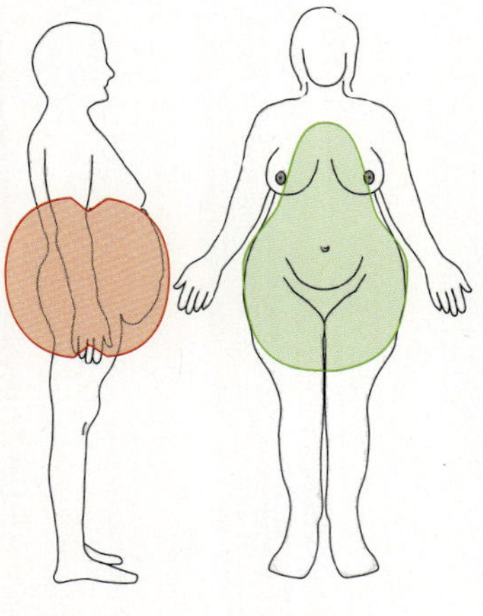

Das Körperfett ist bei Mann und Frau unterschiedlich verteilt. Bei Männern liegt es eher rund um den Bauch (Apfeltyp), bei Frauen vorwiegend rund um die Hüften (Birnentyp).

1.2 Weitere Definitionen

Definitionen	Beschreibung
Idealgewicht	Nicht mehr aktuell
Istgewicht	Derzeitiges = tatsächliches Körpergewicht
Adipositas (Fettsucht)	20 % über dem Normalgewicht, BMI > 30
Untergewicht	20 % unter dem Normalgewicht, BMI < 18,5 (laut WHO 2004)
Setpoint-Theorie (im Gehirn)	Der Körper ist in der Lage, das Gewicht langfristig gleich zu halten.
Waste-to-Hip-Ratio (WHR)	Hier wird der Quotient von Taille durch Hüfte errechnet (Taille und Hüfte werden abgemessen und zueinander in Relation gesetzt). Der Quotient soll beim Mann < 1, bei der Frau < 0,8 betragen.
Bauchumfang	Frauen < 90 cm, Männer < 100 cm
Bioelektrische Impedanzanalyse (BIA)	Ist eine Methode, mit der die Körperzusammensetzung gemessen wird.

2 Wie viel Energie braucht der Mensch und wozu?

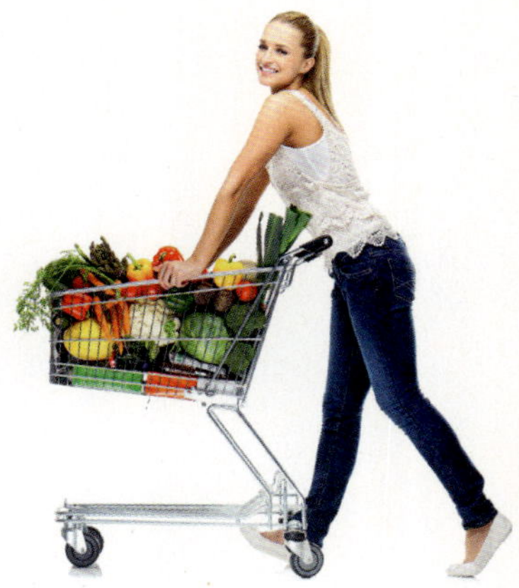

Messungen des Gesamtenergieumsatzes sind in der Praxis außer in Leistungssportzentren selten. Für die Berechnung des **Gesamtenergiebedarfs** gibt es zwei Möglichkeiten.

2.1 Errechnung des Gesamtenergiebedarfs aus Grundumsatz plus Leistungsumsatz

Grundumsatz (GU) oder Ruhe-nüchtern-Umsatz

Der Grundumsatz ist die Energiemenge, die ein Mensch durchschnittlich zur Aufrechterhaltung seiner Körperfunktionen (Herztätigkeit, Atmung, Hirnfunktion ...) unter folgenden Voraussetzungen benötigt:

- bei völliger Ruhe (im Liegen),
- 12 Stunden nach der letzten Nahrungsaufnahme,
- in einem Raum mit einer Temperatur von 20 °C, leicht gekleidet.

Berechnung des Grundumsatzes

1 kcal pro kg Körpergewicht (Normalgewicht) pro Stunde
Normalerweise wird der Grundumsatz für 24 Stunden berechnet. Der Energiebedarf wird nach dem Normalgewicht und nicht nach dem tatsächlichen Gewicht errechnet.

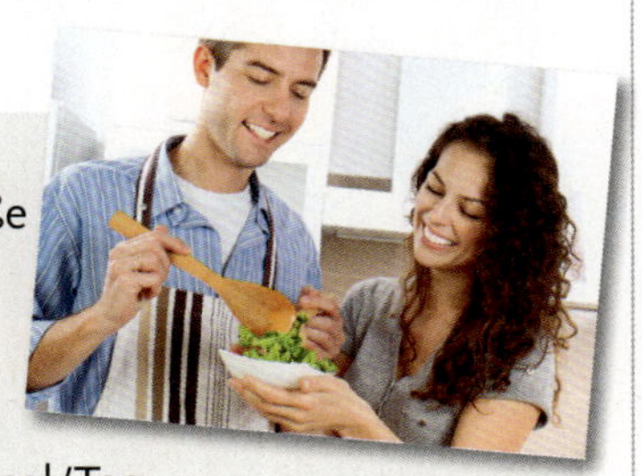

Beispiel
Errechnung des Grundumsatzes für eine 170 cm große Person, das Normalgewicht wird nach dem Broca-Index errechnet: Körpergröße minus 100, in diesem Fall also 170 – 100 = 70 kg.

Grundumsatz = 1 kcal x 70 kg x 24 Stunden = 1 680 kcal/Tag

Der Grundumsatz ist abhängig vom

- Alter (er sinkt mit fortschreitendem Alter),
- Geschlecht (in der Regel ist er bei Männern höher als bei Frauen),
- Körperbau (abhängig vom Muskel- bzw. Fettanteil).

Der Grundumsatz wird beeinflusst durch Stress, gestörte Funktion der Schilddrüse, fieberhafte Erkrankungen, Rekonvaleszenz, Schwangerschaft, Stillzeit, Klima und Muskelanteil.

Grundumsatz pro Tag (nach DGE und Wirths)

Alter	Mann, 172 cm, 70 kg	Frau, 165 cm, 60 kg
15 Jahre	1 970 kcal	1 550 kcal
25 Jahre	1 820 kcal	1 500 kcal
45 Jahre	1 700 kcal	1 400 kcal
65 Jahre	1 550 kcal	1 300 kcal

Leistungsumsatz oder Arbeitsumsatz

Ist jene Energiemenge, die wir für körperliche und geistige Tätigkeit, für die Wärmeregulation und die Verdauung benötigen. Der Leistungsumsatz kann auf drei Arten ermittelt werden:

Variante 1

Je nach Arbeitsleistung unterscheidet man, bezogen auf die tatsächliche Arbeitszeit, folgende Gruppen:

Arbeitsleistung	Energiebedarf pro kg Körpergewicht/Stunde	Beispiele
Leichte Arbeit	0,4–1 kcal	Büroarbeit, sitzende Fließbandarbeit, Lehrer/in
Mittelschwere Arbeit	1–2 kcal	Hausfrau/-mann mit mehreren Kindern, Landwirt/in, Maler/in
Schwere Arbeit	3 und mehr kcal	Bauarbeiter, Leistungssportler/in

Variante 2

Mit Tabellen kann der Energieverbrauch bei bestimmten Tätigkeiten ermittelt werden.

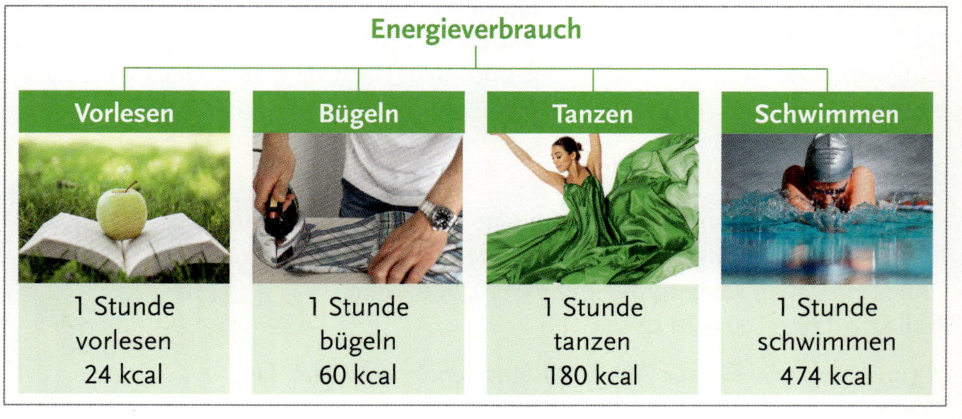

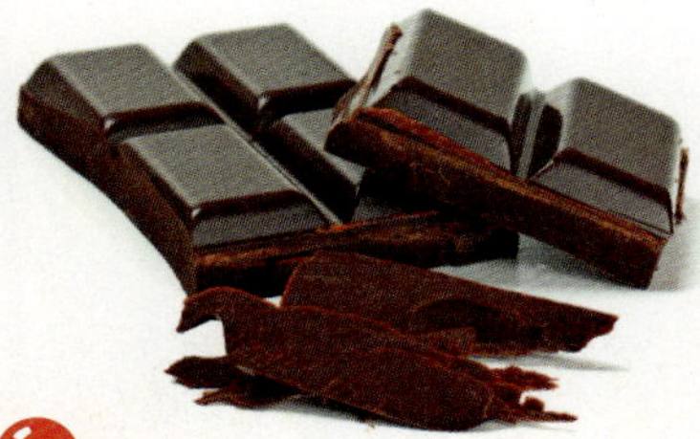

474 kcal entsprechen ca. 100 g Schokolade.

Variante 3

Ausgehend vom Grundumsatz kann der Leistungsumsatz ebenfalls ermittelt werden.

- Für leichte bis mittelschwere Arbeit: 1/3 des Grundumsatzes
- Für schwere Arbeit: 2/3 des Grundumsatzes

Beispiel
Gesamtenergiebedarf bei leichter Arbeit für eine 170 cm große Person (vgl. Beispiel „Errechnung des Grundumsatzes“, S. 13)

Grundumsatz + 1/3 des Grundumsatzes = Gesamtenergiebedarf
1 680 kcal + 560 kcal = 2 240 kcal

2.2 Errechnung des Gesamtenergiebedarfs je nach körperlicher Tätigkeit mit einem Faktor

Durchschnittswerte pro kg Körpergewicht/Tag

Bei Bettruhe: Normalgewicht x 20–25
Für leichte Arbeit: Normalgewicht x 32
Für mittelschwere Arbeit: Normalgewicht x 37
Für schwere körperliche Arbeit: Normalgewicht x 40–45

PAL (Physical Activity Level)

Der PAL ist definiert als durchschnittlicher täglicher Energiebedarf für körperliche Aktivität als Mehrfaches des Grundumsatzes. Er ist abhängig von der Art und Dauer beruflicher wie sportlicher Betätigungen. Für die Berechnung des Energiebedarfs muss also der Grundumsatz mit dem jeweiligen PAL-Wert multipliziert werden.

Arbeitsschwere und Freizeitverhalten	PAL	Beispiele
Ausschließlich sitzende oder liegende Lebensweise (körperliche Aktivität ist sehr gering)	1,2	Alte, gebrechliche Menschen
Ausschließlich sitzende Tätigkeit mit wenig oder keiner anstrengenden Freizeitaktivität (körperliche Aktivität ist gering)	1,4–1,5	Büroangestellte, Feinmechaniker/innen
Sitzende Tätigkeit, zeitweilig auch zusätzlicher Energieaufwand für gehende und stehende Tätigkeiten (körperliche Aktivität ist mittel)	1,6–1,71	Laboranten/Laborantinnen, Kraftfahrer/innen, Studierende, Fließbandarbeiter/innen
Überwiegend gehende und stehende Arbeit (körperliche Aktivität ist hoch)	1,8–1,91	Hausfrauen/-männer, Verkäufer/innen, Kellner/innen, Mechaniker/innen, Handwerker/innen
Körperlich anstrengende berufliche Arbeit (körperliche Aktivität ist sehr hoch)	2,0–2,41	Bauarbeiter/innen, Landwirte/-wirtinnen, Waldarbeiter/innen, Bergarbeiter/innen, Leistungssportler/innen

Für sportliche Betätigungen oder anstrengende Freizeitaktivitäten (30–60 Minuten, vier- bis fünfmal in der Woche) können pro Tag 0,3 PAL-Einheiten zusätzlich gerechnet werden.

2.3 Verteilung der täglichen Gesamtenergie

5 Mahlzeiten	oder	3 Mahlzeiten
25 %	Frühstück	30 %
10 %	Zwischenmahlzeit	
30 %	Mittagessen	40 %
10 %	Zwischenmahlzeit	
25 %	Abendessen	30 %

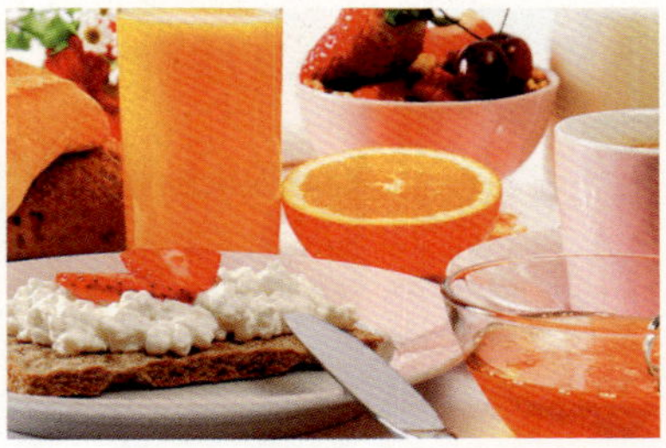

2.4 Bedarf an Energie liefernden Nährstoffen

Die optimale Energiezufuhr ist eine Grundlage für richtige Ernährung. Es müssen alle Nährstoffe in einem entsprechenden Verhältnis zueinander aufgenommen werden. Die Nährstoffe werden laut DGE aufgeteilt, ausgehend vom Gesamtenergiebedarf oder Normalgewicht.

DGE = Deutsche Gesellschaft für Ernährung.

KG = Körpergewicht.

Nährstoffe	Gesamtenergiebedarf	Normalgewicht
Eiweiß	10–15 %	0,8 g/kg KG
Fett	30 %	0,7–1 g/kg KG
Kohlenhydrate	55–60 %	4–5 g/kg KG

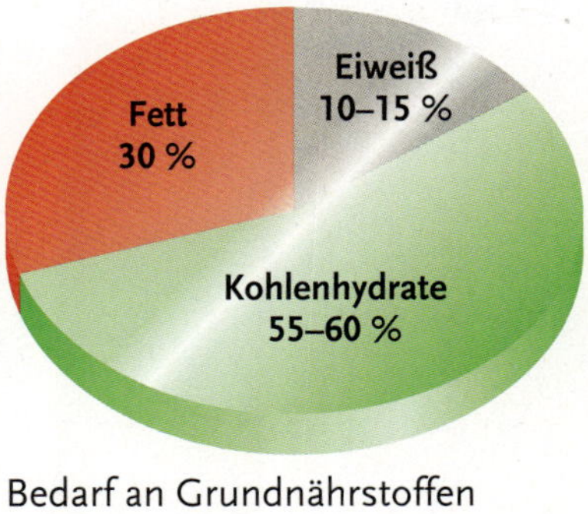

Bedarf an Grundnährstoffen

Beispiel
Person, 170 cm groß, verrichtet leichte körperliche Arbeit.
Normalgewicht (= 70 kg) x 32 = Gesamtenergiebedarf: 2 240 kcal

Eiweiß	10 % ~	230 kcal	=	56 g	=	0,8 g/kg KG
Fett	30 % ~	650 kcal	=	70 g	=	1 g/kg KG
Kohlenhydrate	60 % ~	1 360 kcal	=	332 g	=	ca. 4,7 g/kg KG

Beispiel eines Tageskostplans
2 240 kcal, 56 g Eiweiß, 70 g Fett, 332 g Kohlenhydrate, 30 g Ballaststoffe

		Menge	Nahrungsmittel	kcal	Eiweiß in g	Fett in g	Kohlenhydrate in g	Ballaststoffe in g
Frühstück	Müsli	40 g	Haferflocken	145	5,5	2,8	24,0	3,8
		100 g	Banane	81	1,1	0,2	18,8	1,8
		100 g	Erdbeeren	34	0,8	–	6,6	1,6
		100 g	Joghurt, 3,6 % Fett	6	3,3	3,6	4,1	–
		200 ml	Orangensaft, frisch	94	1,4	0,4	21,0	–
	Tee mit Zitrone	20 g	Zucker	80	–	–	20,0	–
				495	**12,1**	**7,0**	**94,5**	**7,2**
Jause		50 g	Vollkornweckerl	105	3,8	0,8	20,0	4,2
		15 g	Butter	113	0,1	12,5	–	–
		100 g	Radieschen	13	1,1	0,11	2,0	1,0
				231	**5,0**	**13,4**	**22,0**	**5,2**
Mittag	Grießsuppe	20 g	Vollweizengrieß	65	2,2	0,2	13,6	1,4
		5 g	Öl	47	–	5,0	–	–
		250 ml	klare Suppe	50	–	2,5	0,5	–
	Fisoleneintopf	30 g	Rindfleisch, mager	45	6,3	2,0	–	–
		50 g	Zwiebeln	17	0,7	–	3,1	0,9
		100 g	Fisolen	35	2,4	0,2	6,0	1,0
		50 g	grüne Paprika	10	0,6	–	1,6	1,8
		50 g	Tomaten	9	0,5	–	1,5	0,5
		10 g	Öl	93	–	10,0	–	–
		200 g	Kartoffeln	140	4,0	–	30,8	4,2
		5 g	Margarine	36	–	4,0	–	–
	Marillentascherl	25 g	Magertopfen	18	3,4	0,1	1,0	–
		10 g	Vollweizenmehl	31	1,1	0,2	6,0	1,3
		20 g	Weizenmehl	34	1,1	0,1	7,1	0,4
		5 g	Magerjoghurt	2	0,2	0,1	0,2	–
		5 g	Margarine	36	–	4,0	–	–
		70 g	Marillen	33	0,7	0,1	6,0	1,0
		5 g	Ribiselmarmelade	12	–	–	3,0	0,2
				713	**23,2**	**24,5**	**80,4**	**12,7**
Jause	Obstsalat mit Eis	50 g	Vanilleeis	80	1,5	5,0	7,5	–
		100 g	Himbeeren, frisch	32	1,3	0,4	5,8	4,7
		50 g	Honigmelone	27	0,3		6,2	0,4
		100 g	Weintrauben	73	0,7	0,3	16,9	1,5
				212	**3,8**	**5,7**	**36,4**	**6,6**
Abend	Nudelsalat	40 g	bunte Nudeln, roh	139	5,2	1,2	28,0	1,4
		40 g	Essiggurkerln	10	0,4	0,1	1,5	0,2
		80 g	rote/grüne Paprika	16	1,0	0,2	2,3	2,9
		40 g	Zwiebeln	13	0,5	0,1	2,0	0,7
		80 g	Joghurt, 3,6 % Fett	49	2,6	2,8	3,2	–
		35 g	Salatcreme, 15 % Fett	58	0,4	5,3	2,1	–
		80 g	Vollkornbrot	164	6,0	1,1	32,8	6,8
		10 g	Margarine	72	–	8,0	–	–
		200 ml	Apfelsaft, gespritzt	94	0,2	–	23,4	–
				615	**16,3**	**18,8**	**95,3**	**12,0**
			Gesamt	**2 266**	**60,4**	**69,4**	**328,6**	**43,7**

3 Hilfsmittel zur praktischen Umsetzung der Ernährungsempfehlungen

3.1 Der Ernährungskreis

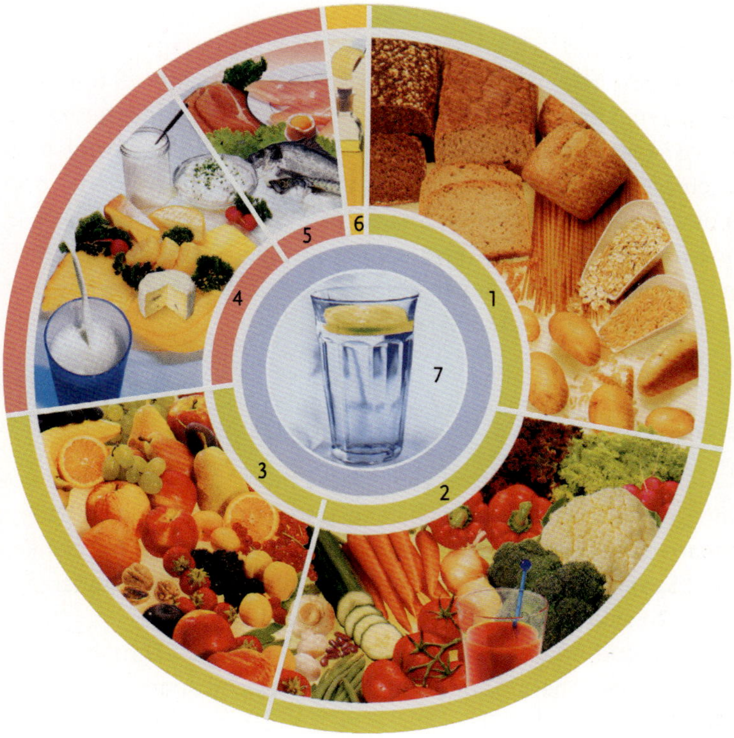

Die Lebensmittelgruppen des Ernährungskreises im Einzelnen

1 Getreide, Getreideprodukte, Kartoffeln
2 Gemüse und Hülsenfrüchte
3 Obst
4 Milch und Milchprodukte
5 Fleisch, Fisch, Eier
6 Fette und Öle
7 Getränke

3.2 Die österreichische Ernährungspyramide

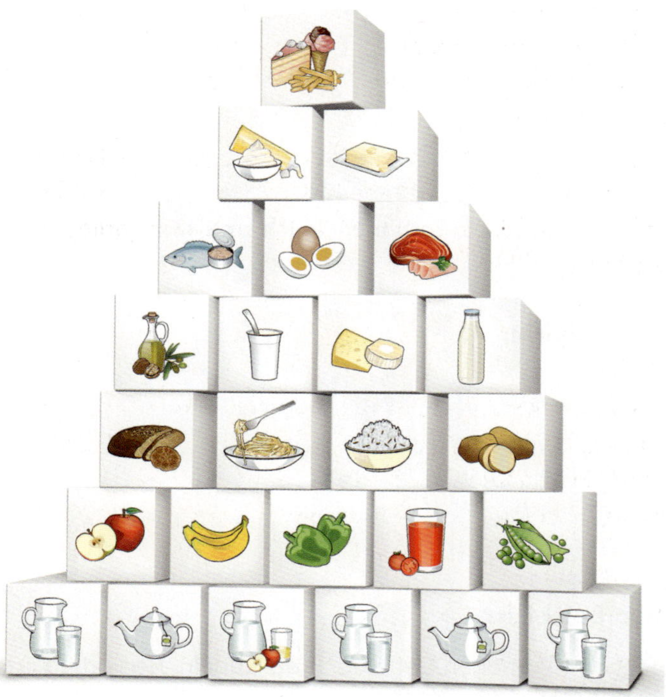

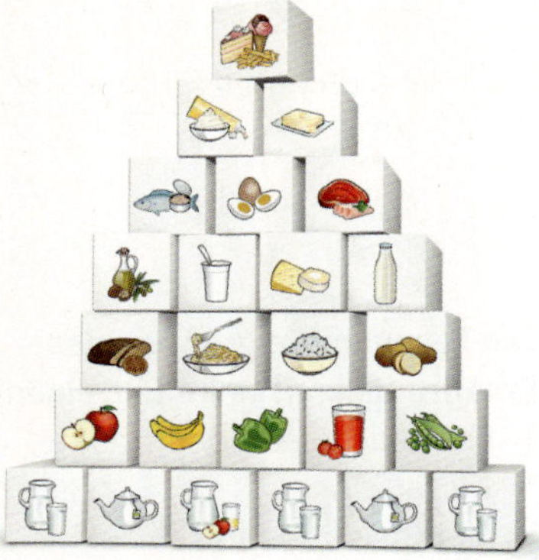

Ein gestrichener Teelöffel Salz entspricht ungefähr 5–6 g.

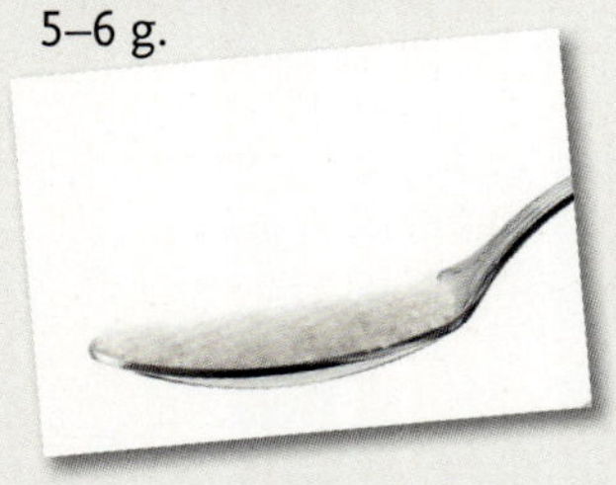

Die Ernährungspyramide im Detail – sieben Stufen zur Gesundheit

Die Pyramide besteht aus sechs Lebensmittelgruppen und einer Getränkegruppe. Je weiter unten ein Lebensmittel zu finden ist, desto mehr sollte davon konsumiert werden bzw. desto häufiger sollte es Bestandteil von Rezepten sein.

Fettes, Süßes und Salziges

- Konsumieren Sie fett-, zucker- und salzreiche Lebensmittel und energiereiche Getränke selten. Süßigkeiten, Mehlspeisen, zucker- und/oder fettreiche Fastfoodprodukte, Snacks, Knabbereien und Limonaden sind ernährungsphysiologisch weniger empfehlenswert und sollten selten konsumiert werden – maximal eine Portion dieser süßen oder fetten Snacks pro Tag.
- Verwenden Sie Kräuter und Gewürze und weniger Salz (max. 6 g pro Tag). Vermeiden Sie stark gesalzene Lebensmittel, wie z. B. gepökelte Lebensmittel, Knabbergebäck, gesalzene Nüsse, Fertigsaucen ...

Fette und Öle

- Täglich 1–2 Esslöffel pflanzliche Öle, Nüsse oder Samen (Qualität vor Menge). Hochwertige pflanzliche Öle wie Olivenöl und Rapsöl, aber auch Walnuss-, Soja-, Lein-, Sesam-, Maiskeim-, Sonnenblumen-, Kürbiskern- und Traubenkernöl sowie Nüsse und Samen enthalten wertvolle Fettsäuren und können daher in moderaten Mengen (1–2 Esslöffel) täglich konsumiert werden.
- Streich-, Back- und Bratfette wie Butter, Margarine und Schmalz sowie fettreiche Milchprodukte wie Obers, Sauerrahm, Crème fraîche sparsam verwenden.

Fisch, Fleisch, Wurst und Eier

- Essen Sie pro Woche mindestens 1–2 Portionen Fisch (à ca. 150 g). Bevorzugen Sie dabei heimische Kaltwasserfische, wie z. B. Forelle oder Saibling, oder fettreiche Seefische, wie z. B. Makrele, Lachs, Thunfisch und Hering.
- Essen Sie pro Woche maximal 3 Portionen fettarmes Fleisch oder fettarme Wurstwaren (300–450 g pro Woche).
- Pro Woche können Sie bis zu 3 Eier konsumieren.

Milch und Milchprodukte

Konsumieren Sie täglich 3 Portionen Milch und Milchprodukte. Bevorzugen Sie fettarme Varianten.

Am besten sind 2 Portionen „weiß“ (z. B. Joghurt, Buttermilch, Hüttenkäse) und 1 Portion „gelb“ (Käse).

Eine Portion entspricht:
- 200 ml Milch,
- 180–250 g Joghurt,
- 200 g Topfen,
- 200 g Hüttenkäse,
- 50–60 g Käse.

Getreide und Erdäpfel

Essen Sie täglich 4 Portionen Getreide, Brot, Nudeln, Reis oder Kartoffeln (5 Portionen für sportlich Aktive und Kinder).

Eine Portion entspricht:

- ca. 50–70 g (Vollkorn-)Brot,
- ca. 50–70 g Gebäck, wie z. B. (Korn-)Weckerl, Semmel etc.,
- ca. 50–60 g Müsli oder Getreideflocken,
- Teigwaren (roh ca. 65–80 g, gekocht ca. 200–250 g),
- Reis oder Getreide (roh ca. 50–60 g, gekocht ca. 150–180 g),
- 3–4 mittelgroße Kartoffeln (gegart ca. 200–250 g).

Bevorzugen Sie Produkte aus Vollkorn!

Gemüse, Hülsenfrüchte und Obst

Essen Sie täglich 5 Portionen Gemüse, Hülsenfrüchte und Obst. Ideal sind 3 Portionen Gemüse und/oder Hülsenfrüchte und 2 Portionen Obst.

Eine Portion entspricht:

- 200–300 g Gemüse (gegart),
- 100–200 g Rohkost,
- 75–100 g Salat,
- Hülsenfrüchte (roh ca. 70–100 g, gekocht ca. 150–200 g),
- 125–150 g Obst,
- 200 ml Gemüse- oder Obstsaft.

Faustregel
Eine geballte Faust entspricht einer Portion Obst, Gemüse oder Hülsenfrüchte.

Essen Sie Gemüse zum Teil roh und beachten Sie bei der Auswahl der Gemüse- und Obstsorten das saisonale und regionale Angebot.

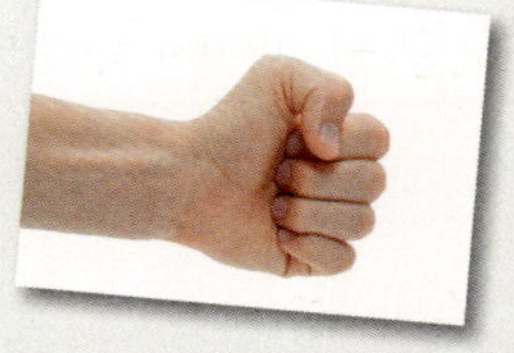

Alkoholfreie Getränke

Trinken Sie täglich mindestens 1,5 Liter Flüssigkeit, am besten energiearme Getränke wie Wasser, Mineralwasser, ungezuckerte Früchte- oder Kräutertees oder verdünnte Obst- und Gemüsesäfte.

Gegen den täglichen moderaten Konsum von Kaffee, Schwarztee (3–4 Tassen) und anderen koffeinhaltigen Getränken ist nichts einzuwenden.

3.3 Die zehn Regeln der Deutschen Gesellschaft für Ernährung (DGE)

1. Vielseitig essen.
2. Getreideprodukte mehrmals am Tag und reichlich Kartoffeln.
3. Gemüse und Obst – nimm fünf am Tag.
4. Täglich Milch und Milchprodukte, Käse, einmal in der Woche Fisch, zwei- bis dreimal in der Woche Fleisch, Wurstwaren sowie Eier in Maßen.
5. Wenig Fett und fettreiche Lebensmittel.
6. Zucker und Salz in Maßen.
7. Reichlich Flüssigkeit.
8. Schmackhaft und schonend zubereiten.
9. Nehmen Sie sich Zeit, genießen Sie Ihr Essen.
10. Achten Sie auf Ihr Wunschgewicht und bleiben Sie in Bewegung.

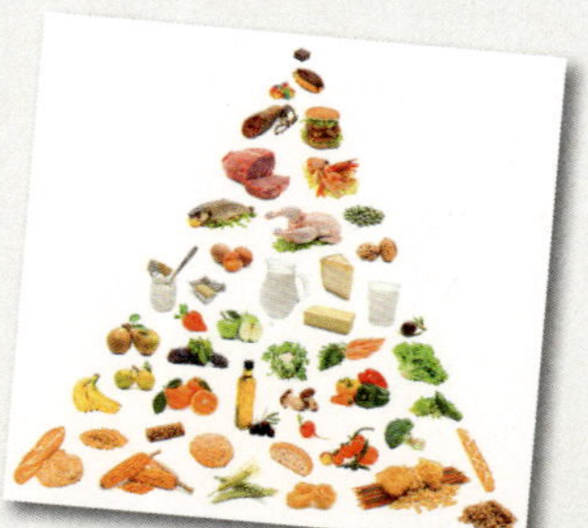

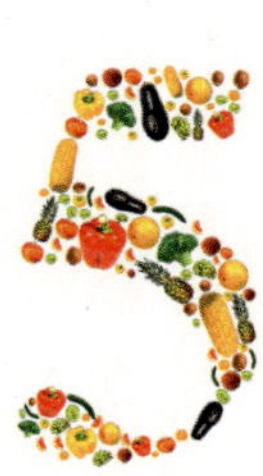

Gemüse und Obst – iss fünf pro Tag!

Ziele erreicht?

1. Mit welchen Methoden kann das Normalgewicht ermittelt werden?
2. Berechnen Sie Ihren BMI.
3. Definieren Sie, was unter Wohlfühlgewicht verstanden wird.
4. Wann spricht man von Adipositas, wann von Untergewicht?
5. Erklären Sie den Begriff „Waste-to-Hip-Ratio".
6. Berechnen Sie folgendes Beispiel: Eine 80 kg schwere Person (Normalgewicht) verrichtet leichte körperliche Arbeit (Lehrer). Wie hoch ist der Gesamtenergiebedarf?
7. Wie wird der Grundumsatz berechnet? Wovon ist er abhängig und wodurch wird er beeinflusst?
8. Wozu benötigen wir die Energiemenge, die wir für den Leistungsumsatz berechnen? (Zwei Berechnungsmöglichkeiten)
9. Definieren Sie den PAL.
10. Wie soll die tägliche Gesamtenergiemenge auf den Tag verteilt werden?
11. Berechnen Sie Ihren Bedarf an Nährstoffen bezogen auf den Gesamtenergiebedarf und das Normalgewicht.
12. Zählen Sie die Nahrungsmittelgruppen der Ernährungspyramide bzw. des Ernährungskreises auf und geben Sie dazu Verzehrempfehlungen.
13. Wie lauten die zehn Regeln der DGE?

Die Nährstoffe

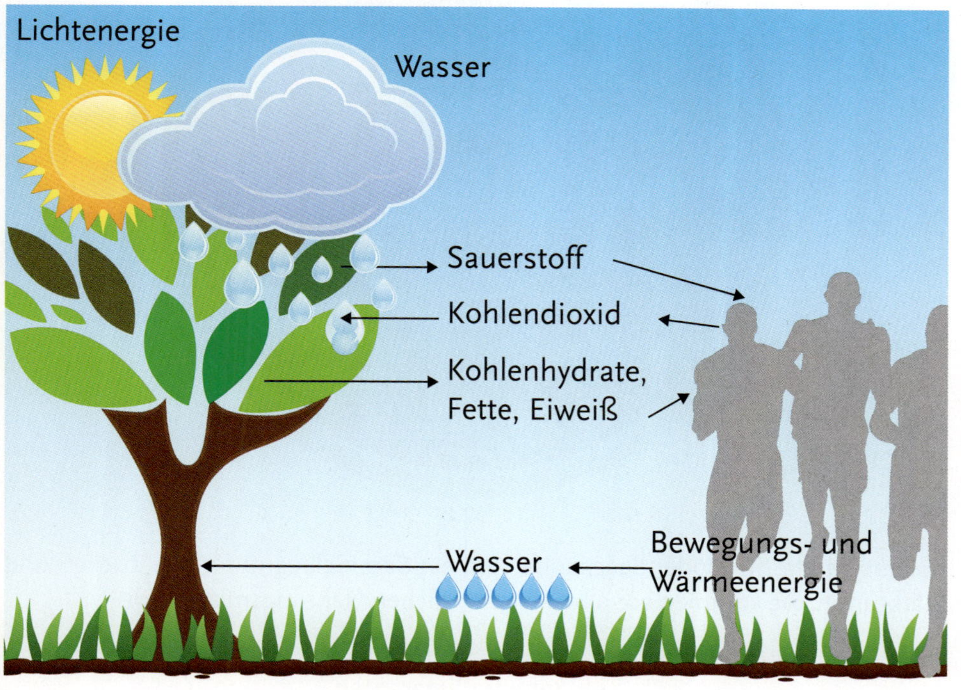

Nur Pflanzen können Kohlenhydrate, Eiweiß und Fett aus anorganischen Elementen des Bodens aufbauen. Die Bildung von organischen Stoffen aus anorganischen Grundstoffen nennt man **Assimilation.**

Die Pflanze benötigt also, um Kohlenhydrate in Form von Monosacchariden (Traubenzucker) und Polysacchariden (Stärke, Zellulose ...) zu bilden, Kohlendioxid (CO_2), Wasser (H_2O), Sonnenenergie und Blattgrün (Chlorophyll).

Eiweiß bildet die Pflanze durch Assimilation von Kohlenhydraten und Stickstoff.

Fett bildet die Pflanze durch Umformung der Kohlenhydrate.

Assimilation
$6\ CO_2 + 6\ H_2O$ + Sonnenenergie + Blattgrün ergibt $C_6\ H_{12}\ O_6 + 6\ O_2$.

Energieliefernde Nährstoffe sind:
- Kohlenhydrate
- Fette
- Eiweiß

Nicht energieliefernde Nährstoffe sind:
- Vitamine
- Mineralstoffe
- Wasser

Meine Ziele

Nach Bearbeitung dieses Kapitels kann ich
- die einzelnen Nährstoffe im Detail beschreiben;
- meinen persönlichen Nährstoffbedarf ermitteln;
- die wesentlichen Aufgaben der Nährstoffe darstellen;
- die Art und Menge der Lebensmittel, die mein Körper benötigt, richtig auswählen.

1 Kohlenhydrate (Saccharide)

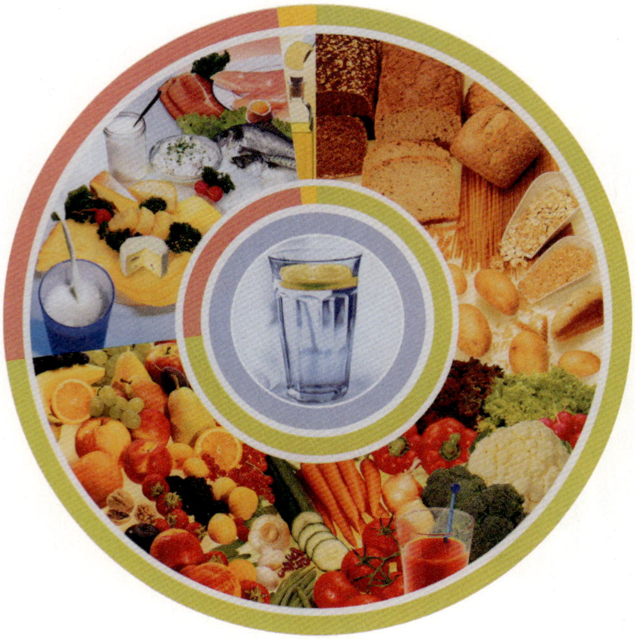

Finden Sie anhand des Ernährungskreises die wesentlichen Kohlenhydratlieferanten heraus und kennzeichnen Sie diese.

Kohlenhydrate (KH) oder Saccharide sind ein Sammelbegriff für alle Zucker- und Stärkearten. Sie kommen vor allem in pflanzlichen Nahrungsmitteln vor.

Kohlenhydratlieferanten

Pflanzliche Kohlenhydrate	Tierische Kohlenhydrate
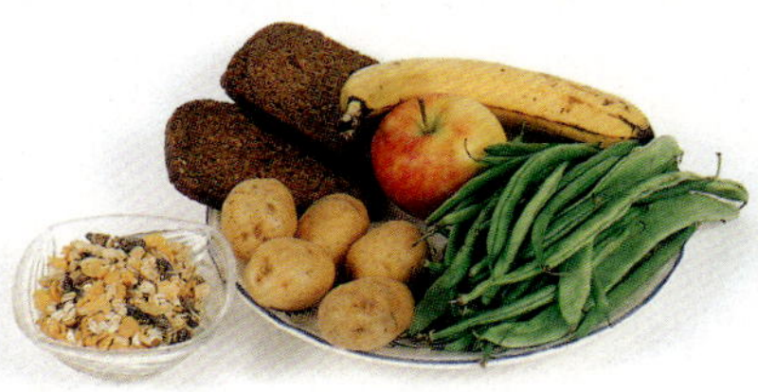	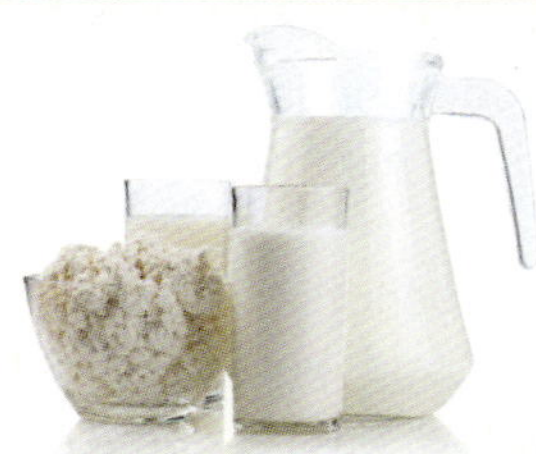
Getreide und Getreideprodukte, Kartoffeln, Hülsenfrüchte, Obst und Gemüse, Zucker, Nüsse, Samen	Milch, Joghurt, Kefir, Buttermilch, Sauermilch, Molke, Leber (Glykogen)

1.1 Einteilung der Kohlenhydrate nach ihrem Aufbau

Kohlenhydrate bestehen aus folgenden chemischen Elementen: C (Kohlenstoff), H (Wasserstoff) und O (Sauerstoff).

Monosaccharide	=	Einfachzucker
Disaccharide	=	Zweifachzucker
Polysaccharide	=	Vielfachzucker

Allgemeine Summenformel der Einfachzucker

$C_6H_{12}O_6$

Monosaccharide (Einfachzucker)

Sie haben die gleiche Summenformel – $C_6H_{12}O_6$ –, aber verschiedene Strukturen und daher teilweise unterschiedliche Eigenschaften.

Gemeinsame Eigenschaften:
- Schmecken süß.
- Sind leicht verdaulich.
- Müssen nicht mehr abgebaut werden.
- Sind direkt vergärbar (zu Alkohol, Essigsäure und Milchsäure).

Monosaccharide

Glukose

Vorkommen: in Obst, Honig, Blut, Disacchariden, Polysacchariden.

Eigenschaften: Gehirn, Nierenmark und Erythrozyten decken ihren Bedarf ausschließlich durch Glukose. Überschüssige Glukose wird als Glykogen in der Leber gespeichert.

Fruktose

Vorkommen: in Obst, Honig, Gemüse, Bestandteil von Saccharose.

Eigenschaft: höchste Süßkraft.

Galaktose

Vorkommen: Bestandteil des Milchzuckers, im Körper in Schleimstoffen enthalten, wie z. B. im Speichel.

Eigenschaft: schwache Süßkraft.

Glukose = Traubenzucker = Dextrose.

Fruktose = Fruchtzucker = Lävulose.

Galaktose = Schleimzucker.

Disaccharide (Zweifachzucker)

Disaccharide entstehen aus Monosacchariden unter Abspaltung von Wasser.

Gemeinsame Eigenschaften:
- Schmecken süß.
- Sind wasserlöslich.
- Müssen durch die Verdauung in Einfachzucker abgebaut werden.

Disaccharide

Saccharose (Rohr- oder Rübenzucker)

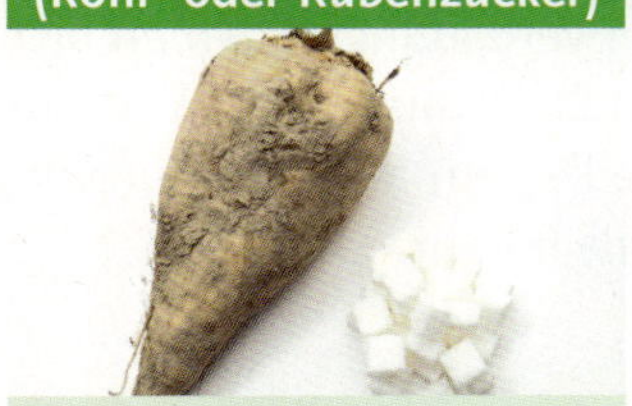

Vorkommen: in Obst, Gemüse, Haushaltszucker.

Eigenschaft: liefert keine essenziellen Stoffe.

Hat nach Fruktose die höchste Süßkraft.

Maltose (Malzzucker)

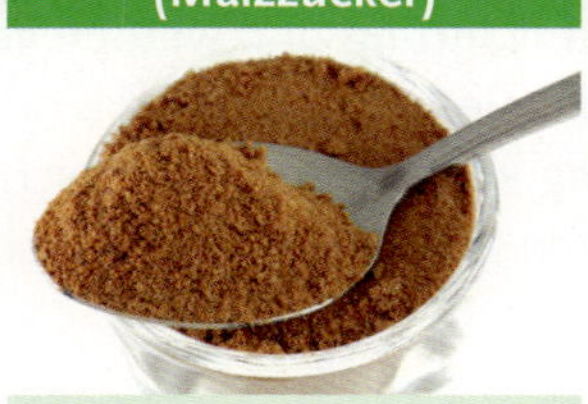

Vorkommen: in Bier, Malzzuckerln, Malzkaffee, Malzkakao.

Eigenschaft: kommt in der Natur nicht rein vor, sondern als Zwischenprodukt beim Abbau der Stärke.

Laktose (Milchzucker)

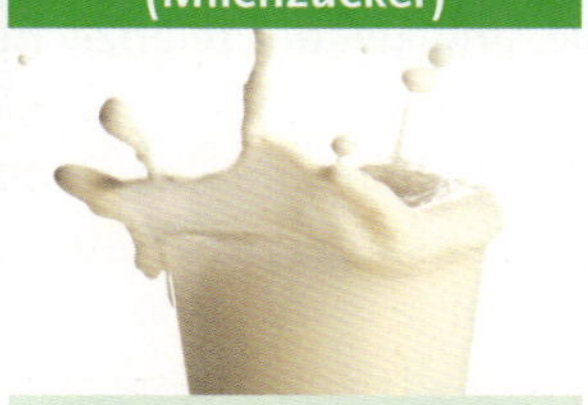

Vorkommen: in Milch und Milchprodukten; Muttermilch enthält 6 %; ist das einzige Kohlenhydrat in den ersten Lebensmonaten.

Eigenschaften: sorgt für eine gesunde Darmflora und wirkt in größeren Mengen abführend.

Geringe Süßkraft.

Summenformel der Doppelzucker

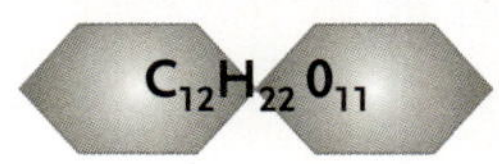

Saccarose

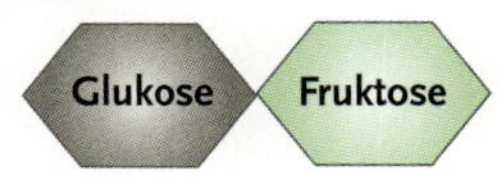

Maltose

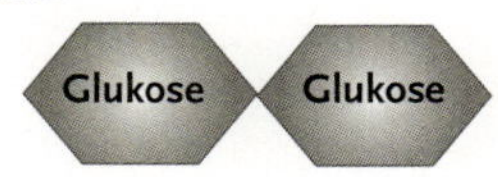

Laktose

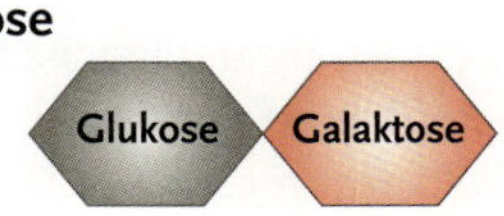

Süßkraft

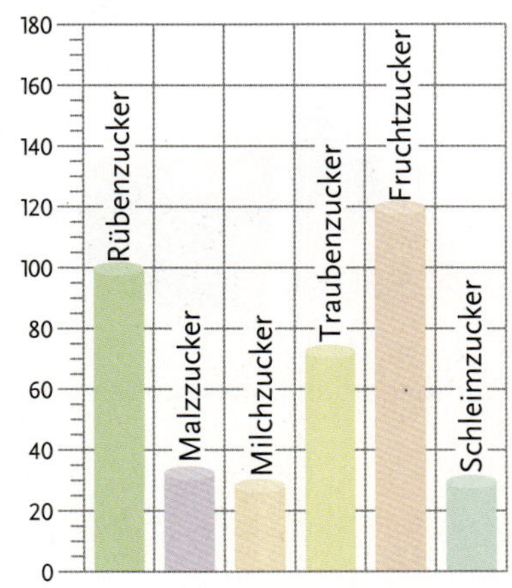

Polysaccharide (Vielfachzucker)

Gemeinsame Eigenschaften:

- Schmecken nicht süß.
- Unterschiedliche Lösungseigenschaften.
- Nicht direkt vergärbar; sie müssen erst über Oligosaccharide zu Monosacchariden abgebaut werden.
- Viele Einfachzucker ergeben durch Glykosidbindung Riesenmoleküle, die nicht immer verdaulich sind.

Stärke = besteht aus Amylase und Amylopektin.

Glykogen = tierische Stärke.

Polysaccharide

Stärke	Dextrine	Glykogen
Vorkommen: in Kartoffeln, Getreide, Hülsenfrüchten, Reservestoff in Knollen, Früchten und Samen. **Eigenschaften:** in kaltem Wasser unlöslich. Quillt bei 60 °C, verkleistert bei 70 °C und nimmt dabei viel Flüssigkeit auf. Rohe Stärke ist unverdaulich. Stärke ist ein Schutzkolloid für Lebensmittel, die großflächig ausflocken (Milch). Grießbrei, Pudding etc. sind daher leichter verdaulich als pure Milch.	**Vorkommen:** Abbauprodukt der Stärke – Brotrinde, Toast, Zwieback. **Eigenschaften:** entstehen durch trockenes Erhitzen von Stärke. Wasserlöslich, schmecken leicht süß. Leichter verdaulich als Stärke.	**Vorkommen:** in Leber und Muskulatur von Mensch und Tier. **Eigenschaften:** Glykogen wird bei Bedarf zu Glukose abgebaut, die dem Organismus als Energiequelle dient. Sportler speichern größere Mengen Glykogen in der Muskulatur. Nicht wasserlöslich.

Ballaststoffe

Sie sind Teil der pflanzlichen Nahrung und werden von Verdauungsenzymen nicht gespalten. Der Darm scheidet sie unverändert mit dem Stuhl aus oder Darmbakterien spalten sie unter Bildung von Gasen in unterschiedlichem Maße zu kurzkettigen Fettsäuren (die Fettsäuren werden in der Kolonschleimhaut resorbiert).

So können Sie Ihren täglichen Ballaststoffbedarf decken

100 g Vollkornbrot	8,50 g
300 g Obst	Ø 6,90 g
300 g Gemüse	Ø 6,00 g
250 g Kartoffeln	6,25 g
60 g Müslimischung	3,95 g
	31,60 g

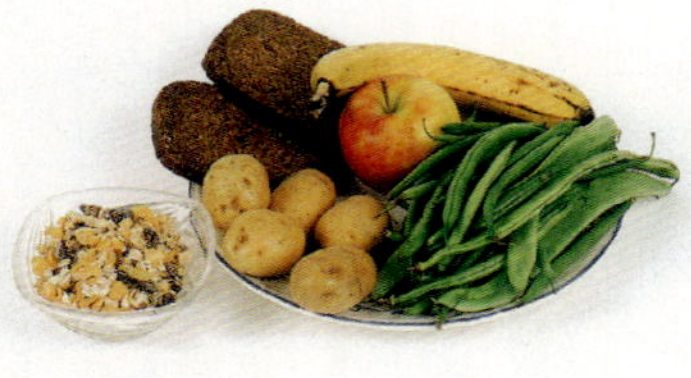

Tagesbedarf an Ballaststoffen

Die Zufuhr an Ballaststoffen sollte mindestens 30 g pro Tag betragen.

Getreideprodukte **ca. 50 %**	**Obst und Nüsse**	**Gemüse, Hülsenfrüchte**
	ca. 50 %	
■ Alle Getreidearten: Weizen, Dinkel, Hafer, Hirse, Naturreis ■ Müsli (Schrot oder Flocken) ■ Kleie	■ Beerenobst ■ Äpfel ■ Birnen ■ Steinobst ■ Trockenobst ■ Nüsse ■ Samen etc.	■ Kraut, Kohl ■ Kartoffeln ■ Salate ■ Pilze ■ Erbsen ■ Bohnen ■ Linsen etc.

- **Lösliche Ballaststoffe:** mikrobieller Abbau, binden Gallensäuren und senken das LDL (siehe LDL-Cholesterin, S. 122), hohe Wasserbindung, fördern eine günstige Darmflora, stärken das Immunsystem, langsamer Blutzuckeranstieg; z. B. Pektin (Apfel, Gemüse, Obst), Inulin (Zichorie), Oligofruktose, resistente Stärke.
- **Unlösliche Ballaststoffe:** hohe Wasserbindung, erhöhen Stuhlvolumen, beschleunigen Stuhlpassage, höhere und längere Sättigung; z. B. Zellulose, Hemizellulose (Psyllium).

Psyllium = Flohsamen.

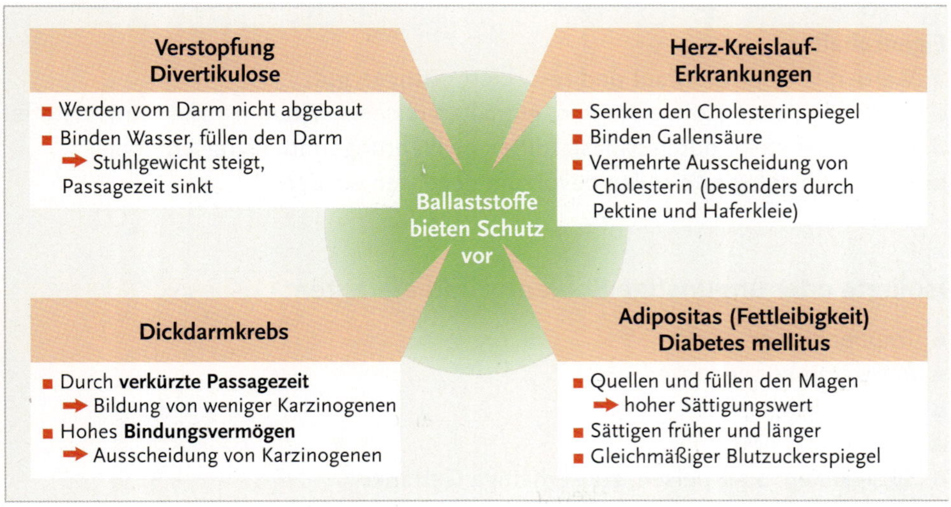

1.2 Aufgaben der Kohlenhydrate

- **Energiequelle**
- **Normales Stoffwechselgeschehen** – 10 % sind essenziell.
- **Spezifische Aufgaben:**
  - Gehirn- und Nervenzellen brauchen Glukose.
  - Geringe Mengen zum Aufbau von Knochen, Knorpeln, Schleimstoffen.
- **Quelle für Ballaststoffe**

1.3 Kohlenhydratbedarf

50–60 % des täglichen Energiebedarfs oder ca. 4–5 g Kohlenhydrate pro kg Körpergewicht.

Der Tagesbedarf wird beeinflusst durch Alter, Geschlecht, Arbeitsleistung und besondere Lebensumstände (Rekonvaleszenz, Schwangerschaft ...).

Zu wenig Kohlenhydrate bewirken:
- Müdigkeit,
- Konzentrationsschwäche,
- Kopfschmerzen,
- Heißhunger,
- Obstipation.

Obstipation = Verstopfung.

Der Mindestbedarf beträgt ca. 10 % der Gesamtenergie. Kohlenhydrate sind für die Fettverbrennung notwendig. „Fett verbrennt im Feuer der Kohlenhydrate.“ Fett verbrennt unvollständig, wenn Kohlenhydrate im Essen fehlen; es entsteht Aceton, welches den Körper übersäuert.

1.4 Kohlenhydrate in unserem Essen

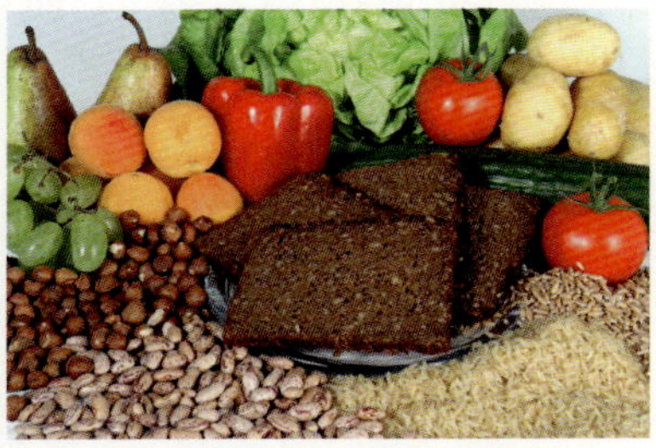

Günstige Kohlenhydratlieferanten

Komplexe oder günstige Kohlenhydratlieferanten

- Vollkorn, Naturreis, Samen, Hülsenfrüchte
- Kartoffeln
- Gemüse, Salate
- Obst, Nüsse

Eigenschaften

- Werden langsam verdaut und resorbiert, sättigen gut.
- Wertvolle Ballaststofflieferanten, enthalten reichlich Vitamine und Mineralstoffe.
- Blutzucker steigt durch ballaststoffreiche Nahrungsmittel langsamer an.
- Diese Kohlenhydrate sollen bevorzugt gegessen werden.

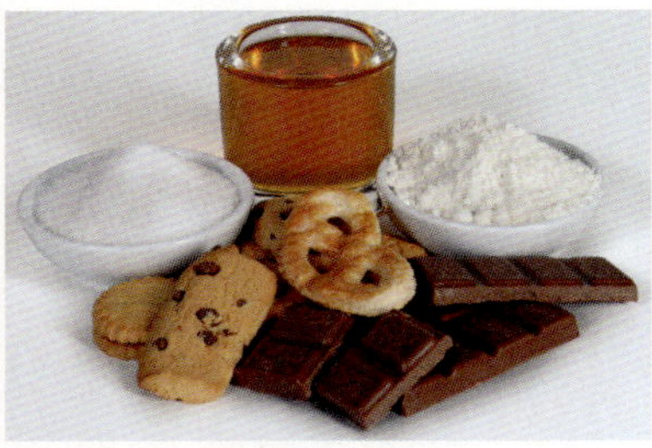

Ungünstige Kohlenhydratlieferanten

Isolierte oder ungünstige Kohlenhydratlieferanten

- Traubenzucker
- Rohr- und Rübenzucker
- Malzzucker
- Honig
- Süßigkeiten, Süßspeisen, zuckerhältige Getränke
- Produkte aus weißem Mehl, geschälter Reis

Eigenschaften

- Werden schnell verdaut, rasch resorbiert, sättigen aber nur kurz.
- Enthalten wenig bzw. keine Ballaststoffe, der Blutzucker steigt rascher an.
- Geringe Nährstoffdichte (hoher Energiegehalt und niedriger Anteil essenzieller Nährstoffe).
- Diese Kohlenhydrate sollen nur in kleinen Mengen gegessen werden.

50 g verwertbare Kohlenhydrate sind z. B. in
- 100 g Hausbrot,
- 50 g Zucker,
- 500 g Äpfeln oder
- 350 g Kartoffeln

enthalten.

Der glykämische Index/die glykämische Last

Der glykämische Index (GI) ist das Maß für den Anstieg des Blutzuckerspiegels nach Aufnahme von 50 g verwertbaren Kohlenhydraten. Da dieser Wert alleine nicht aussagekräftig ist, wurde der Begriff „glykämische Last (GL)" eingeführt. Diese berücksichtigt Verzehrmengen. Zusätzliche Einflussfaktoren sind die Kohlenhydratart, der Ballaststoffgehalt, die mechanische Zerkleinerung (Pürieren, Kauen etc.) und der Verarbeitungsgrad, der Fett- und Eiweißanteil, organische Säuren (Sauerteigbrot, Essigmarinaden), die Mahlzeitenfrequenz etc.

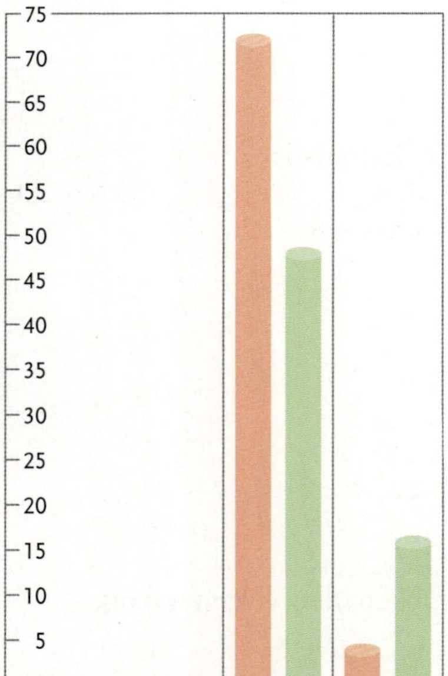

	GI	GL
120 g Melone (6 g KH)	72	4
180 g gekochte Spaghetti (48 g KH)	45	16

Glykämischer Index verschiedener Lebensmittel und Zuckerarten

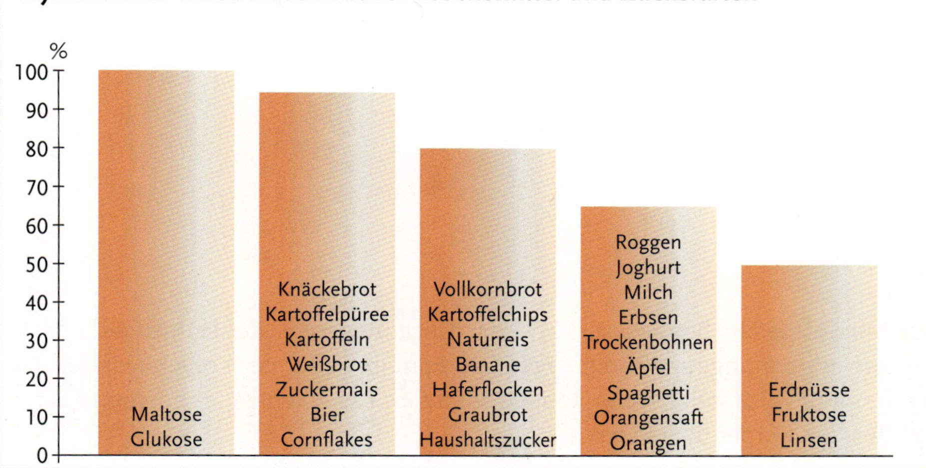

1.5 Verdauung der Kohlenhydrate

Kohlenhydrate können nur als Monosaccharide resorbiert werden. Disaccharide und Polysaccharide müssen vorher enzymatisch unter Wasseranlagerung in Monosaccharide gespalten werden.

Amylase teilt die Polysaccharide in Disaccharide. Glukosidasen (Saccharase, Laktase, Maltase) spalten die Disacharide in Monosaccharide.

Beispiel
Amylase spaltet Stärke zu Maltose und Maltase zerlegt diese in Glukose, welche resorbiert wird.

Organe der Kohlenhydratverdauung	
Mund	Mundspeichel enthält Amylase. Stärke wird teilweise zu Maltose abgebaut (Brot schmeckt bei gutem Kauen süß).
Magen	Der Magensaft hemmt die Wirkung der Amylase.
Dünndarm	Über den Bauchspeicheldrüsengang gelangt der Bauchspeichel, der Amylase und Glukosidasen enthält, in das Duodenum. Auch in der Dünndarmmukosa werden Glukosidasen (z. B Laktase) gebildet.

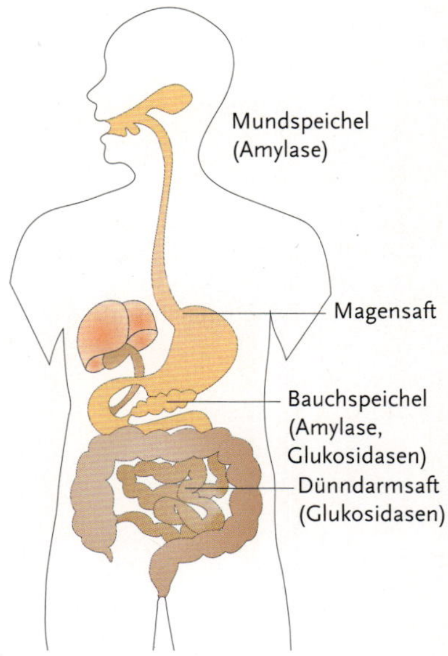

Organe der Kohlenhydratverdauung

Duodenum = Zwölffingerdarm.
Mukosa = Schleimhaut.

1.6 Resorption und Stoffwechsel der Kohlenhydrate

Resorption

Nach enzymatischer Aufspaltung der Kohlenhydrate werden die Monosaccharide aus dem Darm ins Blut resorbiert.

Wie schnell werden die Kohlenhydrate resorbiert?

Zucker und gezuckerte Getränke	schießen ins Blut.
Mehlprodukte	strömen ins Blut.
Obst	fließt ins Blut.
Milch, Milchprodukte	tropfen ins Blut.
Vollkornprodukte und Hülsenfrüchte	sickern ins Blut.

Dissimilation
$C_6H_{12}O_6 + 6\ O_2 = 6\ H_2O + 6\ CO_2$ + Energie

Energiegewinnung

In den Zellen des Körpers werden die Einfachzucker zu Kohlendioxid und Wasser abgebaut. Bei diesem Abbauvorgang wird Energie frei. Glukose ist der alleinige Energielieferant für die Gehirn- und Nervenzellen, die roten Blutkörperchen und das Nierenmark.

Speicherung

In Leber und Muskulatur ist nur eine begrenzte Speicherung in Form von Glykogen möglich. Glykogen wird bei Bedarf wieder in Glukose abgebaut. Muskelglykogen kann nur zur Energiegewinnung in den Muskelzellen abgebaut werden.

Der Nachschub von Glukose wird sichergestellt durch
- die Zufuhr von Kohlenhydraten,
- die Mobilisierung von Glykogen oder
- den Umbau von Aminosäuren und Glycerinen.

Umwandlung zu Fett

Sind die Glykogenspeicher in Leber und Muskulatur aufgefüllt, werden die überschüssigen Kohlenhydrate in der Leber zu Fett umgebaut und im Fettgewebe gespeichert.

Umgekehrt kann im Hungerstoffwechsel aus Glycerin (Fett) wieder Glukose aufgebaut werden (Fettsäuren können dagegen nicht zu Monosacchariden umgebaut werden).

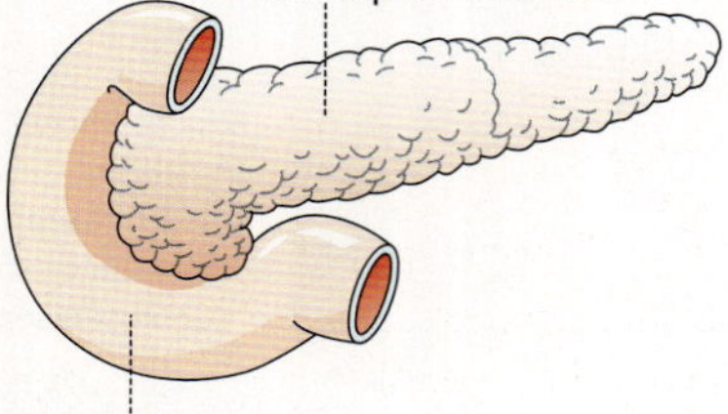

Hormone

Insulin aus der Bauchspeicheldrüse reguliert den Blutzuckerspiegel. Glukagon und Adrenalin sind Gegenspieler.

Arbeitsaufgaben

1. Nennen Sie energieliefernde und energiefreie Nährstoffe.
2. Wie werden die Kohlenhydrate eingeteilt?
3. In welchen Lebensmitteln sind Kohlenhydrate enthalten?
4. Was sind Ballaststoffe und wo sind sie enthalten? Was bewirken sie im Körper?
5. Nennen Sie günstige Kohlenhydratlieferanten. Warum sind sie für den menschlichen Körper vorteilhaft?
6. Welche ungünstigen Kohlenhydratlieferanten kennen Sie? Warum sind diese Kohlenhydrate ungünstig?
7. Beschreiben Sie den Unterschied zwischen glykämischem Index und glykämischer Last.
8. Erklären Sie die Verdauung und den Stoffwechsel der Kohlenhydrate.

2 Fette (Lipide)

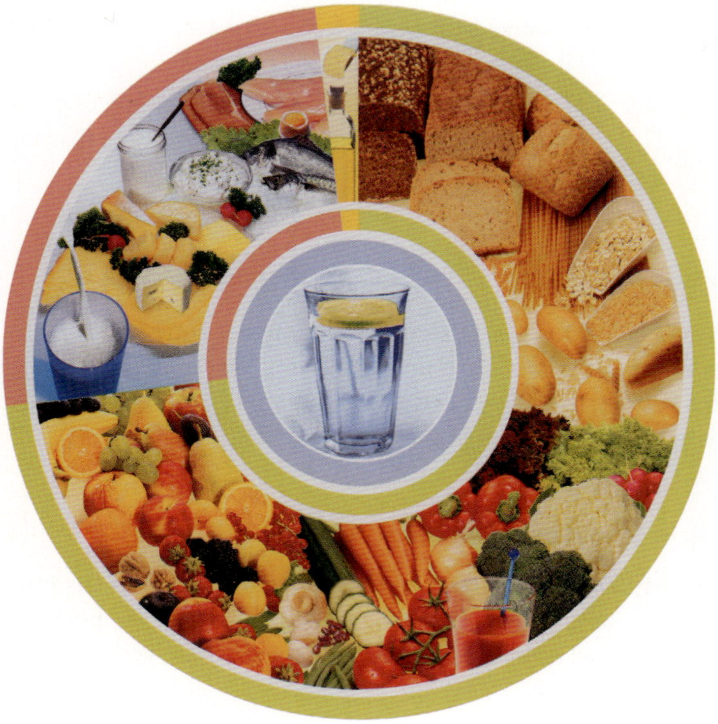

Finden Sie anhand des Ernährungskreises die wesentlichen Fettlieferanten heraus und kennzeichnen Sie diese.

Fette sind organische Substanzen, die aus Glycerin und Fettsäuren bestehen.

Fettlieferanten

Tierische Fette	Pflanzliche Fette
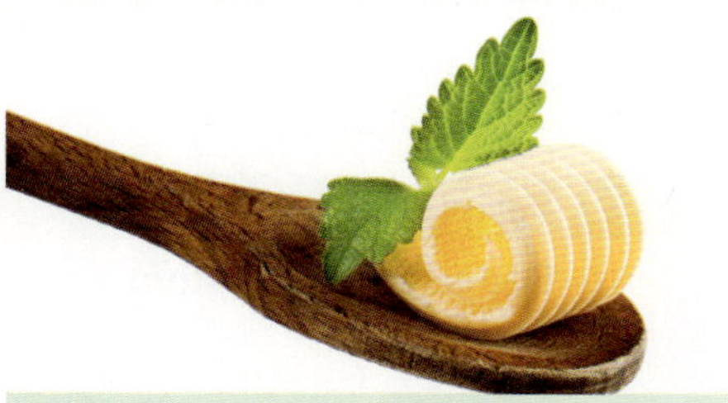	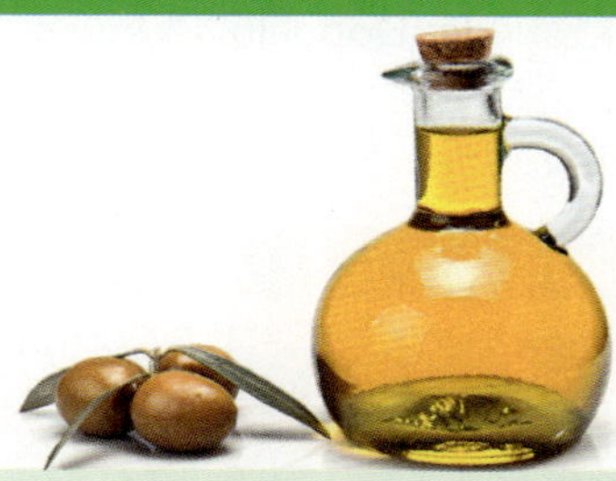
Schmalz, Talg, Tran, Butter, Butterschmalz **Versteckt in:** Fleisch, Wurst, Käse, Milch, Ei, Mehlspeisen	Öle aus Samen, Keimen und Kernen (Sonnenblumenkern-, Maiskeim-, Oliven-, Kürbiskernöl ...), Margarine, Palmkernfett, Kokosfett **Versteckt in:** Getreide, Nüssen, Mehlspeisen, Schokolade

2.1 Einteilung der Fette

Fette bestehen aus folgenden chemischen Elementen: C (Kohlenstoff), H (Wasserstoff) und O (Sauerstoff). Sie können nach drei Gesichtspunkten eingeteilt werden:

- nach der Herkunft,
- nach der Konsistenz,
- nach dem Aufbau der Fettsäuren.

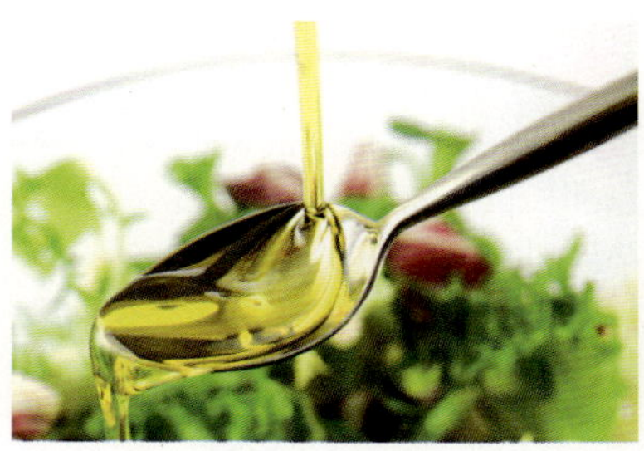

Nach der Herkunft

Tierische Fette	Butter, Butterschmalz, Schmalz, Talg, Tran; auch in Fleisch, fetten Fischen, Milch, Wurst, Käse, Eidotter, Mehlspeisen in Form von versteckten Fetten ...
Pflanzliche Fette	Öle und Margarinen aus Samen, Keimen und Kernen, wie z. B. Sonnenblumenkernen, Maiskeimen, Oliven, Nüssen, Soja, Raps, Kürbiskernen

Nach der Konsistenz

Die Konsistenz hängt von der Zusammensetzung der Fette ab.

- **Flüssige Fette:** alle pflanzlichen und tierischen Öle (Tran).
- **Halbfeste Fette:** streichfähige Fette wie Margarine, Butter, Schmalz.
- **Feste Fette:** gehärtetes Pflanzenfett wie Kokosfett, Talg.

Nach dem Aufbau der Fettsäuren

Fett besteht aus dem dreiwertigen Alkohol Glycerin und drei Fettsäuren (FS). Die Fettsäuren haben unterschiedliche chemische Strukturen. Jede Fettsäure ist eine Kette aus C-Atomen, die einfach oder doppelt miteinander verknüpft sind.

$CH_2 - O - CO - CH_2 - CH_2 - CH_3$
|
$CH - O - CO - CH_2 - CH_2 - CH_3$
|
$CH_2 - O - CO - CH_2 - CH_2 - CH_3$

Aufgrund des chemischen Aufbaus werden Fette auch als Triglyceride bezeichnet

2.2 Fettsäuren

Unterscheidung der Fettsäuren

Fettsäuren unterscheiden sich durch

- ihre Kettenlänge und
- die Anzahl der Doppelbindungen.

Kettenlänge

Fettsäuren	Anzahl der C-Atome	Beispiele
Kurzkettige Fettsäuren	4–6 C-Atome	Buttersäure (4 C-Atome), 3 % in Butter
Mittelkettige Fettsäuren (MCT)	8–12 C-Atome	Caprinsäure (10 C-Atome), 6 % in Kokosfett
Langkettige Fettsäuren (LCT)	14–20 C-Atome	Stearinsäure (18 C-Atome), 14 % in Schmalz

MCT = Medium Chain Triglycerides.
LCT = Long Chain Triglycerides.

Anzahl der Doppelbindungen/Sättigungsgrad

Nur bei den langkettigen Fettsäuren müssen nicht alle C-Atome mit H gesättigt sein.

- **Gesättigte Fettsäuren – keine Doppelbindung:** Alle C-Atome sind mit H-Atomen abgesättigt (Talg, Butter, Butterschmalz, Kokosfett, Palmkernöl, Schmalz).
- **Einfach ungesättigte Fettsäuren – eine Doppelbindung** (Erdnussöl, Olivenöl, Rapsöl).
- **Mehrfach ungesättigte Fettsäuren (MUF) – zwei oder mehr Doppelbindungen** (Maiskeimöl, Sonnenblumenöl, Distelöl, Kürbiskernöl, Leinöl, Sojaöl, fettreiche Meeresfische).

Je nachdem, an welcher Stelle die erste Doppelbindung liegt, spricht man von **Omega-3-Fettsäuren** bzw. **Omega-6-Fettsäuren.** Einige dieser Fettsäuren sind essenziell.

Fettsäurezusammensetzung verschiedener Fette und Öle

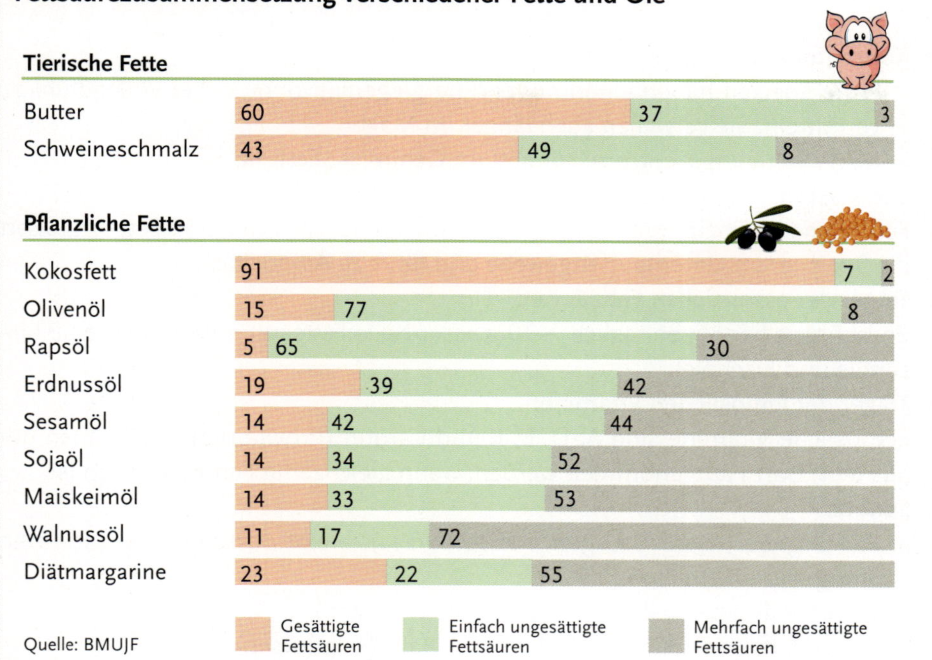

Quelle: BMUJF

Idealzufuhr an Fettsäuren

< 10 %	der Gesamtenergie (< 1/3 gesättigte Fettsäuren = GFS)
10–15 %	der Gesamtenergie (> 1/3 einfach ungesättigte Fettsäuren = EUFS)
7–10 %	der Gesamtenergie (< 1/3 mehrfach ungesättigte Fettsäuren = MUFS)

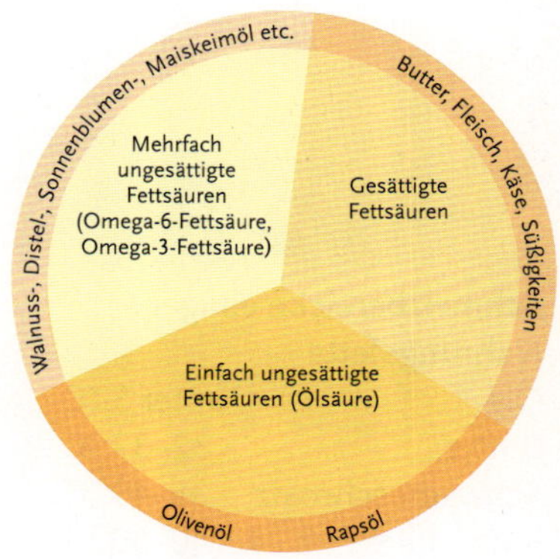

Optimale Fettsäurebedarfsdeckung

Transfettsäuren

Es handelt sich dabei um ungesättigte Fettsäuren, deren Eigenschaften sich nicht wesentlich von den gesättigten Fettsäuren unterscheiden.

Transfettsäuren können in Lebensmitteln auf drei Arten entstehen:

- Durch Bakterien im Pansen von Wiederkäuern (Kühen, Schafen). Daher findet man sie natürlicherweise auch in Fleisch, Fett und Milch dieser Tiere.
- Durch industrielle Härtung von Fetten zur Herstellung von Margarine und Backfetten.
- Durch Erhitzen von Fetten und Ölen bei zu hohen Temperaturen (auch im Privathaushalt).

MCT-Fette oder mittelkettige Triglyceride

Dies sind zwei Fettsäuren, Caprylsäure C 8 und Caprinsäure C 10, mit besonderen Eigenschaften.

- Sie werden ohne Gallensäure und Lipase über die Pfortader resorbiert (nicht über die Lymphe).
- MCT-Fette sind in der Diätetik bei Störungen der Fettverdauung und Fettresorption (Dünndarmresektion, Sondenernährung, gestörtem Lymphabfluss) von Bedeutung.

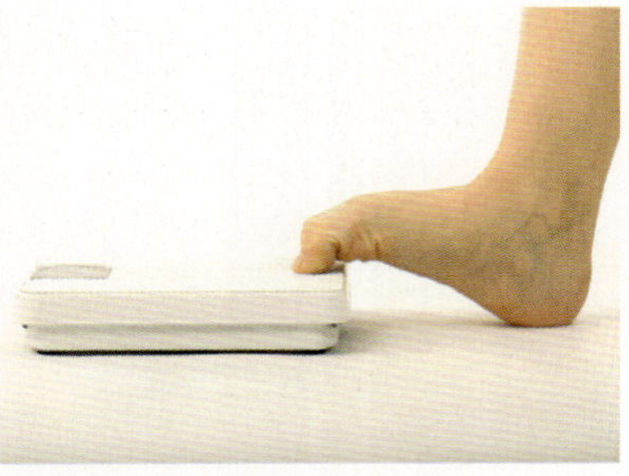

Selbst bei extremen Hungerkuren bleibt das Fett in den Fußsohlen erhalten

2.3 Aufgaben der Fette

- **Konzentrierter Energielieferant:**
  - Fette Speisen haben einen hohen Energiegehalt, ohne dabei Völlegefühl zu vermitteln. Sie verweilen auch länger im Magen.
  - Kein „Sättigungszentrum" für Fett im Gehirn → „Fett macht fett."
- **Vorratsstoff:**
  Fett ist unsere einzige große Energiereserve, aber dauernd zu viel an Fett vergrößert die Speicher im Unterhautfettgewebe und führt zu Adipositas.
- **Träger der essenziellen Fettsäuren:**
  Erwachsene benötigen täglich 7–10 g essenzielle Fettsäuren (hochwertige Pflanzenöle und Fischöle).
- **Träger der fettlöslichen Vitamine:**
  Fettlösliche Vitamine sind A, D, E, K und Carotin (Provitamin). Sie können nur aus dem Darm aufgenommen werden, wenn gleichzeitig Fett vorhanden ist.
- **Schutz:**
  - Für Organe (Nieren, Augen, Fußsohlen ...), bleibt dort auch bei extremen Hungerkuren erhalten.
  - Gegen Wärmeverlust nach außen (Kälteresistenz).
  - Gegen äußere Einflüsse auf Haut und Haar (Talgdrüsen).
- **Träger von Geschmacks- und Aromastoffen**

Schmelzbereiche einiger Nahrungsfette

Öle	unter 5 °C
Butter	32–37 °C
Schweineschmalz	36–40 °C
Rindertalg	40–50 °C

2.4 Eigenschaften der Fette

- Fett ist in Wasser nicht löslich, aber in Alkohol, Benzin und Äther.
- Fett ist leichter als Wasser – es schwimmt und kann von Suppen und Saucen leicht abgeschöpft werden.
- Brennendes Fett kann nicht mit Wasser gelöscht werden, da es auf dem Wasser schwimmend weiterbrennt. Der Brand kann durch Sauerstoffentzug erstickt werden.
- Fette haben einen höheren Siedepunkt als Wasser (200–300 °C), daher werden in Fett zubereitete Speisen schneller gar.
- Die Art der Fettsäuren bestimmt den Schmelzpunkt (die Konsistenz) und die Verdaulichkeit. Weiche und flüssige Fette sind leichter verdaulich. Flüssige Fette bestehen überwiegend aus einfach und mehrfach ungesättigten Fettsäuren. Ausnahme ist die Butter, die überwiegend gesättigte Fettsäuren hat. Durch die kurzkettige Buttersäure besitzt sie jedoch eine weiche Konsistenz. Feste Fette bestehen vorwiegend aus langkettigen, gesättigten Fettsäuren. Sie haben einen hohen Schmelzpunkt und sind schwer verdaulich.
- Fette, die als Emulsion vorliegen, sind bekömmlicher.

Emulsion = feinste Verteilung eines unlöslichen Stoffes in einer Flüssigkeit, z. B. Milchfett, Dotter.

Zersetzung der Fette

- Fette verderben relativ rasch durch Mikroorganismen, Sauerstoff, Licht und Metall.
- Fette kühl und dunkel lagern (UV-Licht-undurchlässige Verpackung).
- Je weniger Wasser im Fett, umso länger hält es (Butter → Butterschmalz).
- Fette mit einem hohen Anteil an mehrfach ungesättigten Fettsäuren und kaltgepresste Öle verderben leichter, gleichzeitig sind sie jedoch durch Vitamin E (Antioxidans) geschützt.
- Werden Fette zu hoch erhitzt, zersetzen sie sich und es entstehen stechend riechende, gesundheitsschädliche Dämpfe (Acrolein).
- Fette mit mehrfach ungesättigten Fettsäuren sollten, wenn möglich, kein zweites Mal erhitzt werden. Fette mit vorwiegend gesättigten Fettsäuren können nach entsprechender Reinigung zwei- bis dreimal erhitzt werden.

Zersetzungstemperatur einiger Fette

Pflanzenfette	210 °C
Pflanzenöl	190 °C
Butter	150 °C

2.5 Fettbedarf

Erwachsene: bis 30 % des Gesamtenergiebedarfs oder ca. 0,7–1 g/kg Körpergewicht. Täglich soll ein Erwachsener mindestens 40 g Fett, davon ca. 15–20 g hochwertiges Fett, konsumieren. Tatsächlich liegt der durchschnittliche Gesamtfettverzehr bei 150 g pro Tag. Der durchschnittliche Fettbedarf liegt zwischen 60 und 80 g Fett pro Tag.

Einen erhöhten Bedarf haben Säuglinge (40–50 %) und Kinder und Jugendliche (1.–18. Lebensjahr [30–35 %]) . Der Bedarf richtet sich nach dem Energieverbrauch. Körperlich schwer arbeitende Menschen benötigen mehr Energie – also auch mehr Fett.

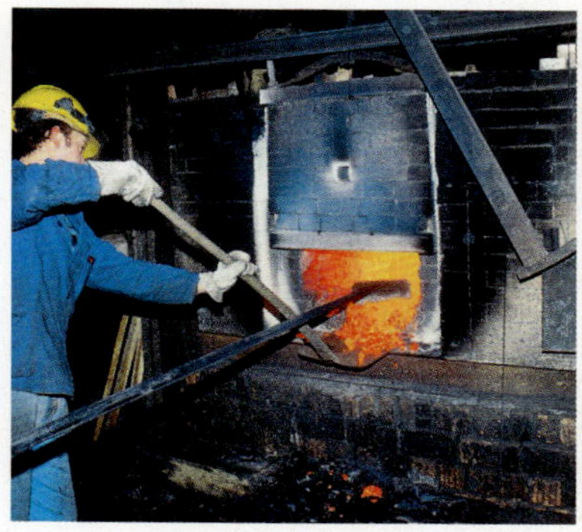

Körperlich schwer arbeitende Menschen benötigen mehr Energie

2.6 Regeln für den Fettverzehr

Fettquellen bewusst wahrnehmen!

Streichfett: 15–20 g/Tag
Kochfett: 15–20 g = 1–2 Esslöffel Öl/Tag
Verstecktes Fett in der Nahrung: 20–30 g

Als Streichfett Butter oder hochwertige Pflanzenmargarine verwenden.

Aber nur bis zu 20 g/Tag oder 1/4 kg für zwei Wochen.

Hochwertige Pflanzenöle zum Kochen verwenden.

- 20 g oder 2 Esslöffel Öl zum Kochen und für Salate.
- Selten schwimmend in Fett backen, fettarme Gartechniken bevorzugen.
- Fettmenge mit einem Löffel messen, um den Verbrauch zu kontrollieren.

Nahrungsmittel mit hohem Anteil an versteckten Fetten einschränken.

Versteckte Fette beeinflussen den Energiegehalt der Lebensmittel.

Lebensmittel	Fettanteil	Energiegehalt
100 g Leberkäse	30,0 g Fett	320 kcal
100 g Schinken ohne Fettrand	2,9 g Fett	150 kcal
100 g Emmentaler	30,0 g Fett	384 kcal
100 g Bierkäse	8,0 g Fett	180 kcal
100 g Joghurt 3,6 %	3,6 g Fett	71 kcal
100 g Joghurt 1 %	1,0 g Fett	40 kcal
100 g Schokolade	32,0 g Fett	537 kcal
100 g Walnüsse	63,0 g Fett	669 kcal
100 g Chips	40,0 g Fett	539 kcal
100 g Schlagobers	36,0 g Fett	346 kcal
100 g Crème fraîche	40,0 g Fett	378 kcal
100 g Sauerrahm	15,0 g Fett	150 kcal

- Fettgehalt von Käse und Milchprodukten beachten (bevorzugt bis 35 % F. i. Tr.).
- Seltener und kleinere Fleisch- und Wurstportionen essen.
- Fettgehalt von Knabberartikeln, Nüssen und Süßwaren beachten.

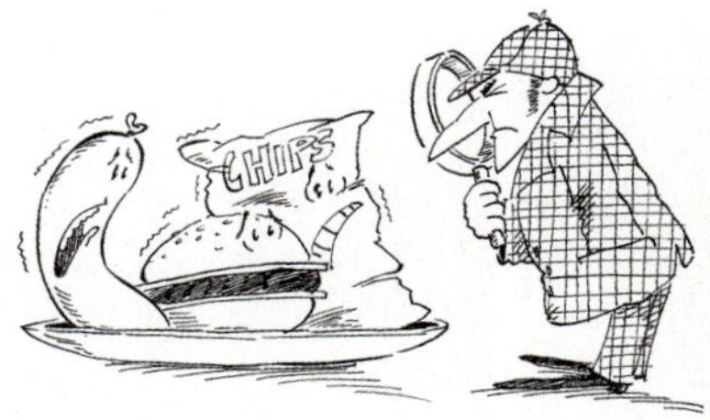

Den versteckten Fetten auf der Spur

2.7 Verdauung der Fette

Diffundieren = eindringen.

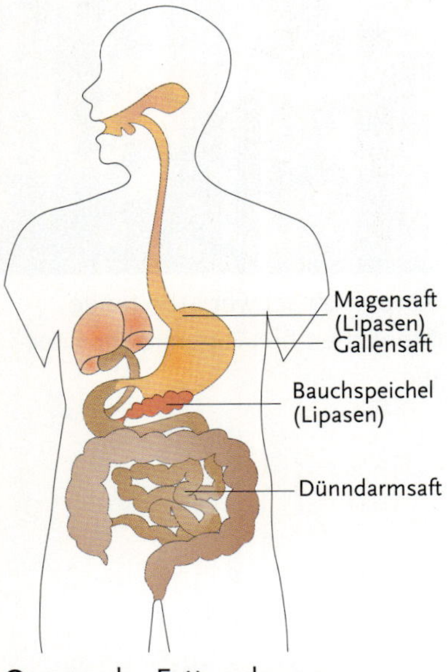

Organe der Fettverdauung

Bevor Enzyme wirken können, muss Fett durch die Gallenflüssigkeit emulgiert werden.

Die Fette werden im Verdauungstrakt durch Lipasen zu Glycerin und Fettsäuren gespalten, da nur Glycerin und Fettsäuren durch die Darmwand diffundieren können. Noch in der Darmwand werden die meisten Fette wieder aufgebaut.

Organe der Fettverdauung

Magen

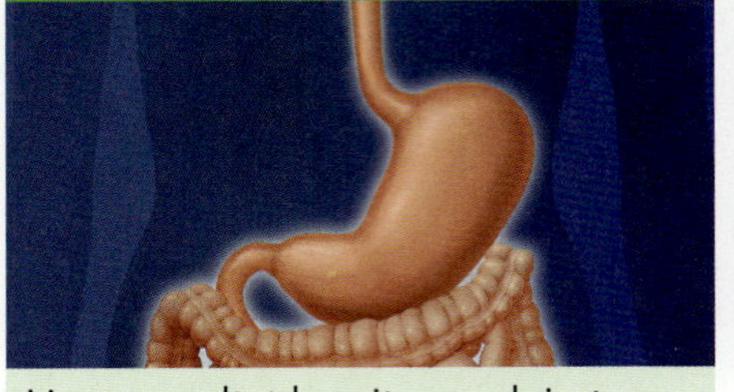

Lipase spaltet bereits emulgierte Nahrungsfette (Dotter, Butter, Rahm ...) unter Wasseranlagerung in Glycerin und Fettsäuren.

Dünndarm

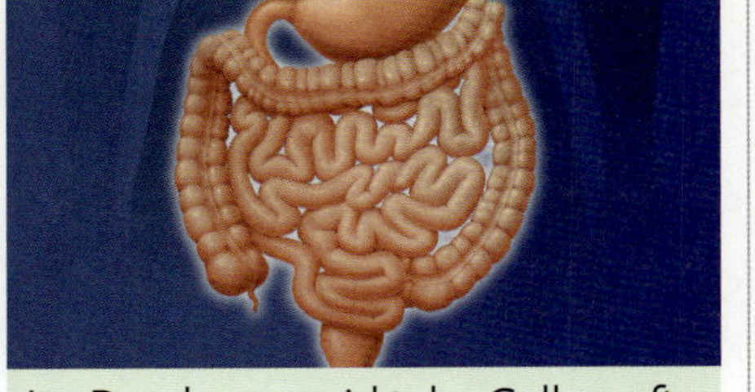

Im Duodenum wirkt der Gallensaft mit den Gallensäuren als Emulgator, er ist jedoch kein Enzym. Der Bauchspeichel enthält Lipasen, die auch im unteren Teil des Dünndarms noch weiterwirken → vollständige Aufspaltung.

2.8 Resorption und Stoffwechsel der Fette

Fette mit überwiegendem Anteil an **kurz- und mittelkettigen Fettsäuren** werden ohne Einfluss der Gallensäure und Pankreaslipasen ins Pfortaderblut resorbiert und zur Leber transportiert.

Resorption

Langkettige Fettsäuren sind nicht wasserlöslich. Diese Fettsäuren werden in der Darmwand mit Glycerin wieder verestert. Das so entstandene Triglycerid oder Neutralfett wird von einer Hülle umgeben und als Chylomikron (besteht aus Eiweiß, Fett, Phosphatiden und Cholesterin) in die Lymphbahn aufgenommen, um von dort in den großen Blutkreislauf zu gelangen. Es erfolgt ein Anstieg der Triglyceride im Blut. Im Fettgewebe werden die Fettsäuren abgespalten, um Depotfett aufzubauen.

Energiegewinnung

Glycerin und Fettsäuren werden in den Zellen gespalten und getrennt verarbeitet. Glycerin wird in der Leber zu Glukose umgebaut (also in den Stoffwechsel der Kohlenhydrate eingeschleust) und zu CO_2 und H_2O abgebaut. Die Fettsäuren werden zu den Zellen transportiert und als Energie verwertet (Herz, Muskeln und Niere).

Fettsynthese

Bei einem Mangel an Fett baut die Leber dieses aus Glukose und nicht essenziellen Aminosäuren auf. Umgekehrt kann Glukose aus Glycerin gebildet werden und ebenso können Fettsäuren Bausteine für Aminosäuren sein.

Die Bildung von Fett aus überschüssiger Energie: Kohlenhydrate oder Alkohol, im Übermaß zugeführt, werden in der Leber zu Fett umgebaut.

Langfristige Speicherung

Überschüssige Energie aus Essen und Trinken wird als Fett im Fettgewebe (Adipozyten) gespeichert. Unterhautfettgewebe und Bauchfett werden als Depotfett bezeichnet.

Durchschnittlich haben Männer 15 % und Frauen 25 % Depotfett.

Arbeitsaufgaben

1. Nach welchen Kriterien können Fette eingeteilt werden?
2. Welche Fettlieferanten gibt es?
3. Aus welchen Bausteinen bestehen Fette?
4. Wodurch unterscheiden sich Fettsäuren voneinander?
5. Welche Fette enthalten überwiegend gesättigte Fettsäuren, welche einfach ungesättigte Fettsäuren und welche mehrfach ungesättigte Fettsäuren?
6. Wie sieht die Idealzufuhr an Fettsäuren aus?
7. Was wird unter Transfettsäuren verstanden?
8. Warum haben MCT-Fette einen besonderen Stellenwert in der Diätetik?
9. „Fett macht fett." Was halten Sie von dieser Aussage?
10. Welche Aufgaben haben Fette im menschlichen Körper? Beschreiben Sie diese kurz.
11. Eine Bekannte klagt über zu viel Gewicht. Welche Empfehlungen können Sie ihr bezüglich des Fettverzehrs geben?
12. Erklären Sie die Verdauung und den Stoffwechsel von Fetten.
13. Versteckte Fette beeinflussen den Energiegehalt von Lebensmitteln. Eine Möglichkeit eines optischen Vergleichs sind die Fettwürfel. Ein Würfel stellt 10 g Fett dar. Der durchschnittliche Bedarf liegt zwischen 60–80 g = ■ ■ ■ ■ ■ ■ (+ ■ ■).

    Berechnen Sie in der folgenden Tabelle den Kalorien- und Fettgehalt pro Portion. Wie viele Fettwürfel entsprechen dieser Menge? Es gelten auch halbe Würfel.

g Fett pro 100 g	kcal pro 100 g	100 g Lebensmittel	Übliche Portion	g Fett pro Portion	Fettwürfel pro Portion	kcal pro Portion
30	320	Leberkäse	150 g	45	■ ■ ■ ■ ■	480
12	193	Schinken	80 g			
30	384	Emmentaler	80 g			
8	180	Bierkäse	80 g			
3,6	71	Joghurt 3,6 %	1/4 l	10	■	
1	40	Joghurt 1 %	1/4 l	2,5		
36	346	Schlagobers	50 g (5 El)			
36	378	Crème fraîche	150 g			
15	150	Sauerrahm	1/8 l			
15	159	Cremefine zum Kochen	1/8 l			
15	169	QimiQ	1/8 l			
32	537	Schokolade	1/2 Tafel			
40	539	Chips	200 g			
63	669	Walnüsse	30 g (2 El)			

3 Fettähnliche Stoffe (Lipoide)

Lipoide sind für unseren Organismus lebenswichtige Stoffe, die der Körper teilweise selber bildet. Sie wirken als Lösungsvermittler zwischen fett- und wasserlöslichen Stoffen (Emulgatoren). Durch diese Eigenschaften sind sie Bausteine für die Zellmembranen sowie für Gehirn- und Nervenzellen.

Lipoide unterscheiden sich zwar in ihrem chemischen Aufbau von den Fetten, haben aber ähnliche Lösungseigenschaften.

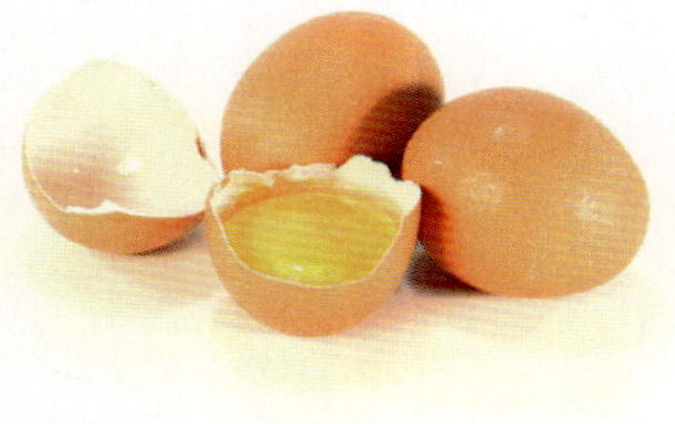

Lecithin ist im Eidotter vorhanden

3.1 Phosphatide

Sie bestehen aus Glycerin und zwei Fettsäuren, die dritte Fettsäure wird durch einen Phosphorsäurerest mit organischer Base ersetzt.

- **Lecithin:** wird im Körper ausreichend gebildet, kommt z. B. im Eidotter und im Hirn vor.
- **Kephalin:** im Nervensystem enthalten.

3.2 Glykolipide

Sind Verbindungen von Fetten und Kohlenhydraten.

Cerebroside: in der weißen Gehirnsubstanz enthalten.

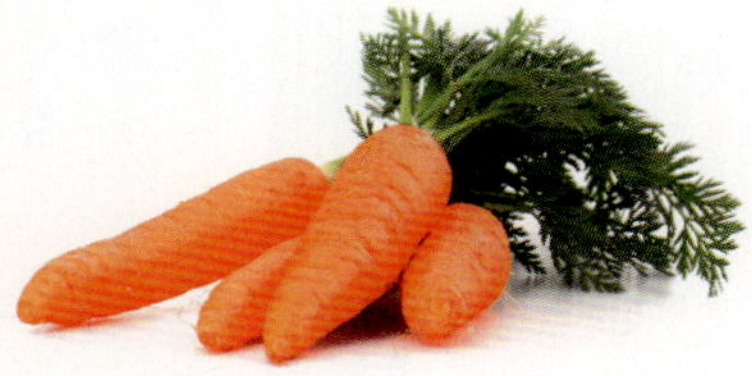

Carotin findet sich sowohl in Karotten ...

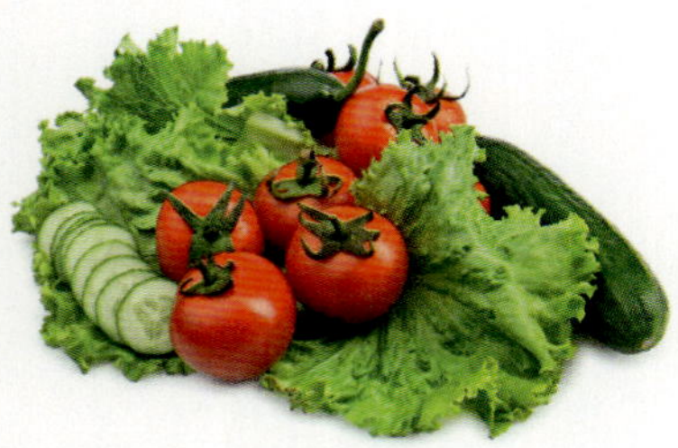

... als auch in Tomaten und grünem Gemüse

3.3 Carotinoide

Sie werden nur von Pflanzen synthetisiert.

- **Carotinoide:** Das bekannteste Carotinoid ist Carotin. Aus Carotin wird im Körper Vitamin A aufgebaut (deshalb auch Provitamin A genannt). Carotin ist in Karotten, Tomaten und grünem Gemüse enthalten.
- **Lutein:** Farbstoff des Eidotters.

3.4 Steroide oder Sterine

Dazu zählen Cholesterin, Provitamin D_3, die Ergosterine und die Steroidhormone.

Cholesterin

Aufgaben

- **Aufbau der Zellmembranen:** Tierische und menschliche Zellen benötigen Cholesterin als Strukturbestandteil der Zellen und Mitochondrien. Zellreiche Lebensmittel (Innereien) liefern viel Cholesterin. Der menschliche Körper enthält 130–150 g Cholesterin.

- **Bildung von Gallensäuren:** Cholesterin wirkt bei der Produktion der Gallensäuren mit. Ist der Gallensaft jedoch mit Cholesterin übersättigt, können Gallensteine (Cholesterinsteine) entstehen.
- **Bildung von Hormonen:** Cholesterin ist Ausgangsstoff für Hormone der Nebenniere (Cortisol) und der Keimdrüsen (Testosteron, Östradiol).
- **Bildung von Vitamin D_3 – Cholecalciferol:** Durch Dehydrierung in der Darmschleimhaut wird das Provitamin D_3 gebildet und in der Haut gespeichert. Durch UV-Strahlung entsteht aktives Vitamin D_3.

Vorkommen

Der größte Teil des im Blut vorkommenden Cholesterins wird vom Körper (vor allem von der Leber) gebildet. Diese Cholesterinproduktion wird vom Fettsäuremuster im Essen beeinflusst. Ein geringerer Teil wird über tierische Lebensmittel zugeführt.

Empfehlung für die tägliche Cholesterinaufnahme: ca. 300 mg (2 100 mg pro Woche).

Cholesteringehalt			
Innereien	Bries	250 mg	pro 100 g
	Hirn	2 000 mg	pro 100 g
	Leber	360 mg	pro 100 g
	Niere	380 mg	pro 100 g
Fleisch	Rindfleisch, mager	60–70 mg	pro 100 g
	Schweinefleisch, mager	60–70 mg	pro 100 g
	Kalbfleisch	ca. 70 mg	pro 100 g
	Putenfleisch	60–75 mg	pro 100 g
Ei	1 Eidotter (ca. 30 g)	300 mg	pro Stück
Schalen- und Krustentiere	Hummer	135 mg	pro 100 g
	Krebs	160 mg	pro 100 g
Fette	Butter	240 mg	pro 100 g
	Schweineschmalz	85 mg	pro 100 g
Milch	Vollmilch	12 mg	pro 100 g

Stoffwechsel

Cholesterin wird im Blutkreislauf durch verschiedene Lipoproteine transportiert. Das Blut kann nur eine begrenzte Menge an Cholesterin aufnehmen. Überschüssiges Cholesterin lagert sich an den Gefäßwänden ab (siehe Arteriosklerose, S. 124 f.).

Cholesterin wird über den Darm ausgeschieden (→ nicht resorbiertes Nahrungscholesterin → Ausscheidung von Gallensäuren). Ballaststoffe unterstützen die Ausscheidung.

Ergosterin

Ergosterin (auch Provitamin D_2) kommt in Pflanzen vor und ist die Vorstufe von Vitamin D. Es wird vom Organismus durch Einwirkung von UV-Strahlen in Vitamin D_2 umgewandelt.

Arbeitsaufgaben

1. Was sind Lipoide? Wie werden sie eingeteilt?
2. Welche Nahrungsmittel liefern Cholesterin?
3. Cholesterin – die „Geißel" der Menschheit hat immer noch ein ausgesprochen schlechtes Image. Ist dieses berechtigt?
4. Wodurch wird der Cholesterinspiegel im Blut beeinflusst?
5. Wie viel Cholesterin sollte man durchschnittlich zuführen?
6. Welche Folgen kann ein erhöhter Blutcholesterinspiegel haben?

4 Eiweißstoffe (Proteine)

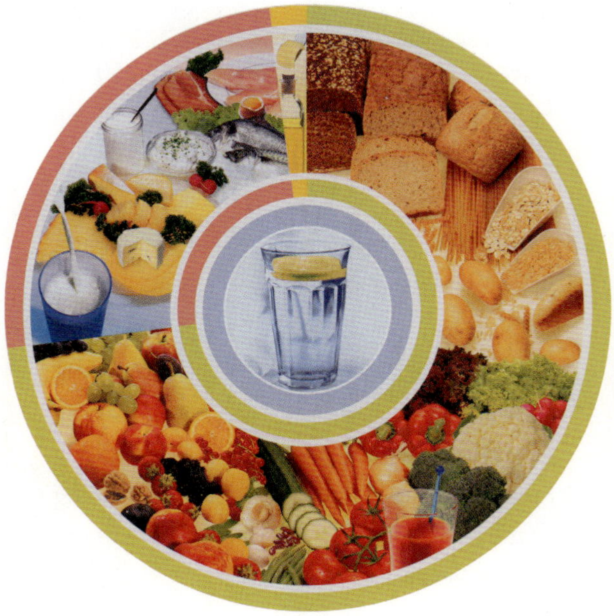

Finden Sie anhand des Ernährungskreises die wesentlichen Eiweißlieferanten heraus und kennzeichnen Sie diese.

Eiweiß ist neben Wasser der wesentlichste Baustein des Körpers. Es ist die Grundsubstanz aller Zellen und Flüssigkeiten. Jede Tierart und jede Pflanze besitzt artspezifische Eiweißstoffe.

Eiweißlieferanten

Tierisches Eiweiß

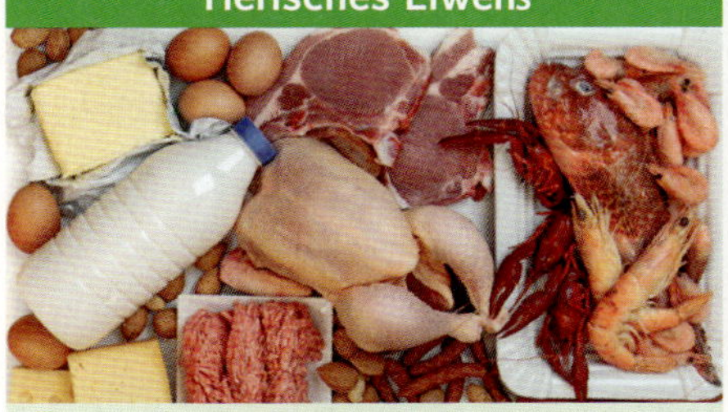

Fleisch, Fleischprodukte, Geflügel, Fisch, Innereien, Ei, Milch, Milchprodukte

Pflanzliches Eiweiß

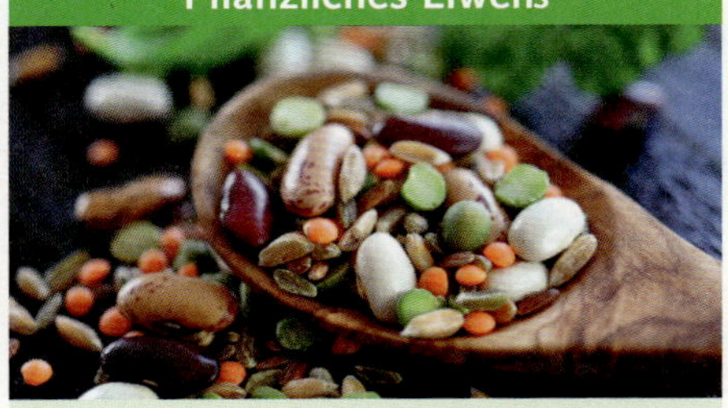

Hülsenfrüchte, Getreide und Getreideprodukte, Nüsse, Kartoffeln, Samen

Tierische Eiweißlieferanten enthalten auch tierische Fette, Cholesterin, Purine, Mineralstoffe und Vitamine.

Pflanzliche Eiweißträger enthalten auch pflanzliche Fette (meist in Spuren), Ballaststoffe, Vitamine und Mineralstoffe.

4.1 Einteilung der Eiweißstoffe nach ihrem Aufbau

Eiweißstoffe bestehen aus folgenden chemischen Elementen: Kohlenstoff (C), Wasserstoff (H), Sauerstoff (O), Stickstoff (N), teilweise auch aus Phosphor (P) und Schwefel (S).

Die **Aminosäuren (AS)** sind die Bausteine des Eiweißmoleküls. Eiweiß ist der einzige Nährstoff, der Stickstoff enthält.

Pflanzen und einige Mikroorganismen bauen Aminosäuren auf und versorgen den Menschen direkt oder indirekt (über tierische Nahrungsmittel) mit Eiweiß.

20 verschiedene Aminosäuren sind bekannt. Eiweißstoffe bestehen aus 100 bis mehreren tausend Aminosäuren, die in immer anderer Reihenfolge verknüpft sind. Es ergeben sich fast unbegrenzte Möglichkeiten des Kombinierens. Aus den Aminosäuren wird Körpereiweiß aufgebaut. Der Körper kann auch Aminosäuren synthetisieren, mit Ausnahme der **neun essenziellen (unentbehrlichen) Aminosäuren.**

Die neun essenziellen (unentbehrlichen) Aminosäuren sind:
Valin, Leucin, Isoleucin, Threonin, Methionin, Lysin, Phenylalanin, Tryptophan und Histidin.

Die **Peptidbindung** bildet die Brücke zwischen der Aminogruppe einer Aminosäure und der Carboxylgruppe einer anderen Aminosäure unter Abspaltung von Wasser.

Dipeptid	=	Verbindung von zwei Aminosäuren.
Oligopeptid	=	Verbindung von bis zu zehn Aminosäuren.
Polypeptid	=	Verbindung von vielen Aminosäuren.

Peptidbindung

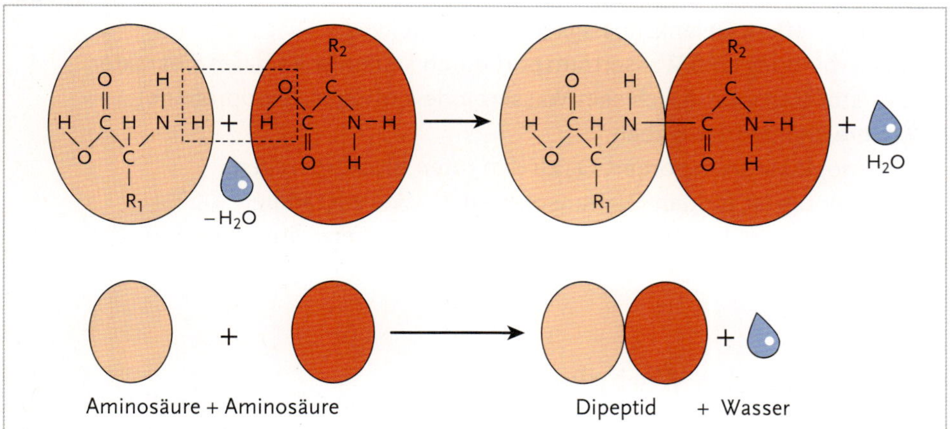

Proteine

Einfache Eiweißstoffe bestehen nur aus Aminosäuren. Sie werden durch ihre räumliche Struktur unterteilt in globuläre und fibrilläre Eiweißstoffe.

Globuläre Eiweißstoffe

Albumine (Laktalbumin, Serumalbumin), Globuline (z. B. Serumglobulin), Gluten (Klebereiweiß im Getreide).

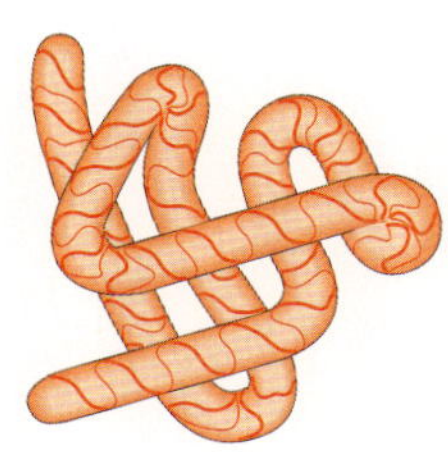

Globulärer Eiweißstoff

Fibrilläre Eiweißstoffe

Myosin, Aktin (Hauptbestandteil der Muskulatur), Kollagene (in Sehnen, Bindegewebe, Knorpeln sowie in Gelatine, die aus den vorher genannten Stoffen gewonnen wird), Keratine (Horn, Haare, Federn), Elastine (Bindegewebe, Sehnen), Fibrinogen (wichtiger Faktor für die Blutgerinnung).

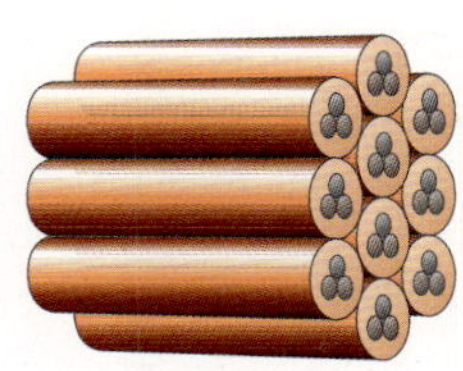

Fibrillärer Eiweißstoff

Proteide

Sind zusammengesetzte Eiweißstoffe aus Aminosäuren und einem nicht eiweißhältigen Teil (= prostetische Gruppe).

Proteide	Zusammensetzung	Vorkommen/Funktionen
Phosphoproteide	Protein + Phosphorsäure	Kasein (Milch), Vitellin (Eidotter)
Chromoproteide	Protein + Farbstoff	Hämoglobin, Myoglobin, Chlorophyll
Glykoproteide	Protein + Kohlenhydrat	Schleimstoffe, Speichel, Gelenksflüssigkeit
Lipoproteide	Protein + Fett	Transporter für Fett und fettähnliche Stoffe; zum Aufbau von Zellmembranen
Nukleoproteide	Protein + Nukleinsäure	Zellkerne, Innereien, Hülsenfrüchte

Beim Abbau von Nukleoproteiden entsteht Harnsäure, die Gicht auslösen kann.

4.2 Aufgaben der Eiweißstoffe

- Aufbau von körpereigenem Eiweiß in den Zellen.
- Aufbau von Enzymen, Hormonen und Antikörpern (Immunglobulinen), an vielen Stoffwechselvorgängen im Organismus beteiligt.
- Reproduktion der Zellsubstanz, die einem ständigen Verschleiß unterliegt.
- Stütz- und Schutzfunktion als Grundsubstanz von Knorpeln, Bindegewebe, Schleimstoffen, Gelenksflüssigkeiten und Speichel.
- Wasserbindung und Wassertransport durch seinen kolloidalen Charakter.
- Nährstofftransport durch sein Wasserbindevermögen (Lipoproteine).
- Weitere Transportaufgaben:
  - Hämoglobin transportiert O_2 zu den roten Blutkörperchen.
  - Myoglobin ist für den O_2-Transport im Muskel zuständig.
- Überschüssiges Eiweiß wird im Körper zur Energiegewinnung verwendet.

Kolloidal = feinst zerteilt.

4.3 Biologische Wertigkeit

Körpereiweiß kann nur aufgebaut werden, wenn alle dazu benötigten essenziellen Aminosäuren im richtigen Verhältnis vorhanden sind. Körpereiweiß und Nahrungseiweiß unterscheiden sich in ihrer Zusammensetzung.

Die biologische Wertigkeit gibt an, wie viel Nahrungseiweiß in Körpereiweiß umgebaut werden kann.

Ohne essenzielle Aminosäuren kann kein Körpereiweiß gebildet werden. Die essenzielle Aminosäure, welche am geringsten vorkommt, bezeichnet man als **limitierende Aminosäure.** Wenn die limitierende Aminosäure in einem Nahrungsmittel in sehr geringer Menge vorhanden ist, hat es eine niedrige biologische Wertigkeit. Fehlt eine essenzielle Aminosäure überhaupt, so ist die biologische Wertigkeit gleich null. Tierische Eiweißquellen haben eine höhere biologische Wertigkeit als pflanzliche.

Biologische Wertigkeit von Kartoffeln und Hühnerei

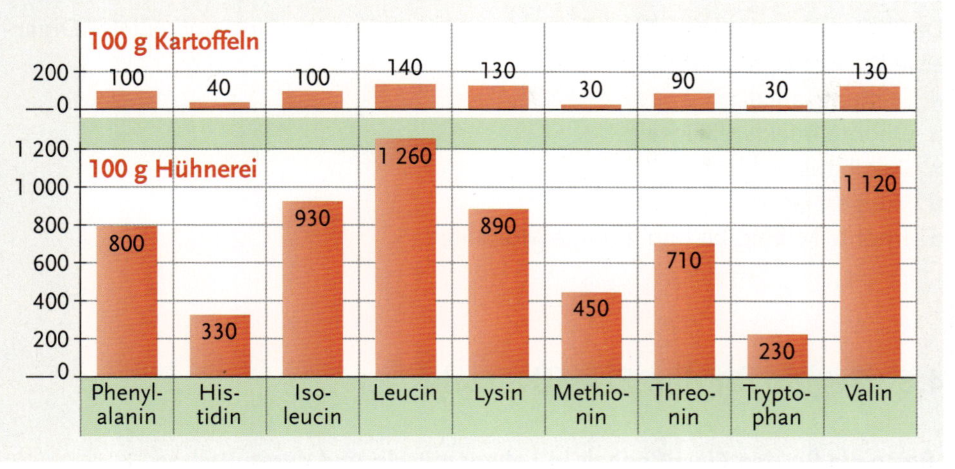

4.4 Ergänzungswirkung

In einer gemischten Kost mit tierischen und pflanzlichen Nahrungsmitteln können sich die Eiweiße in Bezug auf ihre Aminosäurenzusammensetzung ergänzen. Der Ergänzungseffekt tritt nur dann auf, wenn alle essenziellen Aminosäuren **zu einer Mahlzeit** angeboten werden.

Gute Ergänzungswirkung haben	Keine Ergänzungswirkung haben
▪ Getreide + Milch, Fleisch, Fisch, Ei, Hefe ▪ Kartoffeln + Milch, Fleisch, Fisch, Ei ▪ Hülsenfrüchte + Milch, Fleisch, Fisch, Ei, Getreide	▪ Getreide + Kartoffeln, Gemüse, Soja ▪ Hülsenfrüchte + Kartoffeln, Gemüse

Praktisches:
Kartoffelteig
300 g Kartoffeln + 30 g Ei

Grießbrei
30 g Weizengrieß + 300 g Milch

Eierfleckerl
100 g Teigwaren, gekocht + 1 Ei

Vorteile dieser Ergänzungswirkung

Je höher die biologische Wertigkeit beziehungsweise die Ergänzungswirkung ist, umso kleiner können die Eiweißmengen zur Versorgung des Menschen sein.

- Die biologische Wertigkeit der pflanzlichen Eiweiße steigt (wichtig für Vegetarier).
- Vollwertige Ernährung durch preislich günstige Nahrungsgemische.
- Bei Erkrankungen mit Eiweißrestriktion (Niereninsuffizienz, dekompensierte Leberzirrhose) ist hochwertiges Eiweiß notwendig; das ist möglich durch Kombinieren der Eiweißlieferanten.

4.5 Eiweißbedarf

Personen, die Eiweiß nur zur Erneuerung von Körpereiweiß benötigen: 0,8 g pro kg Körpergewicht/Tag = 10–15 % der Gesamtenergie

Schwangere und Stillende: 1–1,2 g pro kg Körpergewicht/Tag
Alte Menschen und Rekonvaleszente: 1–1,2 g pro kg Körpergewicht/Tag

Die Mindestzufuhr beträgt 0,35 g pro kg Körpergewicht/Tag bei optimaler biologischer Wertigkeit und unter Berücksichtigung des Ergänzungswertes.

Eiweißbedarf pro kg Körpergewicht	Kinder und Jugendliche in verschiedenen Altersstufen
2,7 g	Neugeborene, 1. Monat
1,1 g	Säuglinge, 6–12 Monate
1,0 g	Kinder, 1–4 Jahre
0,9 g	Kinder, 4–15 Jahre
0,9 g	männliche Jugendliche, 15–19 Jahre
0,8 g	weibliche Jugendliche, 15–19 Jahre

Dekubitus = Druckbrand, Wundliegen, das „Sichdurchliegen" des Kranken bei mangelhafter Gewebsernährung.

Morbidität = Häufigkeit der Erkrankungen innerhalb einer Bevölkerungsgruppe.

Mortalität = Sterblichkeit, Sterblichkeitsziffer; Verhältnis der Todesfälle bei einer bestimmten Krankheit zur Gesamtzahl der berücksichtigten Personen.

Eiweißmangel

Der Körper baut eigenes Eiweiß ab, zuerst Muskel-, dann Blut- und zuletzt Organeiweiß. Die Folgen sind

- Leistungsabfall,
- erhöhte Infektanfälligkeit,
- Dekubitus, schlechte Wundheilung,
- Hungerödeme,
- erhöhte Morbidität und erhöhte Mortalität.

4.6 Regeln für den Eiweißverzehr

Beispiele für den Eiweißgehalt in Lebensmitteln und deren Beitrag zur Deckung

Person mit 60 kg Normalgewicht, Bedarf: ca. 48 g Eiweiß pro Tag

Menge	Lebensmittel	Eiweißgehalt	kcal
1/2 l	Milch	17 g	325
150 g	mageres Fleisch	30 g	250
200 g	Landfrischkäse	24 g	200
100 g	Kornspitz = 2 Stück	7 g	200
200 g	Kartoffeln	4 g	140
200 g	Reis, gekocht	4 g	210
150 g	Eierteigwaren, gekocht	6 g	170
50 g	Haferflocken	6 g	180

Pro Woche

- Zwei- bis dreimal eine kleine Portion Fleisch (100–150 g) und etwas Wurst (50 g) reichen (vgl. Ernährungspyramide, S. 18).
- Ein- bis zweimal Seefisch (Kabeljau, Schellfisch, Lachs, Makrele, Hering, Rotbarsch, Scholle).
- 3–4 Eier.

Täglich

- 3 Portionen Milchprodukte.
- Mindestens fünf Stück Brot.
- Viel mehr Beilagen (Kartoffeln, Teigwaren, Naturreis).

Häufiger

Hülsenfrüchte (Salate, Suppen, Beilagen, Eintopfgerichte).

Kombinieren

Tierische und pflanzliche Lebensmittel (pflanzliches Eiweiß ist so wichtig wie tierisches) → Ergänzungswirkung, vgl. S. 41 f.

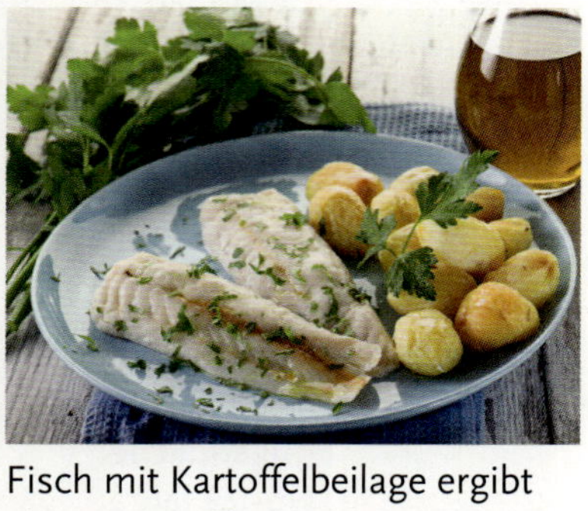

Fisch mit Kartoffelbeilage ergibt einen guten Ergänzungswert

Optimale Eiweißzufuhr laut ernährungsmedizinischer Empfehlung

1/3 tierisches und 2/3 pflanzliches Eiweiß.
Diese Empfehlung ist in der Praxis kaum realisierbar. Es sollte jedoch zumindest ein Verhältnis von 1 : 1 erreicht werden.

4.7 Verdauung der Eiweißstoffe

Magensalzsäure denaturiert Eiweiß, die räumliche Eiweißstruktur wird durch die Gerinnung fast völlig zerstört. Damit wird die Oberfläche vergrößert und die Verdauungsenzyme können leichter angreifen. Für die Proteinspaltung sind folgende Enzyme verantwortlich:

- Endopeptidasen teilen die Eiweißstoffe in der Mitte der Aminosäurenketten unter Wasseranlagerung zu Polypeptiden.
- Exopeptidasen spalten Aminosäuren vom Ende der Peptidkette ab (wiederum unter H_2O-Anlagerung).

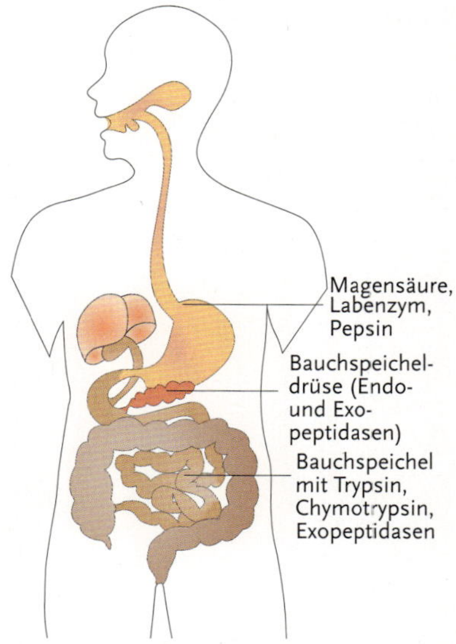

Organe der Eiweißverdauung

Organe der Eiweißverdauung	
Magen	Magensalzsäure denaturiert Eiweiß, Endopeptidasen (Labenzym, Pepsin) spalten es. Das Pepsin wird in den sogenannten Hauptzellen der Magenschleimhaut als Pepsinogen (unwirksame Substanz) gebildet und durch die Salzsäure zu Pepsin aktiviert.
Dünndarm	Der Bauchspeichel enthält die beiden Endopeptidasen Trypsin und Chymotrypsin sowie Exopeptidasen.

4.8 Resorption und Stoffwechsel der Eiweißstoffe

Resorption

Die Aminosäuren werden durch den Darm ins Blut resorbiert und über den Pfortaderkreislauf zur Leber transportiert.

Baustoff

Die Leber baut aus den Aminosäuren Plasmaeiweiß auf. Mit diesem werden die Aminosäuren zu den Körperzellen transportiert. In den Zellen findet eine ständige Erneuerung von Körpereiweiß statt (Auf- und Abbau von Struktureiweiß, Enzymen, Hormonen). Die Aminosäuren, die durch den Abbau freigesetzt werden, gelangen wieder zur Leber und werden erneut zum Aufbau von Körpereiweiß benutzt – überschüssige Aminosäuren werden zur Energiegewinnung verwendet.

Erneuerungszeit für Eiweißstoffe:
- Leber, Pankreas, Blut ca. alle zehn Tage
- Haut und Muskulatur ca. alle 100 Tage

Bei Kindern, Jugendlichen, Schwangeren und Stillenden werden zusätzlich Eiweißstoffe aufgebaut.

Energiegewinnung

Aminosäuren, die nicht zum Aufbau von Eiweißstoffen verwendet werden, baut die Leber zu CO_2, H_2O, NH_3 (Ammoniak) und Energie ab. Ammoniak ist für die Zelle schädlich, wird zu Harnstoff umgebaut und über die Niere ausgeschieden.

Umwandlung zu Kohlenhydraten und Fetten

Aus dem nicht stickstoffhältigen Teil der Aminosäuren können sowohl Fette als auch Kohlenhydrate aufgebaut werden. Umgekehrt können aus Fetten und Kohlenhydraten auch Aminosäuren synthetisiert werden; dies gilt jedoch nicht für die essenziellen Aminosäuren.

Arbeitsaufgaben

1. Nennen Sie die wichtigsten tierischen und pflanzlichen Eiweißlieferanten.
2. Was sind Proteine? Welche Arten kennen Sie und worin kommen sie vor?
3. Zählen Sie die Proteide und ihre Vorkommen auf.
4. Welche Aufgaben haben Eiweißstoffe im Körper?
5. Erklären Sie die biologische Wertigkeit und die Ergänzungswirkung.
6. Kreuzen Sie die Beispiele mit guter Ergänzungswirkung an:
   - ☐ Kartoffeln mit Ei
   - ☐ Hülsenfrüchte mit Kartoffeln
   - ☐ Linsen mit Mais
   - ☐ Fleisch mit Kartoffeln
   - ☐ Milch mit Grieß
   - ☐ Nudeln mit Ei
   - ☐ Spaghetti mit Käse
   - ☐ Kartoffeln mit Getreide
7. Nennen Sie Vorteile der Ergänzungswirkung.
8. Wann ist der Eiweißbedarf erhöht und was passiert bei einem Mangel an Eiweiß?
9. Welche Empfehlungen geben Sie für den Eiweißverzehr?
10. Erklären Sie die Verdauung und den Stoffwechsel von Eiweiß.

5 Vitamine

Finden Sie anhand des Ernährungskreises die wesentlichen Vitaminlieferanten und kennzeichnen Sie diese.

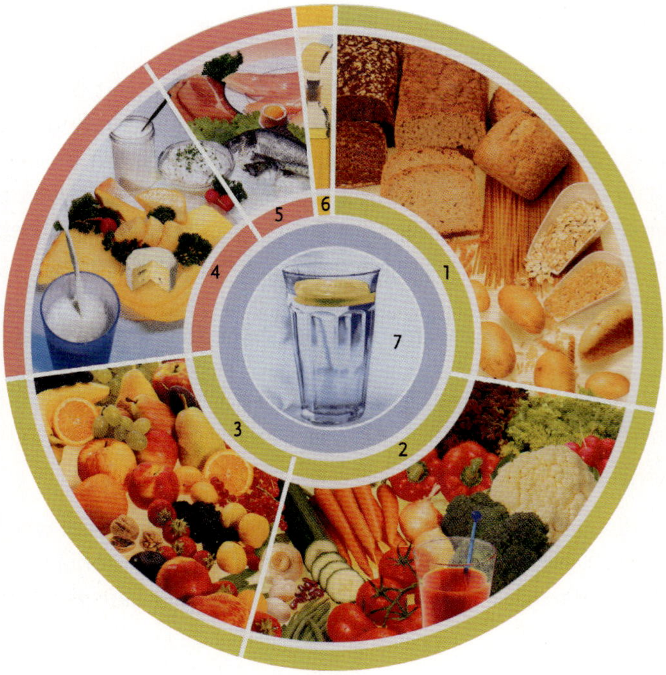

Vitamine sind lebensnotwendige organische Verbindungen, die in kleinen Mengen benötigt werden. Der Körper kann sie nicht oder nur in unzureichender Menge bilden, sie müssen daher zugeführt werden. Vitamine gehören in die Gruppe der Wirkstoffe. Sie liefern keine Energie.

Vita = Leben.
Amin = stickstoffhältige Verbindung.

5.1 Einteilung der Vitamine nach der Löslichkeit

Vitamine

Fettlösliche Vitamine	Wasserlösliche Vitamine
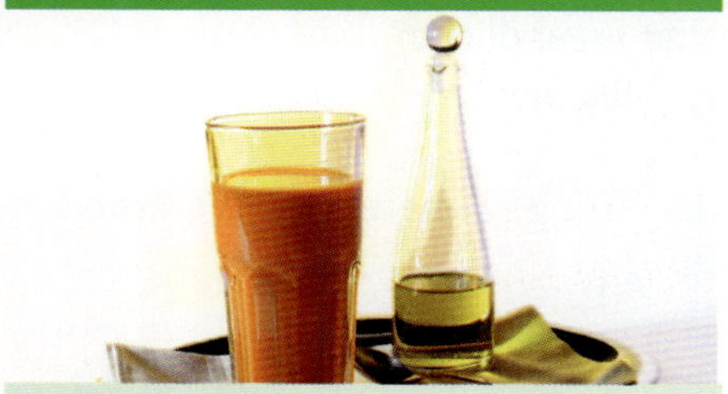	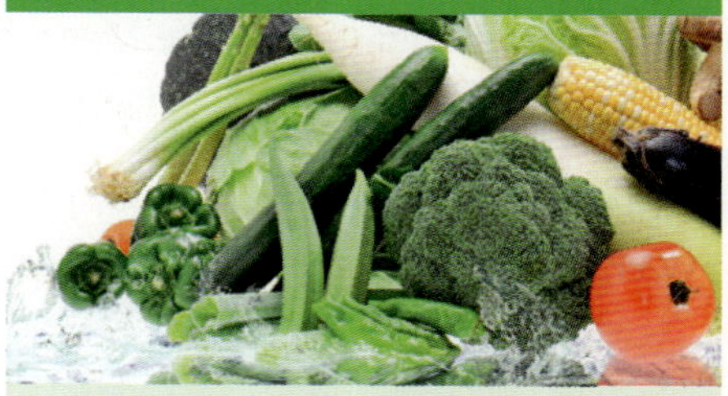
A, D, E, K	C, B_1, B_2, B_6, B_{12}, Niacin, Folsäure, Pantothensäure, Biotin
Nur mit Fett verwertbar	Leicht auslaugbar

5.2 Aufgaben der Vitamine

Vitamine als Enzymbestandteile

Einige Enzyme können nur bei ausreichendem Vorhandensein der Vitamine aufgebaut werden. Die Enzyme werden für den Zellstoffwechsel der Kohlenhydrate, Fette und Eiweiße benötigt. Bei Vitaminmangel ist also der Abbau beziehungsweise der Aufbau von Stoffen in den Zellen gestört.

Zu dieser Gruppe gehören folgende Vitamine:
B_1, B_2-Komplex, B_6, B_{12}, Biotin und K.

Vitamine mit spezifischen Aufgaben

Diese Vitamine sind nur im Blut oder in ganz bestimmten Zellen vorhanden. Zu dieser Gruppe gehören folgende Vitamine: A, C, D und E.

5.3 Hypervitaminosen (Überversorgungen)

Sind nur bei Vitamin A und D (fettlöslich) bekannt, überschüssige wasserlösliche Vitamine werden mit dem Harn ausgeschieden.

> Hypervitaminosen treten ausschließlich bei zu hoher Verabreichung von Vitaminpräparaten auf.

Vor allem die Versorgung mit Folsäure ist in der Bevölkerung nicht zufriedenstellend:

- Frauen im gebärfähigen Alter wird eine zusätzliche Zufuhr von 0,4 mg pro Tag empfohlen. Dadurch verringert sich das Risiko von Fehlbildungen im Rückenmarksbereich (Neuralrohrdefekt) des Feten und von Aborten.
- Vermutung: geringe Folsäurezufuhr wirkt erhöhend auf den Homocysteinspiegel → vermehrtes Arterioskleroserisiko.

5.4 Hypovitaminosen, Avitaminosen (Unterversorgungen)

Das Angebot an Lebensmitteln war noch nie so groß wie heute. Trotzdem besteht bei vielen Menschen eine Unterversorgung mit Vitaminen.

Als **Avitaminosen** bezeichnet man das völlige Fehlen von Vitaminen. Avitaminosen können schwere Störungen hervorrufen, die zum Tod führen können (in Entwicklungsländern großes Problem, bei uns selten).

Ursachen für Hypovitaminosen

Ungünstige Speisenzusammenstellung

- Einseitiges Essen (häufig alte Menschen und Jugendliche).
- Sehr kleine Essensmengen (teilweise junge Mädchen).
- Schlankheitsdiäten.
- Vitamine gehen verloren durch falsche Lagerung, Zubereitung, Verarbeitung (Weißmehl).

Erhöhter Bedarf

Rekonvaleszenz = Genesungszeit.

Schwangere und Stillende, Säuglinge, Rekonvaleszente, Leistungssportler, Raucher, Alkoholiker ...

Krankheitsbedingte Störungen

Resektion = operative Entfernung krankhafter oder defekter Teile eines Organs oder Körperteils.

- Gestörte Resorption.
- Chronischer Durchfall, Abführmittel.
- Gestörte Gallenfunktion (fettlösliche Vitamine).
- Vitamin-B_{12}-Mangel nach Magenresektion.

Abusus = Missbrauch.

Analgetika = schmerzstillende Mittel.

Gestörte Vitaminsynthese

Die Darmbakterien bauen Niacin, Biotin, Vitamin K und Calciferol auf. Ist die Darmflora verändert, so ist auch die Eigensynthese beeinträchtigt.

Längere Einnahme von Medikamenten

- Antibiotika, Sulfonamide, Pille, Analgetikaabusus.
- Vitamine werden aus ihrer Verbindung gedrängt und damit werden Enzyme unwirksam. Ihre Funktion im Stoffwechsel ist blockiert.

Besondere Belastungen

Stress, Rekonvaleszenz, Krankheit.

Meist treten keine gravierenden Mangelerscheinungen auf, sondern allgemeine Symptome wie Müdigkeit, Abgeschlagenheit, Konzentrationsschwäche, Leistungsabfall, Wachstumsstörungen, verminderte Krankheitsresistenz, verändertes Blutbild (B_{12}). Auch die Haut reagiert sehr empfindlich, wenn bestimmte Vitamine fehlen.

Der Körper verfügt über eine **Reservekapazität** für verschiedene Vitamine:

Nährstoff	Reservezeit
Vitamin B_{12}	3–5 Jahre
Vitamin A	1 Jahr
Folsäure	3–4 Monate
Vitamin C	2–6 Wochen
Vitamin B_6	2–6 Wochen
Niacin	2–6 Wochen
Riboflavin	2–6 Wochen
Vitamin B_1	1–2 Wochen

Quelle: Elmadfa/Leitzmann, „Ernährung des Menschen“

5.5 Übersicht über die Vitamine

Fettlösliche Vitamine

Vitamine	Vorkommen	Bedarf	Wirkung	Hypovitaminose	Hypervitaminose
Vitamin A **Retinol** Provitamin A **Carotinoide**	Lebertran Leber Eidotter Milch Karotten Spinat	1 mg	Bestandteil des Sehpurpurs, wichtig für Haut und Schleimhäute, Antioxidans	Nachtblindheit, verhornte Haut, stumpfe Haare	Erbrechen, Durchfall, Kopfschmerz
Vitamin D **Calciferole**	Leber Fetter Fisch Milch Eidotter Viel Bewegung in der Sonne	0,005 mg	Regelt die Aufnahme von Kalzium und Phosphor, fördert die Kalziumeinlagerung im Knochen	Rachitis, Osteomalazie (Knochenerweichung)	Kalziumablagerung in den Gefäßen
Vitamin E **Tocopherole**	Keimöl Vollkorn Grüne Gemüse Nüsse Weizenkeime	13 mg	Antioxidans, Schutz vor Umweltgiften, steigert die Resistenz der roten Blutkörperchen gegen Hämolyse	Unbekannt	Unbekannt
Vitamin K **Phyllochinon**	Leber Grüne Gemüse Tomaten Wird im Darm gebildet	Wahrscheinlich reicht die Eigenproduktion	Für die Blutgerinnung	Verzögerte Blutgerinnung	Unbekannt

Wasserlösliche Vitamine

Vitamine	Vorkommen	Bedarf	Wirkung	Hypovitaminose
Vitamin B_1 **Thiamin**	Vollkorn Hefe Leber Schweinefleisch	1,1–1,2 mg	Koenzym im Kohlenhydratstoffwechsel	Beriberi: Nervenstörung, Muskelschwäche, Müdigkeit
Vitamin-B_2-Komplex **Riboflavin (B_2)**	Milch Fleisch Vollkorn	1,2–1,4 mg	Koenzym in der Atmungskette	Veränderungen der Haut
Niacin	Fisch Fleisch Vollkorn	Ca. 15 mg	Koenzym	Pellagra: Hautveränderung, Nervenstörung, Durchfälle
Folsäure	Grüne Gemüse Vollkorn Fleisch Wird auch von Darmbakterien gebildet	0,4 mg	Koenzym, Zellteilung	Störung der Blutzellenbildung (makrozytäre Anämie), Schwangerschaftskomplikationen und Missbildungen des Kindes
Pantothensäure	In allen Lebensmitteln	6 mg	Koenzym im Fettstoffwechsel	Keine

Vitamin B_6 **Pyridoxin**	In allen Lebensmitteln	1,2–1,5 mg	Koenzym im Eiweißstoffwechsel	Beeinträchtigung des Nervensystems und des Stoffwechsels
Vitamin B_{12} **Cobalamin**	Nur in tierischen Lebensmitteln	0,003 mg	Koenzym für Zellkernaufbau	Perniziöse Anämie
Vitamin H **Biotin**	Soja Vollkorn	0,03–0,06 mg	Koenzym	Hautveränderung
Vitamin C **Ascorbinsäure**	Obst und Gemüse Kartoffeln Frische Kräuter	100 mg	Eisenstoffwechsel, Aufbau von Bindegewebe, hemmt die Radikalenbildung	Infektanfälligkeit, Skorbut

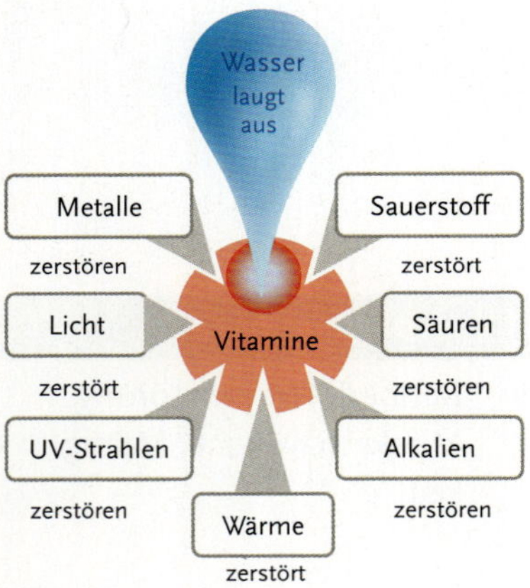

5.6 Regeln für die Vitaminerhaltung in Nahrungsmitteln

Frisch geerntetes Obst und Gemüse bevorzugen und Nährstoffe schonen!

Lagerung

Blattgemüse (Spinat, Häuptelsalat ...) sind besonders empfindlich. Bereits nach zwei Tagen im Kühlschrank verlieren sie ein Drittel ihres Vitamingehaltes. Noch schlechter ist die Lagerung bei Zimmertemperatur.

- Welken beschleunigt den Vitaminabbau.
- Gemüse vor dem Austrocknen schützen (auch im Kühlschrank).
- Kühl, dunkel und luftig aufbewahren (nicht länger als nötig).
- Tiefkühlprodukte sind oft vitaminreicher als lange gelagerte Nahrungsmittel.

Vitaminverluste am Beispiel Vitamin C

Aufbewahrung bei Zimmertemperatur	1 Tag	2 Tage	3 Tage

Vitamin-C-Gehalt im Kopfsalat

100 %	– 25 %	– 40 %	– 70 %

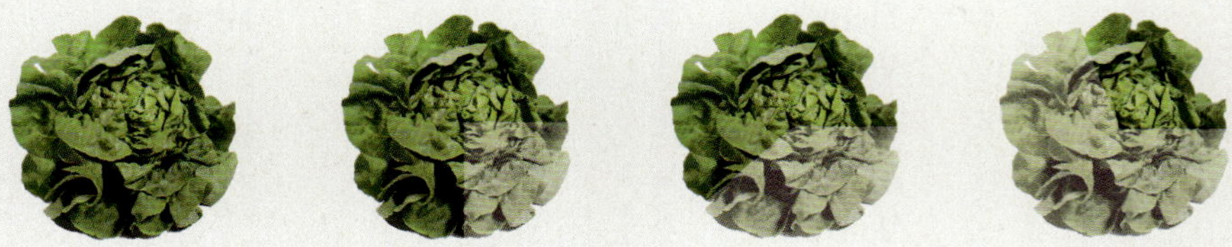

Vitamin-C-Gehalt im Karfiol

100 %	– 12 %	– 25 %	– 50 %

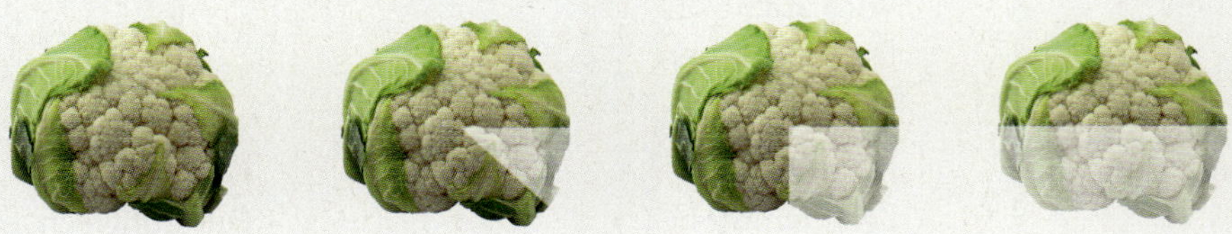

Wässern

Vitamine „fließen" davon, wenn die Nahrungsmittel zu früh geschält, geputzt, zerkleinert und eingewässert werden. Deshalb sollte darauf verzichtet werden, Salat in kaltes Wasser zu legen, um ihn wieder knackig zu machen oder um die Bitterstoffe auszuschwemmen.

- Nahrungsmittel erst kurz vor der Zubereitung in kaltem Wasser mit der Schale waschen.
- Nahrungsmittel erst vor der Verwendung zerkleinern.
- Nahrungsmittel nicht im Wasser liegen lassen.

Verarbeitung

- In kochendes Wasser geben.
- So kurz wie möglich kochen.
- Mit wenig Flüssigkeit garen (Dämpfen bevorzugen).
- Die Kochflüssigkeit weiterverwenden (Ausnahme: Spinat, Kohl, Kraut).
- Nicht warm halten! Besser rasch abkühlen und bei Bedarf wieder erwärmen.
- Mehrmaliges Aufwärmen vermeiden.
- Mit Frischkost ergänzen (z. B. frischen Kräutern).
- Obst, wenn möglich, ungeschält verzehren.
- Essig (z. B. in Salatmarinade) verzögert den Vitaminabbau.

Vitaminreich sind Lebensmittel, wenn eine Portion 10–20 % der täglich empfohlenen Zufuhr liefert.

Eine gemischte Kost ist ausreichend, um die Vitaminzufuhr zu sichern!

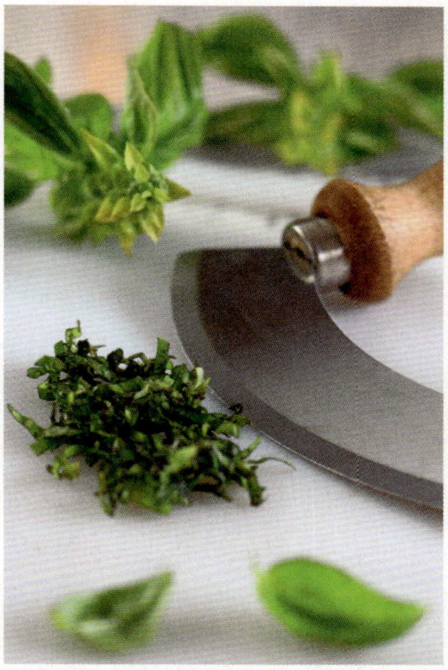

Frische Kräuter schmecken nicht nur gut, sondern liefern auch Vitamine

Arbeitsaufgaben

1. Was sind Vitamine?
2. Nennen Sie alle fettlöslichen und wasserlöslichen Vitamine. Was bedeuten die Ausdrücke „fettlöslich" und „wasserlöslich" in diesem Zusammenhang?
3. Welche Aufgaben haben Vitamine im Körper?
4. Erklären Sie, was unter Avitaminose, Hypovitaminose und Hypervitaminose verstanden wird.
5. Beschreiben Sie typische Symptome und Ursachen für Hypovitaminosen.
6. Wie lassen sich Vitamine in Lebensmitteln möglichst gut erhalten?
7. Wer soll besonders auf eine ausreichende Folsäurezufuhr achten?

6 Mineralstoffe

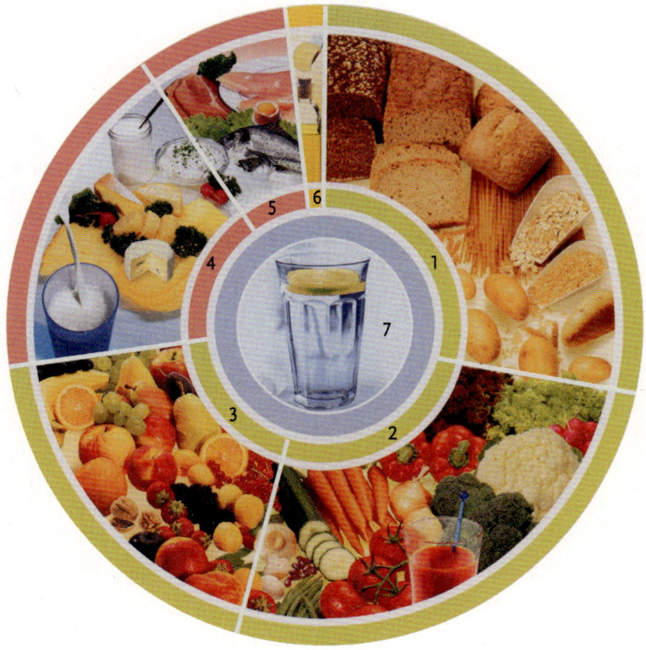

Finden Sie anhand des Ernährungskreises die wesentlichen Mineralstofflieferanten und kennzeichnen Sie diese.

Mineralstoffe sind anorganische Nahrungsbestandteile, die für einen reibungslosen Ablauf der Lebensvorgänge im Organismus unerlässlich sind. Sie müssen regelmäßig mit der Nahrung aufgenommen werden und wirken schon in kleinen Mengen. Mineralstoffe liefern keine Energie. Sie gehören in die Gruppe der Wirk- und Baustoffe.

Mineralstoffe

Mengenelemente	Wichtigste Spurenelemente
Natrium, Chlor, Kalium, Kalzium, Phosphor, Magnesium	Eisen, Jod, Fluor, Kupfer, Kobalt, Molybdän, Mangan, Zink, Chrom, Selen, Nickel

6.1 Aufgaben der Mineralstoffe

Reglerstoffe

Mineralstoffe beeinflussen in gelöster Form (Elektrolyte) die lebensnotwendigen physikalischen und biochemischen Zustände der Körperflüssigkeiten, wie z. B. den osmotischen Druck (Regulierung des Wasserhaushalts durch Natrium und Kalium) und den pH-Wert (Säure-Basen-Haushalt).

Körpereigene Puffersysteme (Niere, Lunge und Leber) können beim gesunden Menschen extreme Nahrungseinflüsse (z. B. einseitige Lebensmittelauswahl) ausgleichen. Somit wird eine Übersäuerung verhindert.

Baustoffe

Für die Bildung von Gerüst- und Stützsubstanzen des Skeletts und der Zähne.

Bestandteil von Enzymen

z. B. Magnesium, Eisen, Zink, Mangan.

Bestandteil von Hormonen

z. B. Jod beim Schilddrüsenhormon Thyroxin.

Bestandteil von Vitaminen

z. B. Kobalt bei Vitamin B_{12}.

6.2 Übersicht über wichtige Mineralstoffe

Mineralstoffe	Aufgaben	Vorkommen
Natrium	■ Reguliert Wasserhaushalt und osmotischen Druck ■ Für den Säure-Basen-Haushalt ■ Für die Reizleitung	Speisesalz (NaCl), Brot, Wurst, Käse, Fertigprodukte, Ketschup, Senf …
Chlor	■ Reguliert den osmotischen Druck ■ Zur Bildung von Salzsäure ■ Aktiviert Pepsin	Ist in sehr vielen Nahrungsmitteln enthalten; wird meist als Kochsalz (NaCl) aufgenommen.
Kalium	■ Reguliert Wasserhaushalt und osmotischen Druck ■ Für die Reizleitung ■ Aktiviert Enzyme	Obst, Säfte, Gemüse, Hülsenfrüchte, Kartoffeln – Kalium ist leicht auslaugbar!
Kalzium	■ Für den Aufbau von Knochen und Zähnen ■ Für die Blutgerinnung ■ Für die Muskelerregung ■ Aktiviert Enzyme	Milch und Milchprodukte, Blatt- und Kohlgemüse, Hülsenfrüchte, Sesam
Phosphor	■ Für den Aufbau von Knochen und Zähnen ■ Bestandteil von Gehirn- und Nervenzellen ■ Für die Energieübertragung	Fleischerzeugnisse, Innereien, Fisch, Schmelzkäse, Hülsenfrüchte, Lebensmittelzusatzstoffe
Magnesium	■ Aktiviert Enzyme ■ Für die Erregungsleitung	Vollkorn, Hülsenfrüchte, Gemüse, Nüsse, Kakao
Eisen	■ Bestandteil von Hämoglobin ■ Enzymbestandteil	Innereien, Fleisch, Spinat, Schwarzwurzeln
Jod	■ Bestandteil des Schilddrüsenhormons	Seefisch, Meeresfrüchte, Kiwi, jodiertes Speisesalz
Selen	■ Schützt vor Sauerstoffradikalen	Fleisch, Fisch, Getreide

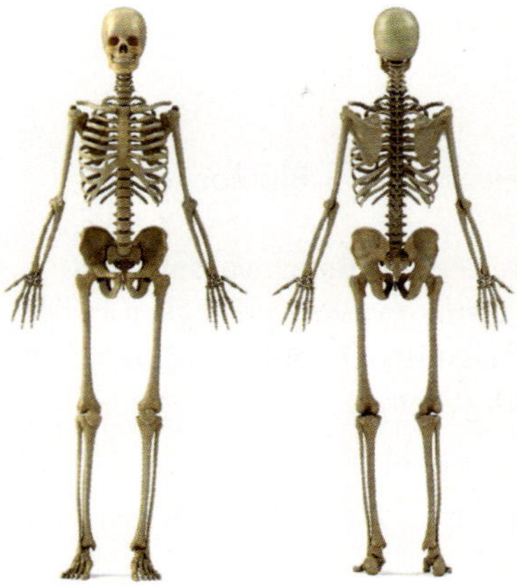

Das menschliche Skelett besteht zu 90 % aus Kalziumphosphat

6.3 Mengenelemente

Natrium (Na)

Natrium wird vorwiegend in Verbindung mit Chlor als Natriumchlorid (NaCl) aufgenommen. Es ist in fast allen Nahrungsmitteln enthalten.

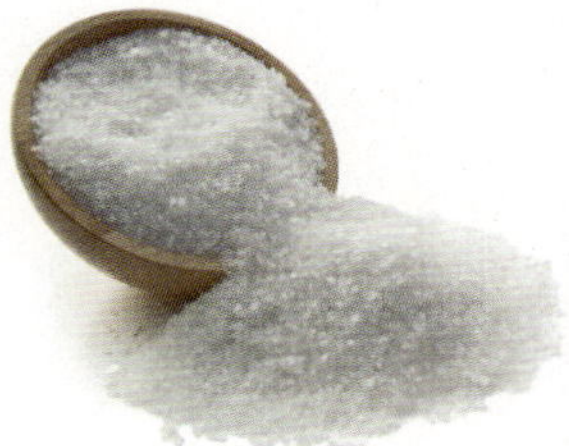

NaCl = Kochsalz.

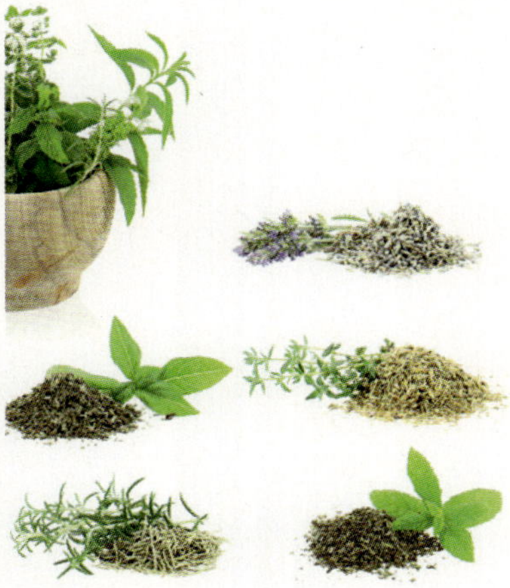

Anstelle von Salz sollte vermehrt mit Kräutern, Zitronensaft oder Essig gewürzt werden

Natriumlieferanten

Speisesalz, Brot, Wurst, Käse, Fertigprodukte, Fleischextrakte, Suppenwürze, Bratensauce etc. (vgl. Natriumtabelle).

Funktionen

- Regulierung des Wasserhaushalts und osmotischen Drucks (Durchlässigkeit der Zellmembran).
- Aufrechterhaltung des Säure-Basen-Haushalts.
- Normale Erregbarkeit der Muskeln und Nerven.
- Resorption der Glukose.
- Natrium bindet im Körper Wasser. Es befindet sich vor allem außerhalb der Zelle in den Körperflüssigkeiten (9 g Natrium binden im Körper 1 Liter Wasser = physiologische Kochsalzlösung). Eine erhöhte Aufnahme von Natrium mit der Nahrung verlangt eine höhere Wasserzufuhr, denn das Natrium-Wasser-Verhältnis im Blut muss konstant bleiben – salzige Speisen rufen daher Durstgefühl hervor.

Bedarf

550 mg (geschätzter Mindestbedarf) werden durch unsere Kost reichlich gedeckt. Der Verbrauch ist allgemein zu hoch (ungefähr 15 g NaCl/Tag).

Zu viel Kochsalz kann bei Disposition Bluthochdruck und Flüssigkeitsansammlungen im Körper fördern.

Eine Natriumeinschränkung (3–5 g NaCl = 1,2–2 g Na) wird empfohlen bei

- Hypertonie,
- Ausscheidungsstörungen der Niere,
- Ödemen und Aszites,
- Herzinsuffizienz,
- Säuglingen und Kleinkindern bis zum ersten Lebensjahr.

Hypertonie = Bluthochdruck.

Aszites = „Bauchwasser“, Ansammlung von Flüssigkeit in der freien Bauchhöhle zwischen den Organen.

Mangelerscheinungen

Kopfschmerzen, Übelkeit, Kreislaufbeschwerden, allgemeine Schwäche – treten nur bei sehr starkem Schwitzen, länger anhaltendem Durchfall und starkem Erbrechen oder bei Einnahme von Entwässerungsmedikamenten auf.

Natriumtabelle – so kommt das Salz ins Essen			
Diese Nahrungsmittel liefern ungefähr 100 mg Natrium			
Fleisch	160 g Schweinefleisch, roh	10 g 10 g 8 g 14 g	Pökelfleisch Schinken Salami Frankfurter
	135 g Steak, roh	1	Bissen Hamburger
Fisch	100 g Scholle	5 g	Fischstäbchen
	90 g Hering, frisch	10 g 2 g	Bismarckhering Salzhering

Milchprodukte	200 g Milch	250 g 45 g 22 g 15 g 11 g 8 g 8 g	Topfen Hüttenkäse Emmentaler Parmesan Camembert Schmelzkäse Briekäse
Streichfett	2 kg Butter	100 g	Margarine
Getreide	2 kg Haferflocken	10 g	Cornflakes
	5 kg Roggenmehl, Type 1800	20 g 30 g 6 g	Roggenbrot (1/2 Scheibe) Butterkeks (5 Stück) Soletti (6 Stück)
Kartoffeln	2 kg Kartoffeln, roh	20 g	Kartoffelchips
Gemüse	5 kg Gemüse, frisch	35 g	Gemüsekonserve
	2,5 kg Spargel, frisch	30 g	Dosenspargel
	1 kg Gurken	10 g	Salzgurken
	1,5 kg Tomaten	8 g	Ketchup
Verschiedenes		8 g	Senf
		20 g	Mayonnaise
Obst	3 kg Äpfel		

Chlor (Cl)

Ist wie Natrium in sehr vielen Nahrungsmitteln enthalten und wird meist mit diesem als NaCl aufgenommen.

Funktionen

- Regulierung des osmotischen Drucks.
- Bildung von Salzsäure im Magen.
- Aktiviert das Eiweiß spaltende Enzym Pepsin.

Bedarf

830 mg pro Tag sind durch eine gemischte Kost reichlich gedeckt. Mangelerscheinungen sind daher praktisch nicht bekannt.

Magnesium (Mg)

Magnesiumlieferanten

Vollkornprodukte, Hülsenfrüchte, Gemüse – vor allem grüne Sorten (Magnesium ist Bestandteil des Chlorophylls), Nüsse, Sonnenblumenkerne, Kakao, in geringeren Mengen auch Obst, Milch, Milcherzeugnisse, Fleisch und Fisch.

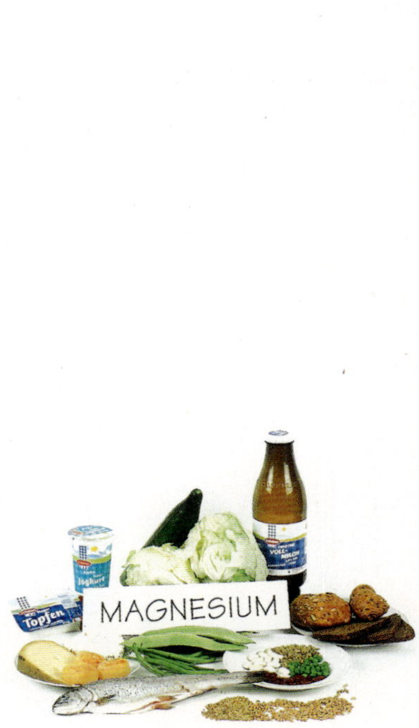

Magnesiumlieferanten

Funktionen

- Aktivieren von Enzymen.
- Bestandteil von Knochen und Zähnen.
- Für die Erregbarkeit von Muskeln und Nerven.

Bei Muskelkrämpfen können magnesiumreiche Lebensmittel bzw. Magnesiumsubstitutionen helfen.

Bedarf

300–400 mg/Tag.
Bei Jugendlichen, Schwangeren und älteren Menschen ist die Versorgung nicht immer ausreichend.

Mangelerscheinungen: Muskelkrämpfe und -zucken werden durch einseitige Ernährung, chronischen Alkoholkonsum (hemmt Resorption) und Abführmittelmissbrauch gefördert.

Kalium (K)

Kalium wird durch Wasser sehr leicht ausgelaugt – eine entsprechende Zubereitung, wie z. B. Dünsten, ist also angesagt.

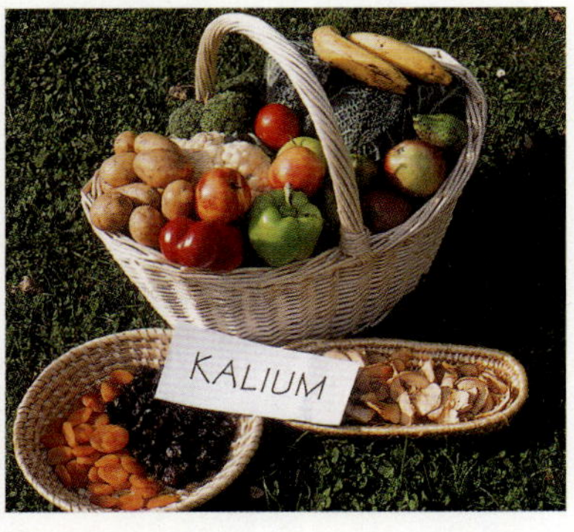

Kaliumlieferanten

Obst (besonders Bananen, Marillen, Trauben, Trockenobst), Frucht- und Kompottsäfte, Gemüse, Hülsenfrüchte, Kartoffeln, Nüsse, Schokolade, Kakao, Fleisch und Fisch (vgl. Kaliumtabelle).

Kaliumfrei sind: Zucker, Stärke und Fette.

Funktionen

- Kalium befindet sich innerhalb der Zellen, um dort den osmotischen Druck stabil zu halten.
- Für die Erregbarkeit der Zellen verantwortlich (normale Muskelfunktion).
- Einfluss auf die Herztätigkeit.
- Aktivierung zahlreicher Enzymsysteme.

Bedarf

2 000 mg/Tag (geschätzter Mindestbedarf) werden bei gemischter Kost ausreichend gedeckt.

Mangelerscheinungen

Schwächezustände, Muskelschwäche, Störungen der Herztätigkeit, werden verursacht durch Erbrechen, Durchfall und Einnahme von Diuretika.

Diuretika = Substanzen, die die Harnausscheidung steigern.

Kaliumtabelle

Kaliumreich	Kaliumgehalt in 100 g
Obst und Gemüse	
Bananen	395 mg
Marillen	280 mg
Trockenobst	650–1 300 mg
Hülsenfrüchte	900–1 800 mg
Spinat	635 mg
Brokkoli, Grünkohl, Kohlsprossen, Fenchel,	400–500 mg
Rettich, Karfiol, Kohlrabi, Schwarzwurzeln, Sellerie, grüne Erbsen, Rote Rüben	300–400 mg
Kartoffeln	440 mg
Tomatenmark	1 160 mg
Nüsse und Samen	400–1 020 mg

Vollkornprodukte	
Vollkornbrot	200–300 mg
Knäckebrot	440 mg
Weizenkleie	1 390 mg
Weizenkeime	835 mg
Haferflocken	335 mg
Schokolade	400–475 mg
Kakao	1 920 mg
Kaffeebohnen	1 730 mg
1 Tasse Bohnenkaffee	78 mg
Instantkaffee	4 380 mg
Schwarzer Tee, Teeblätter	1 790 mg
1 Tasse Tee	18 mg
Kochsalzersatzpräparate	410–480 mg/g!
Kaliumarm	**Kaliumgehalt in 100 g**
Obstkonserven (ohne Saft!)	50–70 % des Frischgehalts
Gemüsekonserven	104–230 mg
Manche Obst- und Gemüsesorten	
Heidelbeeren, Preiselbeeren	70 mg
Sauerkirschen, Birnen, Äpfel, Erdbeeren, Zitronen	110–150 mg
Wassermelonen, Orangen	150–200 mg
Ananas, Himbeeren, Brombeeren, Mangos	150–200 mg
Gurken, Chicorée, Spargel, Zwiebeln	141–192 mg
Brot und Getreideprodukte	
Weißbrot, Semmel, Roggenbrot, Grahambrot	110–209 mg
Weizenmehl, Type 480	108 mg
Reis, poliert	103 mg
Eierteigwaren	164 mg
Wurstwaren, die meisten Sorten	150–250 mg
Fleisch, die meisten Sorten	280–350 mg
Fisch, die meisten Sorten	290–350 mg
Milch und Milchprodukte	
Käse, die meisten Sorten	75–125 mg
Milch, Joghurt	157 mg
1 Ei (ca. 60 g)	75 mg

Kalzium (Ca)

Kommt im Körper als Kalziumphosphat in Knochen und Zähnen und zu einem kleinen Anteil im Blut vor.

Kalziumlieferanten

In erster Linie Milch und Milchprodukte, Blatt- und Kohlgemüse (Kraut), Kräuter wie Petersilie, Kresse, Schnittlauch, Nüsse, Sesam, Beerenobst.

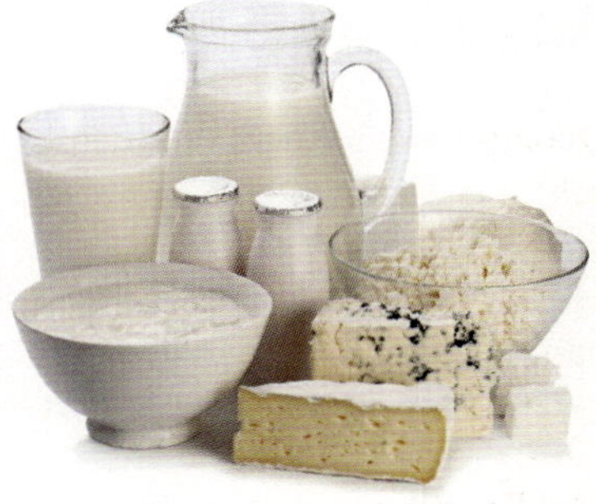

In Milch und Milchprodukten ist viel Kalzium enthalten.

Wie können Sie Ihren täglichen Kalziumbedarf von 1 000 mg decken?

250 mg Kalzium liefern:

200 ml Milch, Joghurt, Buttermilch
250 g Topfen, Landfrischkäse
60 g Camembert, Brie etc.
30 g Gouda, Tilsiter, Edamer, 45 % F. i. Tr.
250 g Brokkoli, Mangold, Fenchel, Lauch
100 g Wirsingkohl
150 g Löwenzahn
20 g Sesam

Mineralwässer und angereicherte Getränke
1 l Astoria, Alpquell, Long Life
210 ml Hohes C Orange mit Kalzium

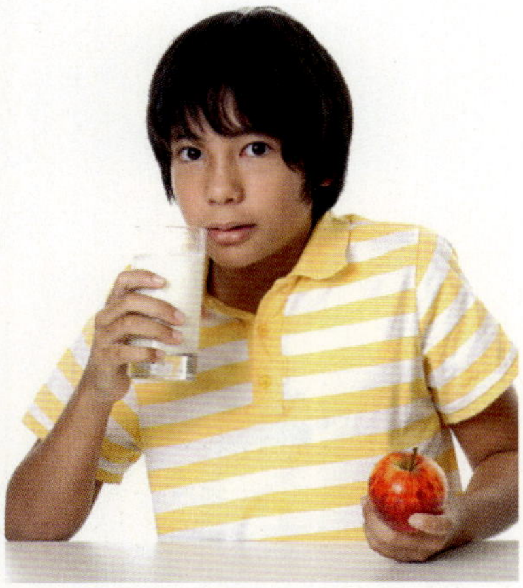

Der Versorgungszustand mit Kalzium ist bei Kindern und Jugendlichen in Österreich nicht zufriedenstellend.

Resorption

Gefördert wird die Resorption von Kalzium durch

- Vitamin D,
- Laktose,
- bestimmte Aminosäuren,
- Zitronensäure,
- Apfelsäure.

Hemmend wirken Oxalsäure (in Spinat, Kakao), Phytate (Vollkornprodukte), Genussmittel (Koffein, Nikotin, Alkohol) und hohe Phosphatzufuhr (schlechtes Kalzium-Phosphat-Verhältnis).

Funktionen

- Bewirkt die Festigkeit der Zähne und Knochen.
- Wichtiger Faktor für die Blutgerinnung.
- Aktivierung von Enzymen.
- Regelt die Umsetzung von Nervenimpulsen in Muskeltätigkeit.
- Beeinflusst die Durchlässigkeit der Zellmembran.

Bedarf

1 000 mg pro Tag. Auf eine ausreichende Zufuhr in der Schwangerschaft und Stillzeit ist besonders zu achten. Der Bedarf ist bei Kindern und Jugendlichen und häufig im Alter (schlechtere Resorption) erhöht.

Mangelerscheinungen

Tetanie, Arrhythmie und Schäden an der Knochensubstanz wie Rachitis (Kinder und Säuglinge), Osteomalazie und Osteoporose werden begünstigt durch geringe Kalziumaufnahme, niedrige Vitamin-D-Zufuhr, Malabsorption und Maldigestion.

Tetanie = Zustand neuromuskulärer Übererregbarkeit, hervorgerufen durch Störungen im Ionengleichgewichtszustand, vor allem des Kalziums.

Arrhythmie = Unregelmäßigkeit der Herztätigkeit.

Osteomalazie = Knochenerweichung bei Erwachsenen.

Osteoporose = Knochenbrüchigkeit.

Malabsorption = mangelhafte Aufnahme von Substraten aus dem bereits vorverdauten Speisebrei.

Maldigestion = unzureichende Aufspaltung der Nahrungsbestandteile.

Phosphor (P)

Phosphorlieferanten

Fleisch, besonders Fleischerzeugnisse (Räucherwaren) und Innereien, Fisch, Eier, Milch und Milchprodukte (Schmelzkäse), Hülsenfrüchte und Vollkornprodukte. Phosphor wird von der Lebensmittelindustrie häufig als Zusatzstoff (z. B. in Pökelsalz, zur Farberhaltung, in Cola) verwendet.

Funktionen

- Als Phosphat, verbunden mit Kalzium, für den Aufbau von Knochen und Zähnen.
- Bestandteil der Gehirn- und Nervenzellen.
- Am Aufbau der Zellkernsubstanz beteiligt.
- Hat eine wichtige Rolle bei Energiegewinnung und Energieübertragung.

Bedarf

- 0,8–1 g/Tag werden bei normaler Mischkost problemlos gedeckt.
- Es besteht eher eine Tendenz zur Überversorgung (hoher Fleischverzehr) – zu viel Phosphor stört aber den Kalziumstoffwechsel.

Mangelerscheinungen sind nicht bekannt.

6.4 Die wichtigsten Spurenelemente

Spurenelemente sind Mineralstoffe, die in sehr geringen Mengen in tierischen und pflanzlichen Organismen vorkommen.

Spurenelemente

Essenzielle Spurenelemente	Toxische Spurenelemente
Eisen, Jod, Fluor, Kupfer, Kobalt, Molybdän, Mangan, Zink, Chrom, Selen Mangel verursacht bestimmte Stoffwechselstörungen und charakteristische Symptome (z. B. Anämie).	Dazu gehören vor allem Schwermetalle wie Blei, Cadmium, Quecksilber etc. Langfristig können schwere Vergiftungen hervorgerufen werden.

Toxische Spurenelemente sind keine normalen Bestandteile des Organismus und gelangen durch Umweltverschmutzung in unseren Körper.

Aufgrund ihrer weiten Verbreitung in der Luft, im Boden und im Trinkwasser nehmen wir sie regelmäßig auf.

Eisen (Fe)

Eisenlieferanten

Innereien (Leber), Fleisch und Fleischwaren, Gemüse (Spinat und Schwarzwurzeln), Kräuter, Hülsenfrüchte und Vollkornerzeugnisse (sehr geringe Resorption).

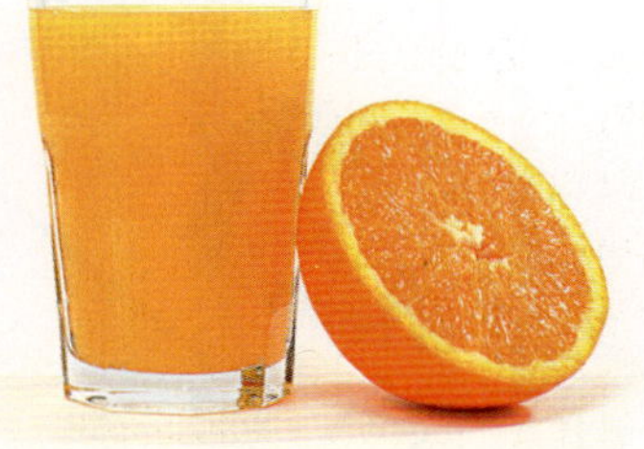

Mit Vitamin C, wie z. B. in Orangensaft, kann wesentlich mehr Eisen aus der Nahrung resorbiert werden

Resorption

- Eisen wird aus tierischen Produkten besser resorbiert als aus Pflanzen.
- Vitamin C fördert die Eisenresorption (durch ein Glas Orangensaft zum Essen wird die Resorption um das Vierfache erhöht).
- Gehemmt wird die Resorption durch Phytate (Vollkornprodukte), Kalzium und Tannin (schwarzer Tee).

Funktionen

- Aufbau des roten Blutfarbstoffes (Hämoglobin) und des Muskelfarbstoffes (Myoglobin).
- Als Bestandteil des Hämoglobins ist Eisen für den Transport von Sauerstoff im Blut zuständig.
- Bestandteil von Enzymen.

Bedarf

- Männer 10 mg/Tag.
- Frauen 15 mg/Tag.
- Erhöht bei Schwangeren und Stillenden (bis zu 25 mg), Säuglingen, Kindern, Jugendlichen und älteren Menschen.

Mangelerscheinungen

Verringerte Bildung des roten Blutfarbstoffes (Anämie), tritt bei Schwangeren, Stillenden oder bei Frauen während der Menstruation auf.

Jod (J)

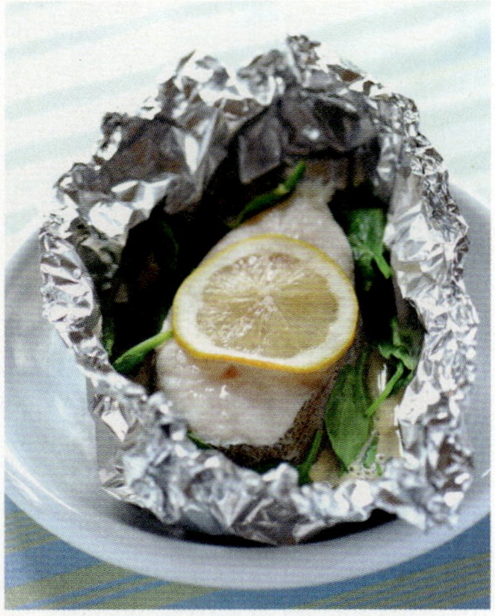

Seefische liefern reichlich Jod

Jodlieferanten

Seefisch und Seefischerzeugnisse, Krusten- und Schalentiere, jodiertes Speisesalz.

Funktion

Für den Aufbau des Schilddrüsenhormons.

Bedarf

- 0,18–0,2 mg/Tag.
- Bei uns ist die Versorgung aufgrund von jodiertem Kochsalz zufriedenstellend.

Mangelerscheinung

Vergrößerung der Schilddrüse, die schließlich zu Kropfbildung führt, vorwiegend in Gebirgsgegenden und küstenfernen Gebieten.

Fluor (F)

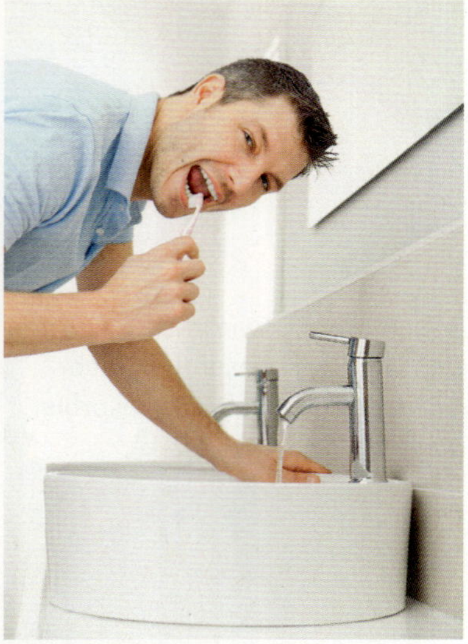

Mit einer fluorhältigen Zahnpaste kann die Bildung von zahnschmelzzerstörenden Säuren gehemmt werden

Fluorlieferanten

Schwarzer Tee, fluorhältiges Trinkwasser.

Bedarf

- 3–4 mg/Tag.
- Prophylaxe: Zahnpaste mit Fluor.

Funktionen

- Bestandteil von Knochen und Zähnen (Härtung des Zahnschmelzes).
- Hemmt die Bildung von zahnschmelzzerstörenden Säuren (Karies).

Kupfer (Cu)

Kupferlieferanten

Innereien, Fisch, Nüsse, Sonnenblumenkerne, Kakao, einige grüne Gemüsesorten.

Bedarf

- 1–1,5 mg/Tag.

Funktionen

- Aufbau von Hämoglobin.
- Bestandteil von Enzymen.

Mangelerscheinungen

Anämie, herabgesetzte Hautpigmentierung.

Kobalt (Co)

Kobaltlieferanten

Leber, Vollkornerzeugnisse, grüne Gemüse.

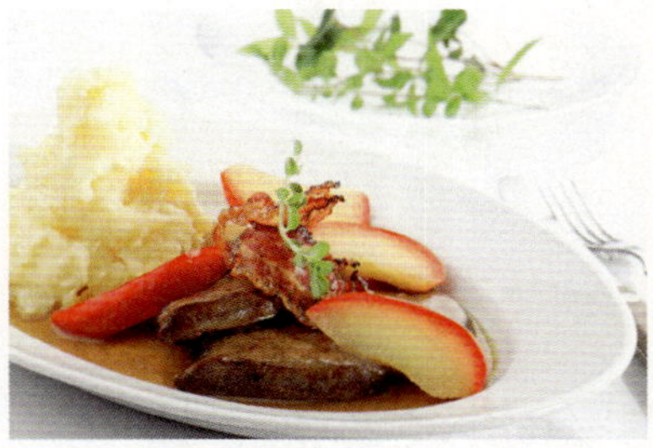
Leber liefert reichlich Kobalt

Bedarf

- Geschätzt 0,005 mg/Tag.

Funktionen

- Aktivieren verschiedener Enzyme.
- Bestandteil von Vitamin B_{12}.

Molybdän (Mo)

Molybdänlieferanten

Leber, Getreide, Fleisch, Milch und Milchprodukte, Hülsenfrüchte.

Der Molybdängehalt in Lebensmitteln ist vom Ackerboden und vom Viehfutter abhängig.

Bedarf

- Genauer Bedarf nicht bekannt.
- Mangelerscheinungen waren beim Menschen bisher nicht sicher zu definieren.

Funktion

Bestandteil von Enzymen.

Mangan (Mn)

Manganlieferanten

Getreideerzeugnisse, Hülsenfrüchte, Nüsse und schwarzer Tee.

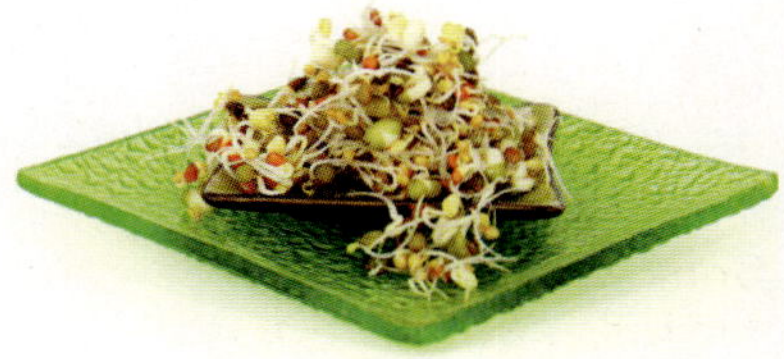

Bedarf

- 2,5–5 mg/Tag.
- Mangelerscheinungen wurden in seltenen Fällen beschrieben.

Funktion

Bestandteil und Aktivator von Enzymen.

Zink (Zn)

Zinklieferanten

Fleisch und Fleischwaren (besonders Innereien), Käse, Eier, Getreide, Hülsenfrüchte.

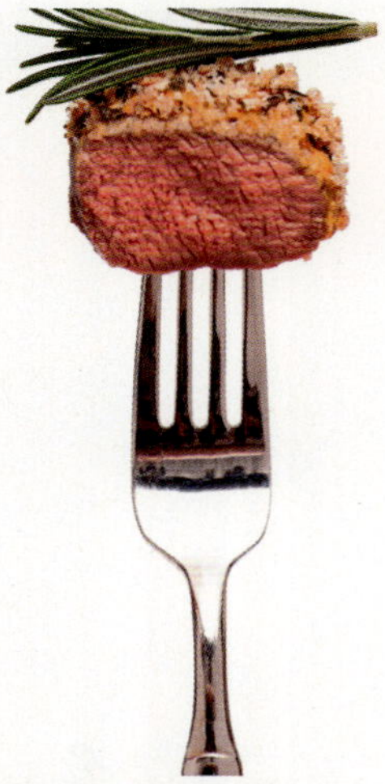

Fleisch liefert reichlich Zink

Bedarf

- 7–10 mg/Tag.

Funktionen

- Bestandteil und Aktivator von Enzymen.
- Wichtig für die Insulinsynthese und -speicherung sowie für das Immunsystem.

Mangelerscheinungen

Bei geringem Konsum von Fleisch und Molkereiprodukten (Vegetarier): Wachstumsstörung, Haarausfall, schlechte Wundheilung.

Chrom (Cr)

Chromlieferanten

Vollkornprodukte, Kartoffeln, Käse, Trockenfrüchte, Fleisch.

Bedarf

- 0,03–0,1 mg/Tag.

Funktion

Aufgabe im Kohlenhydratstoffwechsel.

Mangelerscheinungen

Sind bei gemischter Kost nicht zu erwarten.

Selen (Se)

Selenlieferanten

Fleisch, Fisch, Getreideerzeugnisse.

Der Selengehalt in Lebensmitteln ist vom Boden und vom Grundwasser abhängig.

Bedarf

- 0,03–0,07 mg/Tag.

Funktionen

- Bestandteil von Enzymen.
- Wirkung als wasserlösliches Antioxidans.

Mangelerscheinungen

Sind nicht bekannt. Eventuell Prophylaxe gegen Krebserkrankungen (wirkt als Antioxidans gegen freie Radikale).

Arbeitsaufgaben

1. Was sind Mineralstoffe?
2. Beschreiben Sie die Einteilung und Aufgaben der Mineralstoffe.
3. Welche Aufgaben haben die folgenden Mineralstoffe und in welchen Lebensmitteln kommen sie vor: Natrium, Kalium, Kalzium, Phosphor, Magnesium, Eisen?
4. Was fördert bzw. hemmt die Resorption von Kalzium?
5. Bei einer jungen Frau wurde ein Eisenmangel festgestellt. Was raten Sie ihr, um die Eisenresorption zu erhöhen?

7 Wasser

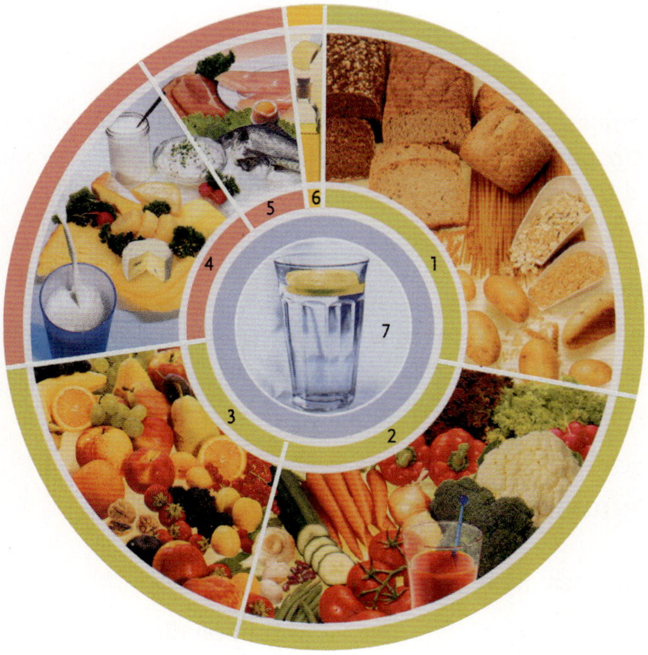

Finden Sie anhand des Ernährungskreises die wesentlichen Wasserlieferanten und kennzeichnen Sie diese.

Im lebenden Organismus ist Wasser der größte und wichtigste Bestandteil, obwohl es oftmals nicht als Nährstoff angesehen wird. Es gehört zu den energiefreien Nährstoffen.

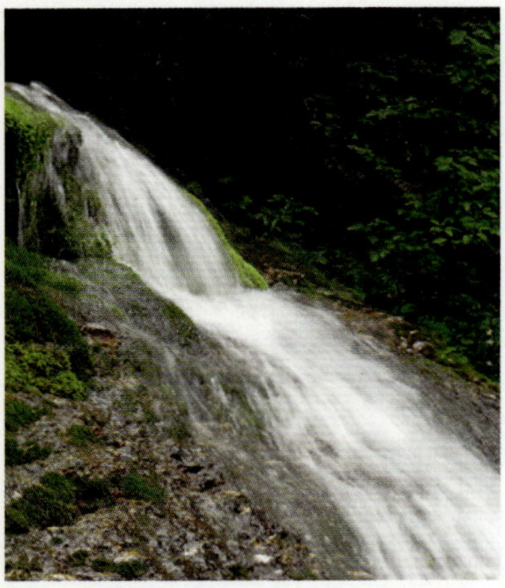

Ohne Wasser gibt es kein Leben

7.1 Verteilung des Wassers im Körper

Durchschnittliche Verteilung der Körperflüssigkeit bei einem Erwachsenen mit 70 kg Körpergewicht

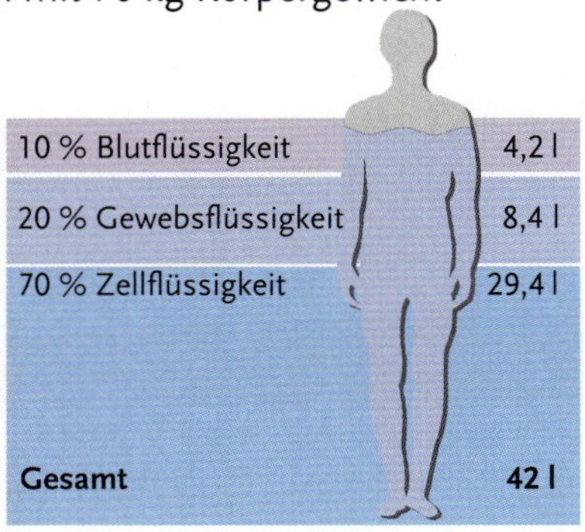

Transportwege des Wassers im menschlichen Körper

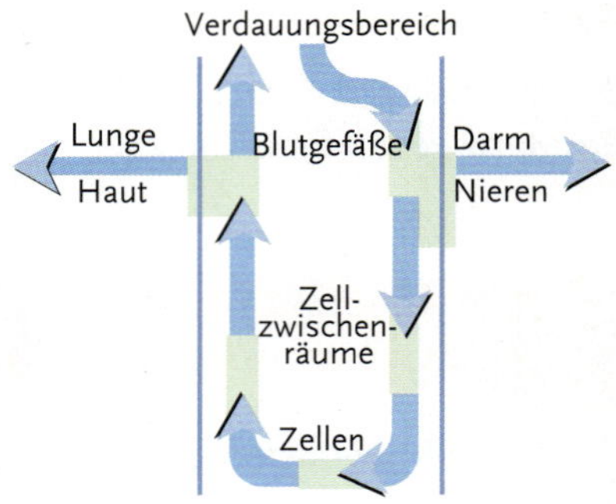

7.2 Aufgaben von Wasser

Baustoff

Erwachsene bestehen zu 55–70 %, Säuglinge zu 80 % aus Wasser. Der Wasseranteil hängt vom Anteil des Fettgewebes ab.

Lösungsmittel

Als Folge der Verdauung liegen die verwertbaren Nahrungsbestandteile gelöst vor. Nur so können sie durch die Darmwand ins Blut aufgenommen werden. Täglich werden ca. 10 l Verdauungssäfte in den Verdauungstrakt abgegeben und wieder ins Blut aufgenommen.

Transportmittel

Mit den Körperflüssigkeiten werden die Nähr- und Wirkstoffe sowie Sauerstoff zu den Zellen transportiert. Umgekehrt werden Stoffwechselendprodukte, Kohlenstoffdioxid und Harnstoff zu den Ausscheidungsorganen gebracht.

Wärmeregulator

Durch Verdunstung von Wasser wird Wärme verbraucht. Auf diese Weise wird die Körpertemperatur geregelt.

7.3 Wasserausscheidung

Mit dem Harn durch die Nieren

Eine Mindestharnmenge von 0,5 l pro Tag ist notwendig, um die Stoffwechselendprodukte und überschüssigen Mineralstoffe (besonders Natrium) auszuscheiden. Die Harnmenge ist abhängig von der Flüssigkeitszufuhr.

Mit dem Kot durch den Darm

Im Normalfall gering, bei Durchfall ist die Wassermenge im Stuhl jedoch stark erhöht.

Mit Ausdunstung und Schweiß durch die Haut

Abhängig von Temperatur und Luftfeuchtigkeit, steigt bei stärkerer Muskelarbeit an.

Mit der Atemluft als Wasserdampf durch die Lunge

Die Wassermenge steigt mit der Körpertemperatur (Fieber) und dem Atemvolumen und sinkt mit zunehmender Feuchtigkeit der eingeatmeten Luft.

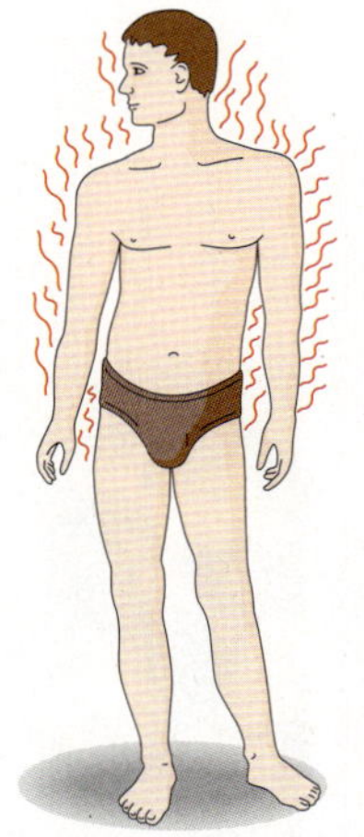

Verdunstung über die Haut (Schweiß) – das Kühlsystem unseres Körpers

7.4 Wasserbedarf

Hängt von der Wasserausscheidung des Körpers ab. Der gesunde Erwachsene sollte 2,5 l Wasser pro Tag aufnehmen. Säuglinge haben einen höheren Bedarf aufgrund des gesteigerten Stoffwechsels und der geringeren Harnkonzentrationsfähigkeit der Niere.

Wasserzufuhr pro kg Körpergewicht	
Säuglinge	180–120 ml
1- bis 3-jährige Kinder	125–115 ml
4- bis 6-jährige Kinder	110–100 ml
7- bis 9-jährige Kinder	100–90 ml
10- bis 12-jährige Kinder	85–70 ml
13- bis 14-jährige Jugendliche	60–50 ml
15- bis 18-jährige Jugendliche	50–40 ml
Erwachsene	45–20 ml

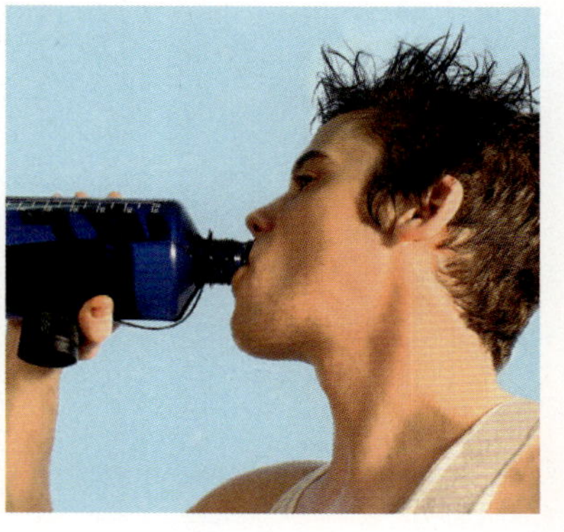

Ein gesteigerter Flüssigkeitsbedarf ist bei starkem Schwitzen (bis zu 10 l pro Tag), hohem Salzgehalt der Nahrung, Durchfall und starkem Erbrechen, Fieber sowie während der Stillzeit gegeben.

Wassermangel

Auf Wassermangel reagiert der Körper bedeutend empfindlicher und schneller als auf Hungern. Unter Umständen kann man wochenlang ohne Nahrung, aber nur wenige Tage ohne Wasser auskommen.

Wussten Sie, dass nach zwei bis vier Tagen ohne Wasserzufuhr die Nieren versagen können?

Wasserbilanz

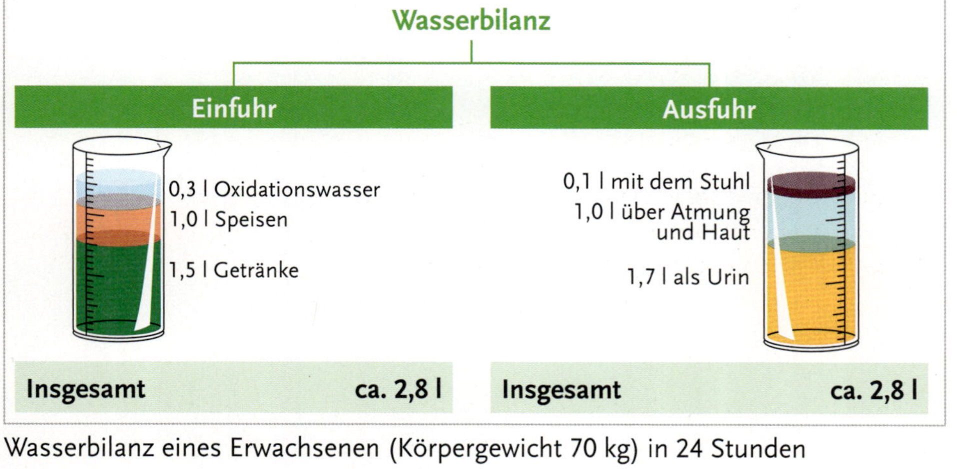

Wasserbilanz eines Erwachsenen (Körpergewicht 70 kg) in 24 Stunden

7.5 Wassergehalt in Nahrungsmitteln

Wasser ist Bestandteil fast aller Lebensmittel.

Lebensmittel	Wassergehalt	
Gurke		97 %
Pflanzen		bis 90 %
Milch		88 %
Apfel		86 %
Fleisch, fett		40 %
Fleisch, mager		70 %
Käse		50 %
Brot		38 %
Mehl, Kaffeebohnen		10 %
Zucker, reine Öle		wasserfrei

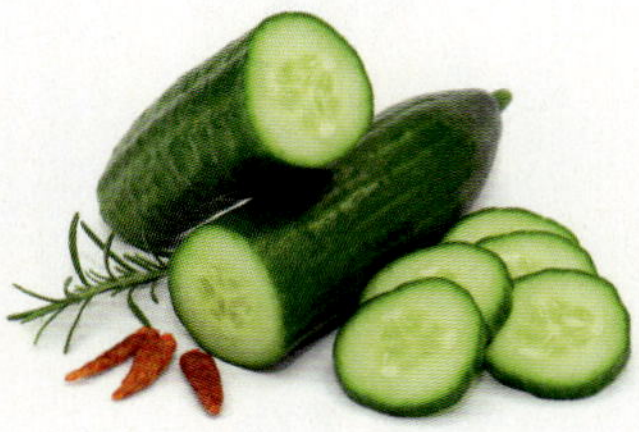

Gurken bestehen zum größten Teil aus Wasser

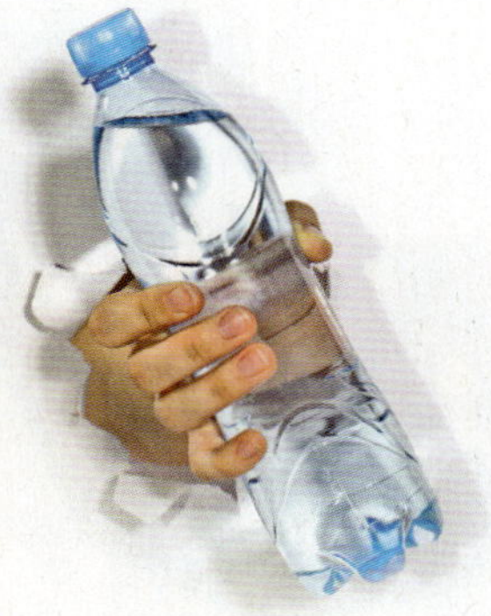

Wasser ist der beste Durstlöscher

Mindestens 1 1/2 l Trinkmenge – aber was?

- Trinkwasser
- Reichlich Mineralwasser oder schwach gesüßte Tees
- Verdünnte Obst- und Gemüsesäfte
- Kaffee und schwarzer Tee in Maßen
- Wenig Limonaden, Fruchtsaftgetränke, Fruchtnektare, Sirupe
- Alkohol ist ein Genussmittel – daher nur mäßiger Genuss!

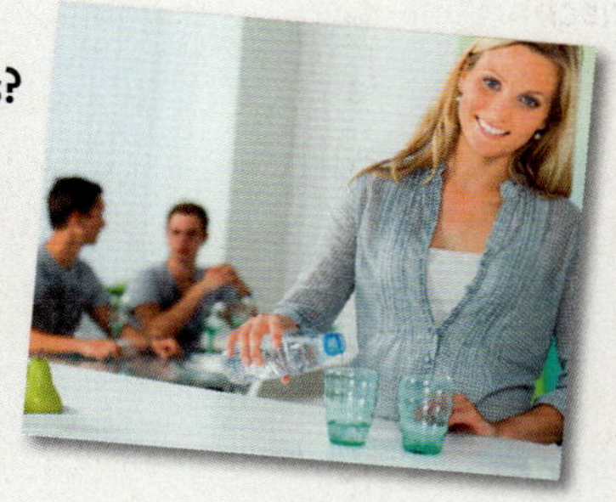

Ziele erreicht?

1. Welche Aufgaben erfüllt Wasser im Körper?
2. Durch welche Organe scheiden wir Wasser aus?
3. Wovon hängt der Wasserbedarf ab und wann ist er erhöht?
4. Wie hoch ist der tägliche durchschnittliche Bedarf an Getränken und wie sollte dieser gedeckt werden?
5. Warum kann Durchfall bei Kleinkindern lebensgefährlich werden?

Kostformen und Diätetik

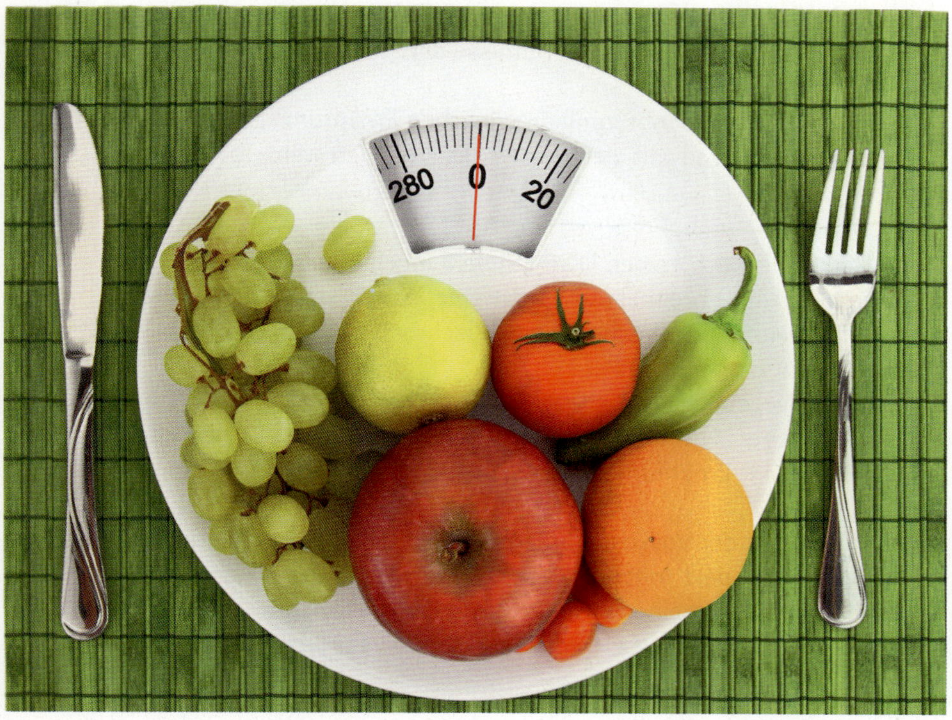

Das Wort Diät stammt vom griechischen „Diaita“ und bedeutet Ordnung, Lebensweise. Gemeint ist damit die Ordnung in der gesamten Lebensführung, im Speziellen die richtige Ernährung. Diätetik ist die Lehre von der therapeutisch zweckmäßigen Ernährung.

Meine Ziele

Nach Bearbeitung dieses Kapitels kann ich

- die einzelnen Kostformen nennen und kurz beschreiben;
- die Richtlinien zur Beurteilung des Ernährungszustandes eines Patienten anwenden;
- die unterschiedlichen Arten der enteralen Ernährungstherapie und ihre Einsatzmöglichkeiten erläutern.

Das **Rationalisierungsschema 2004** wurde vom Bundesverband Deutscher Ernährungsmediziner e.V. und anderen wissenschaftlichen Ernährungsinstitutionen erstellt. Es dient allen im ernährungsmedizinischen Bereich tätigen Personen als Orientierungsgrundlage für die Anwendung der Vollkost, der Leichten Vollkost und für Kostformen zur Therapie diverser Erkrankungen. Ausgehend von diesem Schema soll ein Diätkatalog an die Bedürfnisse der jeweiligen Institution angepasst werden.

1 Vollkost

Definition laut DGE: „Eine Vollkost ist eine Kost, die
1. den Bedarf an essenziellen Nährstoffen deckt,
2. in ihrem Energiegehalt den Energiebedarf berücksichtigt,
3. präventiv medizinische Erkenntnisse der Ernährungsforschung berücksichtigt,
4. in ihrer Zusammensetzung den üblichen Ernährungsgewohnheiten angepasst ist, soweit die Punkte 1 bis 3 tangiert werden."

DGE = Deutsche Gesellschaft für Ernährung.

Die Vollkost sollte sich an den DGE-Empfehlungen orientieren:
- Maximal zwei- bis dreimal pro Woche eine Fleisch- oder Wurstmahlzeit.
- Ein- bis zweimal pro Woche eine Seefischmahlzeit zur Erhöhung der Omega-3-Fettsäuren (siehe S. 31).
- Ansonsten vegetarische Kost bevorzugen.
- Auch die Regel „Nimm fünf am Tag" (siehe „Die zehn Regeln der Deutschen Gesellschaft für Ernährung, S. 19) sollte gewährleistet sein.

Bei der Definition der Vollkost wurde neben der präventiven Ausrichtung auch ein therapeutischer Aspekt mitberücksichtigt. Bei Einhaltung dieser Richtlinien ist es nicht mehr notwendig, eine eigene Kostform für die Ernährungstherapie bei Diabetes, arterieller Hypertonie, Ödemen, Dyslipoproteinämien und Hyperurikämie aufzustellen.

Hypertonie = Bluthochdruck.

Dyslipoproteinämien = gestörtes Verhältnis der Lipoproteinfraktionen im Blutserum, besonders das Missverhältnis von HDL zu LDL.

Hyperurikämie = Harnsäureerhöhung.

1.1 Energie-Nährstoff-Empfehlungen

gilt für durchschnittlichen Menschen mit 70–75 kg

Energie: 2 000 kcal.

Eiweiß: 15 Energie-%.

Kohlenhydrate: 55 Energie-%.
- Ballaststoffgehalt > 30 g/Tag.
- Komplexe Kohlenhydrate bevorzugen.

Fett: 30 Energie-%.
- Die Fettmenge sollte moderat sein (bis maximal 35 Energie-% bei regelmäßiger körperlicher Aktivität).
- Das Verhältnis der Fettsäuren sollte folgendermaßen aussehen:
  - < 10 % gesättigte Fettsäuren,
  - 10–15 % einfach ungesättigte Fettsäuren,
  - 7–10 % mehrfach ungesättigte Fettsäuren.
- Das optimale Verhältnis von Omega-6-Fettsäure zu Omega-3-Fettsäure beträgt 5 : 1.
- Reichlicher Einsatz von Ölen mit Omega-3-Fettsäure (Raps-, Lein-, Soja-, Walnussöl).
- Ein- bis zweimal pro Woche Seefisch.
- Cholesterin: < 300 mg pro Tag.

Mineralstoffe (Kalzium, Magnesium) und **Vitamine** ausreichend.

1.2 Alkohol

- Regelmäßiger Alkoholkonsum bedeutet ein Risiko für die Gesundheit, insbesondere für die Leber und weitere Organe.
- Die gesundheitlich verträgliche Menge, bei der die möglichen positiven Effekte die negativen noch überwiegen, lässt sich mit 20 g pro Tag für einen gesunden Mann und mit 10 g proTag für eine gesunde Frau angeben.
- Alkohol wirkt protektiv durch einen Anstieg des HDL-Cholesterins im Blut, durch verminderte Blutplättchenaggregation, eine Senkung des Fibrinogens und eine gesteigerte Fibrinolyse.
- Dennoch gilt Alkohol in der Krankenhausernährung als kontraindiziert.

Fibrinolyse = körpereigene Auflösung eines Blutgerinnsels (Thrombus) durch das Enzym Plasmin.

Schonkost

2 Leichte Vollkost (LVK)

Die Leichte Vollkost entspricht in ihrer Nährstoffrelation und Zusammensetzung der Vollkost. Es handelt sich um eine allgemeine Schonkost oder gastroenterologische Basisdiät. Sie ist eine vollwertige, fettarme, leicht verdauliche, blähungsarme, mild gewürzte Kost. Die Leichte Vollkost unterscheidet sich von der Vollkost nur durch Nichtverwendung von Lebensmitteln und Speisen sowie Zubereitungsarten, die bei mehr als fünf Prozent der Patienten Unverträglichkeiten auslösen.

Gastroenterologie = Wissenschaft von den Krankheiten des Magens und Darms.

2.1 Häufigkeit von Nahrungsmittelintoleranzen

Nahrungsmittelintoleranzen					
1	Hülsenfrüchte	30,1 %	15	Bohnenkaffee	12,5 %
2	Gurkensalat	28,6 %	16	Mayonnaise	11,8 %
3	Frittierte Speisen	22,4 %	17	Kartoffelsalat	11,4 %
4	Weißkraut, Rotkraut	20,2 %	18	Geräuchertes	10,7 %
5	Kohlensäurehältige Getränke	20,1 %	19	Speisen, heiß, kalt, sauer, scharf, salzig	7,7 %
6	Fette Speisen	17,2 %	20	Süßigkeiten	7,7 %
7	Paprikagemüse	16,8 %	21	Weißwein	7,6 %
8	Sauerkraut	15,8 %	22	Steinobst, roh	7,3 %
9	Backwaren, süß, fett	15,8 %	23	Nüsse	7,1 %
10	Zwiebeln	15,8 %	24	Schlagobers	6,8 %
11	Wirsing (Kohl)	15,6 %	25	Pilze (außer Champignons)	6,1 %
12	Pommes frites	15,3 %	26	Lauch	5,9 %
13	Eier, hart gekocht	14,7 %	27	Birnen	5,6 %
14	Brot, frisch	13,6 %	28	Vollkornbrot	4,8 %

2.2 Anforderungen an die Leichte Vollkost

- Die zehn Regeln der DGE (siehe S. 19) beachten.
- Leicht verdauliche und nicht blähende Speisen bevorzugen.
- Vollwertig, bezogen auf Nährstoffe, Wirkstoffe und Energie.
- Fette mit hohem Anteil an ungesättigten Fettsäuren und leicht verdauliche Fette (Butter) verwenden.
- Schmackhaft, aber mild würzen und Kräuter (Geschmack und Optik) verwenden.
- Entsprechende Zubereitung.
- Speisen und Getränke sollen nicht zu heiß und nicht zu kalt sein.
- Langsam essen und gut kauen, damit der Bissen eingespeichelt und angewärmt wird.
- Leichter Kaffee, wenig oder kein Alkohol und Getränke mit wenig Kohlensäure.
- Individuelle Unverträglichkeiten berücksichtigen.

Hinweise zur Zubereitung von Speisen
- Speisen frisch und fettarm herstellen.
- Fettarme Kochtechniken: Dünsten, Kochen, Dämpfen, Garen in Folie und im Römertopf.
- Fette nicht stark erhitzen (keine starken Röstprodukte).
- Speisen müssen durchgegart sein.

2.3 Indikation

Die vielen Schonkostformen für den Magen-Darm-Trakt sind in der Leichten Vollkost zusammengefasst.

Anwendung der Leichten Vollkost (bei Bedarf mit Änderungen)	
Magen	Ulcus ventriculi und duodeni, chronische Gastritis, Magenresektion
Leber	Akute und chronische Hepatitis, Leberzirrhose
Galle	Erkrankungen der Gallenwege
Bauchspeicheldrüse	Chronische Pankreatitis
Darm	Chronische Darmerkrankungen (nicht in der Akutphase)
Postoperativ	Im Magen-Darm-Trakt im Anschluss an den Kostaufbau
Empfehlenswert	Bei lang andauernden fieberhaften Erkrankungen, bei langer Liegedauer und bei unspezifischer Nahrungsmittelintoleranz

Deutsche Bezeichnungen reichen!

Ulcus ventriculi = Magengeschwür.

Ulcus duodeni = Zwölffingerdarmgeschwür.

Resektion = operative Entfernung krankhafter oder defekter Teile eines Organs oder Körperteils.

Pankreatitis = Entzündung der Bauchspeicheldrüse.

→ Endung -itis steht immer für eine Entzündung

3 Energiedefinierte Kostformen

Energie: Reduzierung auf 1 200–1 500 kcal/Tag.

Eiweiß: 15–20 Energie-%; davon > 50 g biologisch hochwertiges Eiweiß.

Kohlenhydrate: 50–55 Energie-%; bevorzugt ballaststoff- und wasserreiche Lebensmittel.

Fett: 25–30 Energie-%; davon 4,5 g Linolsäure.

Lebensmittel mit hoher Energiedichte einschränken.

Energiefreie Flüssigkeit: mindestens zwei Liter, besser drei Liter pro Tag.

⚠ Bei weniger als 1 000 kcal ist der Bedarf an bestimmten Nährstoffen nicht ausreichend gedeckt.

Energiedefinierte Kostformen können nur erfolgreich sein, wenn die betroffene Person bereit ist, langfristig ihren Lebensstil umzustellen, d. h. das Verhalten und die Ernährungsgewohnheiten ändert und die körperliche Aktivität steigert.

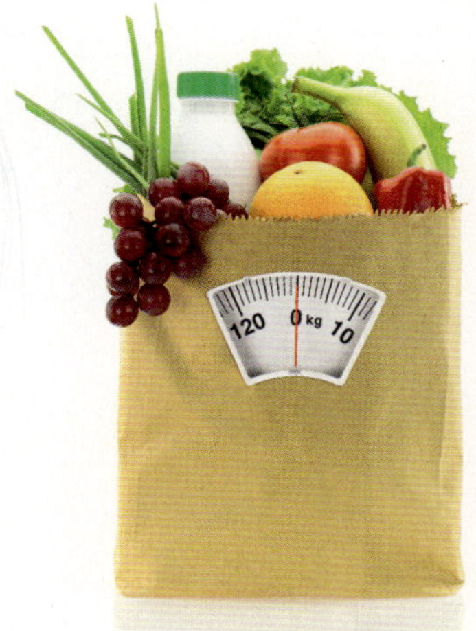

3.1 Besonderheiten in der Ernährung bei Diabetes mellitus

Die Basiskost unterscheidet sich in ihrer Zusammensetzung nicht von der Vollkost (siehe S. 66 f.) und erfüllt die Bedingungen der Ernährungstherapie bei Diabetes mellitus Typ 2 (siehe S. 116 ff).

Zusätzlich angezeigte Maßnahmen:
- Gewichtsreduktion bei Übergewicht; Ziel BMI < 25.
- Mäßiger Verzehr von Saccharose, aber in Form von festen Lebensmitteln („verpackte Form") und nicht in Getränken.
- Bei Nephropathie sollte die Eiweißzufuhr bei 0,6–0,8 g/kg Körpergewicht liegen.
- Alkohol nur zu einer Kohlenhydratmahlzeit (um eine Hypogefahr zu vermeiden).

Nephropathie = allgemeiner Ausdruck für Nierenerkrankungen.

Therapie nur mit Diät und Änderung des Lebensstils

Es reichen die Basisdiät und die vorher genannten zusätzlichen Maßnahmen.

Therapie mit Medikamenten

Bei Einnahme von hypoglykämisierenden Substanzen (Sulfonylharnstoffe, Insulin) sind die blutzuckersenkende Wirkung und die blutzuckererhöhenden Mahlzeiten zeitlich und mengenmäßig aufeinander abzustimmen.

Bei **konventioneller Insulintherapie** ist ein fixes Mahlzeitenschema dringend erforderlich, bei dem die Kohlenhydratmenge auf die Insulindosis abgestimmt ist.

Bei **intensivierter Insulintherapie** (ICT) kann der Betroffene die Lebensmittel und deren Menge frei wählen und ist auch zeitlich nicht gebunden. Die Energiezufuhr richtet sich nach dem individuellen Bedarf. Auch für diese Diabetiker ist die vorher definierte Vollkost die Basis.

Zwischenmahlzeiten sind nur bei Sulfonylharnstoffen und konventioneller Insulintherapie notwendig.

Energiefreie Süßstoffe können in Getränken verwendet werden. Fruktose und andere kalorienhältige Zuckeraustauschstoffe haben gegenüber der Saccharose keine entscheidenden Vorteile.

Viele Lebensmittel, die als „geeignet für Diabetiker" deklariert sind, haben einen hohen Fettgehalt und damit verbunden einen hohen Energiegehalt und sind deshalb nicht zu empfehlen.

In Deutschland dürfen seit Oktober 2012 Lebensmittel nicht mehr als spezielle Diabetiker-Lebensmittel produziert und mit dem Hinweis „Für Diabetiker geeignet" gekennzeichnet werden.

3.2 Besonderheiten in der Ernährung bei Dyslipoproteinämien

Die Basiskost unterscheidet sich in ihrer Zusammensetzung nicht von der Vollkost (siehe S. 66 f.) und erfüllt die Bedingungen für die Ernährungstherapie bei Dyslipoproteinämien.

Für Personen mit Hypertriglyceridämie, bei denen in 60–80 % eine Glukoseintoleranz vorliegt, gelten zusätzlich folgende Empfehlungen:

- Gewichtsreduktion bei Übergewicht; Ziel BMI < 25.
- Rasch resorbierbare Mono- bzw. Disaccharide, insbesondere Fruktose meiden.
- Weitgehend Alkohol vermeiden.

3.3 Besonderheiten in der Ernährung bei Hyperurikämie

Die Basiskost unterscheidet sich in ihrer Zusammensetzung nicht von der Vollkost und erfüllt die Bedingungen der Ernährungstherapie bei Hyperurikämie und Gicht (siehe S. 126 f.).

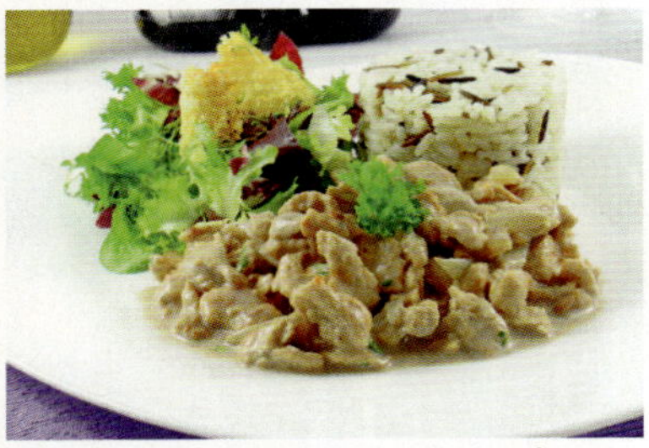

Maßvolle Portionen von Fisch oder Fleisch (1/4 Fleisch, 1/3 Beilagen, der Rest Gemüse und Salat)

Weitere empfehlenswerte Maßnahmen:

- Gewichtsreduktion bei Übergewicht; Ziel BMI < 25, jedoch keine Fastenkuren.
- Maßvolle Portionsgrößen von Fleisch oder Fleischwaren oder Fisch (ca. 150 g).
- Innereien und die Haut tierischer Lebensmittel meiden.
- Bestimmte Gemüse (z. B. Hülsenfrüchte) sind relativ purinreich – deshalb nur anstelle von Fleisch einsetzen.
- Purinarme bzw. purinfreie Eiweißquellen wie Milch, magere Milchprodukte und Eier (max. 3 Stück pro Woche) bevorzugen.
- Kochen ist günstiger als Braten.
- Mindestens 2 l Flüssigkeit pro Tag.
- Die beste Vorbeugung ist das Vermeiden von Exzessen, üppigen Festmahlen und extremen Fastenkuren.
- Alkohol weitgehend vermeiden.

Hepatisch = die Leber betreffend.

Alkohol hemmt die Harnsäureausscheidung und steigert die hepatische Harnsäurebildung. Ausschlaggebend ist der Alkoholgehalt. Bier, insbesondere Weizenbier und alkoholfreies Bier, enthält zusätzlich Purine. **Maximale Menge: ein alkoholisches Getränk pro Tag.**

3.4 Besonderheiten in der Ernährung bei Bluthochdruck und Ödemen

Die Basiskost unterscheidet sich in ihrer Zusammensetzung nicht von der Vollkost (siehe S. 66 f.) und erfüllt die Bedingungen der Ernährungstherapie bei arterieller Hypertonie und Ödemen.

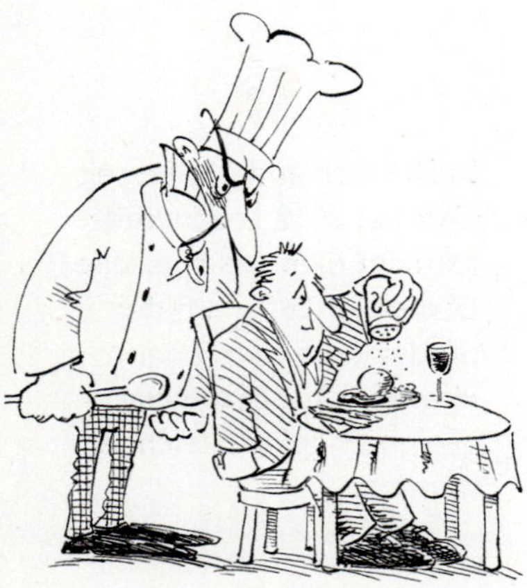

Eine Schmähung für den Koch einerseits, eine schlechte Angewohnheit andererseits: der Griff zum Salzstreuer, bevor man noch gekostet hat

Weitere empfehlenswerte Maßnahmen:

- Gewichtsreduktion bei Übergewicht; Ziel BMI < 25.
- Frische, wenig verarbeitete Lebensmittel bevorzugen – diese sind natriumarm.
- Kein Nachsalzen bei Tisch; salzhältige Fertiggerichte, gepökelte Fleischwaren und Räucherwaren meiden.
- Bei normaler Kaliumzufuhr (2 000–4 000 mg/Tag) und ohne Hinweis auf einen Mangel (Thiazidbehandlung) ist keine zusätzliche Supplementation erforderlich.
- Weitestgehend Alkohol vermeiden.

4 Proteindefinierte Kostformen

Die Ziele dieser Kostformen sind die Prävention oder die Therapie urämischer Symptome, das Verzögern des Fortschreitens akuter oder chronischer Niereninsuffizienzen sowie die Therapie chronischer Lebererkrankungen.

Bei diesen Kostformen sind mehrere Energiestufen, die Anpassung an Diabeteskost und die Kombination mit kaliumarmer Kost möglich.

Urämie = Harnvergiftung des Organismus, wenn die mit dem Harn auszuscheidenden Stoffwechselschlacken, wie z. B. bei Nierenversagen, zurückgehalten werden.

4.1 Niere

Die Eiweißzufuhr hängt vom jeweiligen Grad der Nierenfunktionsstörung ab.

Wichtig:
- Ausreichender Gehalt an essenziellen Aminosäuren.
- Ausreichende Energiebedarfsdeckung.
- Sicherstellen der Versorgung mit wasserlöslichen Vitaminen, Kalzium, Eisen und anderen Mikronährstoffen durch gezielte Substitution.

Personen, die zwei- bis dreimal pro Woche hämodialysiert werden:
- **Eiweiß:** 1–1,2 g/kg Körpergewicht.
- **Natrium:** eine der Vollkost entsprechende Zufuhr – in Ausnahmefällen Reduktion auf 1,2 g Na/Tag.
- **Phosphat:** < 800 mg.
- **Kalium:** 1,6 g/Tag.
- **Trinkmenge:** Restdiurese + 500 ml/Tag (Flüssigkeitsgehalt von Obst und Gemüse ist anzurechnen).
- Sicherstellen der Versorgung mit **wasserlöslichen Vitaminen** und anderen **Mikronährstoffen** durch gezielte Substitution.

Bei chronischer Peritonealdialyse:
- **Eiweißzufuhr:** 1,2–1,5 g/Tag.
- **Phosphat:** < 800 mg.
- **Flüssigkeit:** Restharn + 800 ml.
- Sicherstellen der Versorgung mit **wasserlöslichen Vitaminen** und anderen **Mikronährstoffen** durch gezielte Substitution.

Der Phosphatgehalt korreliert immer eng mit der Proteinzufuhr. Ist eine Beschränkung notwendig, müssen phosphatarme Lebensmittel verwendet werden. Eine weitere Möglichkeit ist der Einsatz von Phosphatbindern; dabei ist es wichtig, dass diese einerseits zusammen mit der phosphathältigen Mahlzeit und andererseits weitere Medikamente nicht zur gleichen Zeit eingenommen werden.

4.2 Leber

Kennzeichen einer fortgeschrittenen chronischen Lebererkrankung sind
- ein unökonomischer Stoffwechsel mit erhöhtem Energieverbrauch,
- ein gesteigerter Eiweißstoffwechsel und
- eine vermehrte Fettverbrennung bei eingeschränkter hepatischer Glukoseproduktion und reduziertem peripherem Glukoseverbrauch (Insulinresistenz).

Ziele der Ernährungstherapie

- Prophylaxe und Behandlung der Protein-Kalorien-Malnutrition durch ausreichende Versorgung mit Energie und Eiweiß.
- Bei proteinintoleranten Patienten Eiweißreduktion für max. zwei Tage auf 0,5 g kg Körpergewicht, Supplementierung mit verzweigtkettigen Aminosäuren (VKAS).
- Keine Kohlenhydrat- und Fetteinschränkung (außer Cholestase).
- Normale Nährwertrelation (wie bei Vollkost, siehe S. 66 f.).

Cholestase = Störung der Gallenbildung in der Leber oder des Gallenabflusses durch Gallengänge.

- Häufige Nahrungsaufnahme und kohlenhydratreiche Spätmahlzeit.
- Stuhlregulation durch wasserlösliche Ballaststoffe und Laktulose (PSE-Prophylaxe).
- Bei Aszites Na-Restriktion (1 200 mg/Tag) und nur bei Vorliegen einer Verdünnungshyponatriämie eine zusätzliche Flüssigkeitsrestriktion (750–1 000 ml/Tag).

Bei der eiweißreduzierten Kost ist der Bedarf an einigen Nährstoffen nicht gedeckt, besonders Kalzium, Eisen und wasserlösliche Vitamine müssen substituiert werden. Bei Leberpatienten mit Komplikationen (Aszites, Mangelernährung, Enzephalopathie) wird die Supplementierung von Vitaminen und Spurenelementen empfohlen.

Grundsätzlich ist die orale Versorgung der parenteralen vorzuziehen (parenterale Ernährung nur, wenn eine enterale nicht möglich oder praktikabel ist).

Rationalisierungsschema für eiweißdefinierte Kostformen

Indikation	Kcal/kg KG/Tag	Eiweiß/kg Körpergewicht/Tag
Niereninsuffizienz	25–35	0,6–0,8 g
Nephrotisches Syndrom	25–35	0,8–1 g
Hämodialyse	25–35	1,0–1,2 g
Peritonealdialyse	25–35	1,2–1,5 g
Fettleber	25	1,2 g
Alkoholhepatitis	30–40	1,2–1,5 g
Kompensierte Zirrhose	25–35	1,0–1,2 g
Komplikationen Malnutrition	35	1,5 g
Enzephalopathie I–II	25–35	1,2 g
Enzephalopathie III–IV	25–35	initial 0,5 g, dann 1,0–1,2 g

Laktulose = Disaccharid aus Galaktose und Fruktose.

PSE = Portosystemische Enzephalopathie; meist reversible Komplikation der Leberzirrhose infolge einer Retention beispielsweise von Ammoniak im Blut.

Enzephalopathie = Überbegriff für hirnorganische Schädigungen. Darunter fallen sowohl toxisch bedingte als auch gefäßbedingte sowie alle anderen organischen Schädigungen.

Nephrotisches Syndrom = Sammelbegriff für mehrere Symptome, die bei verschiedenen Erkrankungen des Glomerulus (Nierenkörperchens) auftreten. Es ist gekennzeichnet durch Proteinurie mit einem Proteinverlust von über 3,5 g am Tag, Ödeme, Hypalbuminämie und Hyperlipoproteinämie.

5 Sonderdiäten

Unter den Sonderdiäten sind gastroenterologische Diäten, Diäten bei speziellen Systemerkrankungen, seltene Diäten und diagnostische Diäten zusammengefasst.

5.1 Gastroenterologische Diäten

Die früher verordneten unterschiedlichen Varianten der Schonkost sind heute überholt. Bei der Mehrzahl der gastroenterologischen Erkrankungen wird heute mit Leichter Vollkost ernährt. In spezifischen Fällen können keine allgemein gültigen Richtlinien formuliert werden. Hier muss aufgrund der teilweise komplexen Umstellung eine qualifizierte Ernährungsberatung stattfinden.

Definition/Maßnahme	Indikationsbeispiele
Diät bei Malassimilation	Exokrine Pankreasinsuffizienz, Gastrektomie, Kurzdarmsyndrom (siehe S. 95 f.), chologene Diarrhö
Kostaufbau bei gastroenterologischen Erkrankungen	Akute Pankreatitis, Post-OP ...

Malassimilation = gestörte Verdauung und/oder Aufnahme.

Exokrine Pankreasinsuffizienz = ungenügende Ausscheidung von Verdauungsenzymen durch die Bauchspeicheldrüse.

Gastrektomie = operative Entfernung des ganzen Magens.

Glutenfrei	Zöliakie (Dauerbehandlung)
Ballaststoffreich	Obstipation, Kolondivertikulose
Ballaststoffreduziert	Stenosen im Intestinaltrakt
Zuckerreduziert, mehrere kleine Mahlzeiten	Dumping-Syndrom
Laktosefrei bzw. laktosereduziert	Milchzuckerunverträglichkeit
Weitgehender Ersatz von LCT durch MCT (vgl. S. 30)	Intestinales Eiweißverlustsyndrom, Lymphabflussstörungen
Nährstoffdefinierte Formeldiäten	Chronisch entzündliche Darmerkrankungen
Konsistenzdefinierte Kostformen	Kau- und Schluckstörungen, zum Teil bei Chemo- und Strahlentherapie, bei Gebissproblemen

Zöliakie (Gluteninduzierte Enteropathie) = Erkrankung der Dünndarmschleimhaut aufgrund einer Unverträglichkeit des in vielen Getreidearten vorkommenden Kleberproteins Gluten; siehe auch S. 90 ff.

Kolondivertikulose = sackförmige Ausstülpungen der Dickdarmwand.

5.2 Diäten bei speziellen Systemerkrankungen

Dazu zählen Diäten bei rheumatischen Gelenkserkrankungen und Osteoporose (siehe S. 144 f.).

5.3 Seltene Diätformen

Diese Diätformen haben z. B. einen definierten Gehalt an Aminosäuren (PKU, Homozysteinurie ...) oder sind galaktosefrei, fruktosereduziert, sorbitfrei, keimreduziert, eisenarm, kupferarm, kalziumarm, histaminarm etc.

PKU = Phenylketonurie (siehe S. 142).

Sie finden bei Phenylketonurie (siehe S. 142), bei histaminempfindlichen Personen oder bei Fruktosemalabsorption (siehe S. 93 f.) Anwendung.

5.4 Diagnostische Diätformen

Beispiele dafür sind Allergensuchdiäten, eine kalziumarme Diät zur Kalziumbilanzanalyse oder eine kollagenfreie Diät.

6 Ergänzungen zu den Sonderdiäten

6.1 Prä-/Peri-/Postoperative Ernährung

Präoperative Ernährung

Patienten sollten nur operiert werden, wenn sie in einem guten Ernährungszustand sind. Ist dies nicht der Fall, sind Mängel vorher durch eine kalorien- und eiweißreiche Kost auszugleichen.

Colitis ulcerosa = chronische Dickdarmentzündung.

Refeeding-Syndrom = lebensbedrohlicher Zustand, der bei mangelernährten Patienten nach Wiederbeginn einer adäquaten Nährstoffzufuhr entstehen kann. Das Refeeding-Syndrom wird dabei sowohl durch einen oralen Kostaufbau als auch durch eine enterale oder parenterale Nährstoffzufuhr ausgelöst.

Muskelverlust führt zur Schwächung der Skelett-, Interkostal- und Zwerchfellmuskulatur und erschwert die Atemfunktion und Mobilisierung des Patienten. Fehlende Nahrungszufuhr muss durch enterale Trink- und Sondennahrung bzw. parenterale Ernährung ausgeglichen werden.

Immunonutrition
Ernährung mit immunmodulierenden Substraten (enteral/parenteral):

- Aminosäuren (Glutamin, Arginin)
- Omega-3-Fettsäuren
- Ribonukleotide
- Spurenelemente (Zink, Selen)

Ursachen für einen schlechten präoperativen Ernährungszustand

- Verminderte Nahrungsaufnahme wegen Inappetenz.
- Schmerzen oder Passagehindernisse im Intestinaltrakt.
- Unzureichende Nährstoffausnutzung (Morbus Crohn, chronische Pankreatitis ...).
- Vermehrter intestinaler Protein- und Elektrolytverlust bei Colitis ulcerosa oder zerfallenden Karzinomen.
- Häufige Nüchternphasen zur Diagnosestellung.

Ziele der präoperativen Ernährung

- Aufrechterhaltung eines guten Ernährungszustandes.
- Vermeidung von Hungerstoffwechsel/Insulinresistenz.
- Verbesserung einer Malnutrition.
- Verbesserung der Immunkompetenz des Patienten.
- Steigerung der Lebensqualität.

Postoperative Komplikationen wie Anastomoseninsuffizienz und verzögerte Wundheilung sind umso höher, je ungenügender die Deckung des Proteinbedarfs ist. Die Dosierung von Nährstoffen nach Traumen und operativen Eingriffen hängt von der Stoffwechsellage des Patienten ab (kurzfristig hypokalorische Ernährung besser als hyperkalorische → verhindert Refeeding-Syndrom).

Richtlinien zur Beurteilung des Ernährungszustandes

Gut ernährt	Hochgradig mangelernährt
■ Kein Abbau von Muskulatur ■ Kein oder nur ein minimaler Verlust von subkutanem Fettgewebe ■ Nahrungsaufnahme ausreichend ■ Ungewollte Gewichtsabnahme unter 2 % in den letzten drei Monaten	■ Verlust von Muskelmasse ■ Hochgradiger Verlust von subkutanem Fettgewebe ■ Unzureichende Nahrungsaufnahme länger als fünf Wochen ■ Körperliche Leistung stark reduziert, meist bettlägrig ■ Ungewollter Gewichtsverlust von mehr als 10 % in den letzten drei Monaten

Erhebung des Ernährungsstatus des Patienten

AKE-Screening für Mangelernährungsrisiko (AKE = Arbeitsgemeinschaft für klinische Ernährung)

A

IA Ungewollter Gewichtsverlust während der letzten 3 Monate?

Gewicht vor 3 Monaten: .... kg
Aktuelles Gewicht: siehe oben

0 = keiner
1 = Patient weiß es nicht
2 = Verlust von 5 bis 10 % des Ausgangsgewichts oder größerer Gewichtsverlust liegt länger als 3 Monate oder bis zu 1 Jahr zurück
3 = mehr als 10 % des Ausgangsgewichts

Punkte

IIA Body-Mass-Index (BMI; in kg/m²)

Für Patienten unter 75 Jahren:	**Für Patienten ab 75 Jahren:**
0 = BMI < 20	0 = BMI < 22
1 = BMI 18–20	1 = BMI 20–22
3 = BMI >18	3 = BMI > 20

Punkte

IIIA Kam es in den letzten Monaten aufgrund von Appetitverlust, Kau-/Schluckbeschwerden oder Übelkeit zu einem Rückgang der Nahrungsaufnahme?

0 = kein Rückgang der Nahrungsaufnahme
1 = mäßiger Rückgang der Nahrungsaufnahme
2 = erheblicher Rückgang der Nahrungsaufnahme

Punkte
Summe A

Ergebnis A: 0–2: normal, zurzeit kein Risiko   > 2: mögliche Mangelernährung → weitere Abklärung notwendig ↓ B

B

IB Grunderkrankung bzw. voraussichtliche Nahrungskarenz (Energiezufuhr von weniger als 500 kcal/Tag)

0 = nicht akute, chronische Erkrankungen ohne Beteiligung des Gastrointestinaltraktes und der inneren Organe
1 = entzündliche Darmerkrankungen, andere gastrointestinale Erkrankungen, stabile maligne Erkrankungen, COPD, Schlaganfall, Nierenversagen, Herzinsuffizienz bzw. Nahrungskarenz von bis zu 3 Tagen
2 = progressive maligne Erkrankungen, schwere Dyphagie oder Pankreatitis bzw. Nahrungskarenz von über 4 oder mehr Tagen

Punkte

IIB Zusätzliche Stressfaktoren?

0 = infektionsfrei, keine Dekubitalulcera, leichter chirurgischer Eingriff
1 = Chemo-/Radiotherapie, mittelgradige oder leichte Infektion, Wundheilungsstörung, Dekubitalulcera (Stadium 1–3), mittelschwerer chirurgischer Eingriff
2 = schwere Infektion/Sepsis, ausgeprägte Dekubitalulcera (Stadium 4), schwerer chirurgischer Eingriff

Punkte
Summe B

Ergebnis Summe A + B: 3–5: mögliche Mangelernährung, Kontrolle des Ernährungszustandes in 1 Woche
≥ 6: Mangelernährung → Indikation zu einer adäquaten Ernährungstherapie

Präoperative Nahrungskarenz

Wegen der Aspirationsgefahr waren bis vor kurzem Nüchternphasen von vier bis sechs Stunden üblich. Mittlerweile sind bei elektiven Eingriffen ein leichtes Frühstück (Weißbrot + Gelee + Tee) sechs Stunden vor dem Eingriff und definierte klare Flüssigkeiten bis zwei Stunden vor der Operation nach Absprache mit dem Operateur und der Anästhesie möglich.

Vorteile:

- Verringertes Durstgefühl.
- Weniger Mundtrockenheit.
- Weniger Hunger.
- Die Kohlenhydratspeicher werden geschont.
- Präoperative Angstgefühle werden vermindert.

Dysphagie = Schluckbeschwerden.

Aspiration = Eindringen von Flüssigkeiten und festen Stoffen in die Luftröhre oder Lunge.

Klare Flüssigkeiten
Tee mit Zucker, Kaffee ohne Milch/Obers, Mineralwasser, Apfelsaft (eventuell fruchtfleischloser Orangensaft), kohlenhydratreiche Trinknahrung.

Postoperative Ernährung

Oraler Kostaufbau je nach ärztlicher Anordnung – lange Karenzzeiten nach Operationen werden diskutiert.

6.2 Allgemeiner Kostaufbau – Kurzfassung

- Tee.
- Fettarme Suppe.
- Gastroenterologische Breikost.
- Leichte Vollkost.

6.3 Fast Track Surgery (multimodale Rehabilitation)

Im Rahmen der Fast Track Surgery wird versucht, so rasch wie möglich die gewohnten Lebensumstände des Patienten wiederherzustellen.

Fast Track Surgery = englisch, singgemäß „Schnellspur"-Chirurgie.

Dabei werden traditionelle Maßnahmen überdacht und zunehmend in Frage gestellt. Untersuchungen haben gezeigt, dass pathophysiologische Veränderungen im Rahmen des operativen Traumas (postoperative Insulinresistenz, körperliche Abgeschlagenheit und Müdigkeit sowie Erschlaffung des Darmes) durch Maßnahmen im Rahmen der Fast Track Chirurgie positiv beeinflusst werden können.

Ileus = Darmverschluss.

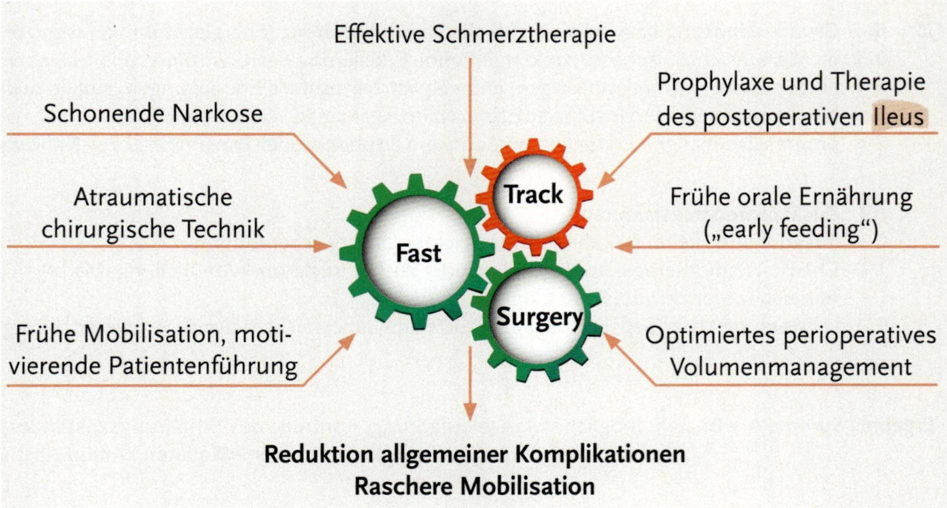

6.4 Early Feeding

Early-Feeding-Schema an der chirurgischen Abteilung des Landeskrankenhauses St. Pölten

NDD = nährstoffdefinierte Formeldiäten.

AS = Aminosäurenmischung.

	Parenteral	Enteral	Flussrate
OP-Tag	Flüssigkeit + Elektrolyte 1 000 ml 5 % Glukose	ab 18 Uhr 60 ml NDD	10 ml/Std.
OP 1	Flüssigkeit + Elektrolyte 1 000 ml 5 % Glukose 500 ml 10 % AS	250 ml NDD	20 ml/Std.
OP 2	Flüssigkeit + Elektrolyte 1 000 ml 5 % Glukose	500 ml NDD	40 ml/Std.
OP 3	Flüssigkeit + Elektrolyte 1 000 ml 5 % Glukose	750 ml NDD	60 ml/Std.
OP 4		1 000 ml NDD	80 ml/Std.
OP 5		Chirurgischer Aufbau I 400 ml Supplement	
OP 6		Chirurgischer Aufbau II	
OP 9		Jeweilige Kost	

6.5 Beispiele für prä- und postoperative Ernährung

Totale Gastrektomie mit Ersatzmagen

Präoperativ

Kachexie = Auszehrung, Kräfteverfall, schlechter Ernährungszustand; vor allem bei Krebs.

- Bei Kachexie zusätzlich über mehrere Tage immunstimulierende oder hochkalorische Zusatznahrung (Ziel ist ein guter Ernährungszustand).
- Abends nur mehr Tee, bis zwei Stunden vor der Operation kohlenhydrathältige klare Flüssigkeiten (z. B. gezuckerter Tee, Obstsaft ohne Fruchtfleisch, Kohlenhydrat-Zusatznahrung).

Postoperativ

Anfangs: Parenterale und enterale Ernährung (siehe Early Feeding).
1.–7. Tag: Nahrungskarenz, bis Magensonde entfernt wird – individuelle Lockerung nach Anordnung des Arztes.
7. Tag: Orale Gastrografin-Passage, wenn ohne Befund, abends Tee.
8. Tag: Tee, Suppe.
9. Tag: Kostaufbau, mindestens acht kleine Mahlzeiten.
12. Tag: Leichte Vollkost – viele kleine Mahlzeiten müssen beibehalten werden.

Gastrografin-Passage = Kontrastmitteluntersuchung auf Anastomoseninsuffizienz.

Mögliche Funktionsstörungen:
- Dumping-Syndrom: keine oder nur sehr kleine Mengen an Süßspeisen.
- Laktoseintoleranz: keine laktosereichen Lebensmittel (siehe auch S. 93).

Dünndarm- oder Dickdarmteilresektion – konventionelle Ernährungstherapie

Präoperativ

Bei Kachexie zusätzlich über mehrere Tage immunstimulierende oder hochkalorische ballaststofffreie Zusatznahrung (Ziel ist ein guter Ernährungszustand).

Abends nur mehr Tee, bis zwei Stunden vor der Operation kohlenhydrathältige klare Flüssigkeiten (z. B. gezuckerter Tee, Obstsaft ohne Fruchtfleisch, Kohlenhydrat-Zusatznahrung).

- Bei akuten Operationen, wie z. B. bei mechanischem Ileus, Perforation, Stenose, ist es günstiger, wenn der zu operierende Darmabschnitt vorbereitet, also gereinigt werden kann → komplikationsfreier postoperativer Verlauf.
- Präoperative Möglichkeiten der Vorbereitung sind:
  - hochmolekulare ballaststofffreie Formeldiät und Tee,
  - Phosphatlösung (Abführmittel),
  - Einlauf.

Postoperativ

Parenteral und 12–18 Stunden nach der Operation Early Feeding.
Oral: Eventuell Tee neben Magensonde (Gastrostomie).
2. Tag: Eventuell weiter schluckweise Tee.
3. Tag: Wenn Stuhlgang – Magensonde entfernen (unter 300 ml Förderung über 24 Stunden), Gastrostomie eventuell klemmen, Tee, löffelweise fettarme, klare Suppe.
4. Tag: Wenn Magensonde entfernt, Gastrostomie geklemmt – Aufbaukost (Püree, passiertes, ballaststoffarmes Gemüse).
5. Tag: Breikost mit Haschee.
8. Tag: Leichte Vollkost.

Energie- und eiweißreiche Zusatznahrungen bei Bedarf ab dem vierten postoperativen Tag.

Kolonchirurgie mit Fast Track Surgery – Konzept Charité Berlin 2003

OP-Tag: Ab zwei Stunden nach der Operation Tee.
Zwei Portionen Joghurt.
Trinkmenge > 1 500 ml.
1. Tag: Leichte Vollkost.
Trinkmenge > 1 500 ml.

7 Konsistenzdefinierte Kostformen

Flüssige Kost und Breikost sind keine speziellen Diäten, sondern Ernährungsformen, die Symptomen angepasst sind und meist nur vorübergehend verordnet werden.

Nachteile

- Wegfall mechanischer Reinigung von Zähnen und Mundhöhle.
- Ballaststoffarm, häufig Obstipation.
- Hemmt den Appetit.
- Energie- und Nährstoffgehalt wird kaum gedeckt.
- Zusätzlich Trink- oder Zusatznahrung, enterale, evtl. parenterale Ernährung notwendig.

Dysphagie = Schluckbeschwerden.

Indikationen	Kostformen
Geriatrischer Patient: ■ mit Schluckschwierigkeiten ■ mit Zahnfleischerkrankungen ■ ohne bzw. mit schlechtem Zahnersatz ■ mit Kaustörungen	**Langzeitbreikost** (LB) ■ Weiche bis breiige Speisen – ohne Rücksicht auf eine Diät ■ Alles, was gemixt werden kann
Kieferverletzung durch Unfall oder Kieferoperation	Anfangs **strohhalmfähige Langzeitbreikost,** solange der Patient Nahrung mit Trinkhalm aufnehmen muss, anschließend Langzeitbreikost
Schlaganfallpatient mit Dysphagie	**Kost bei Schluckstörung** (PÜ) ■ Alle Speisen fein püriert, teilweise passiert und eingedickt ■ Breiig-cremige, homogene Konsistenz
Nach Operationen bei Zungen-, Speiseröhren- oder Kehlkopfkarzinomen (nach Bestrahlungen)	■ Keine klebrigen Speisen ■ Häufig individuelle/intensivierte Ernährungstherapie notwendig
Akute Erkrankungen im Mund- und Rachenraum (Operationen, Entzündungen, Reizungen)	**Breiige bis weiche Kost** (evtl. Kleinkinderkost) ■ Säurearm: ohne Zitrusfrüchte, Bananen, Kiwis, Fruchtsäfte, Tomaten, Früchtetee, Essig etc. ■ Mild gewürzt, wenig Salz ■ Keine bröseligen oder groben Speisen
■ Zur Vorbereitung auf Darmuntersuchungen ■ Paralytischer Ileus ■ Stumpfe Bauchtraumata ■ Wirbelkörperfrakturen	**Flüssige Kost** ■ Ballaststoffarm ■ Blähungsarm

8 Enterale Ernährung

Unter enteraler Ernährung versteht man Nahrung in flüssiger Form, die getrunken werden kann oder mit Hilfe einer Sonde verabreicht wird. Diese wird in der Medizin verwendet, wenn der Patient nicht essen kann, darf oder will.

Formeldiäten

Hochmolekulare oder nährstoffdefinierte (NDD)

- Enthalten hochwertige Eiweißstoffe, Poly-, Oligo-, Disaccharide, essenzielle Fettsäuren, Vitamine, Mineralstoffe
- Können ballaststofffrei, ballaststoffarm oder ballaststoffreich sein
- Neutrale Nahrungen über Sonde verabreichen, aromatisierte Nahrungen auch als Trinknahrung geeignet

Einsatz bei weitgehend erhaltener Verdauungsfunktion

- Standard-NDD
- 500 ml – 500 kcal – mit entsprechender Nährstoffrelation

Zusätzlich gibt es eine Reihe von Spezial-Sondennahrungen:

- Energiereich
- Eiweißreich + energiereich
- Für Diabetiker
- Immunstimulierend
- Bei Niereninsuffizienz und Leberinsuffizienz
- Für Kinder
- Bei Malassimilation

Niedermolekulare oder chemisch definierte (CDD)

- Enthalten Aminosäuren, (Oligo-) Peptide, Saccharide, Fett (meist als MCT), Vitamine, Mineralstoffe
- Sind immer ballaststofffrei
- Sind nicht zum Trinken geeignet, sehr unangenehmer Geschmack aufgrund der freien Aminosäuren
- Verabreichung nur über Sonde

Einsatz bei eingeschränkter Verdauungsfunktion, wie z. B. bei

- Kurzdarmsyndrom, akuter Pankreatitis, Strahlenenteritis, Wipple-OP, nach langer Nahrungskarenz
- 500 ml – 500 kcal

Zusatznahrungen

Werden in Pulverform oder als Trinknahrung angeboten, um vermehrt einzelne oder alle Nährstoffe zuzuführen

Energiereich: 200 ml = 300 kcal
Eiweiß, Fett, Kohlenhydrate, Vitamine, Mineralstoffe

Eiweißreich: 200 ml = 200 kcal
20 g Eiweiß pro 200 ml und alle anderen Nährstoffe

Ballaststoffreich: um vermehrt Ballaststoffe zu verabreichen

Fettfrei

Pädiatrische Nahrungen

Zusatznahrungen für Diabetiker

Zusatznahrungen für Dialysepatienten

Zusatznahrungen bei Dekubitus

Onkologische Zusatznahrungen

Nahrungsergänzungen oder Module

Eiweißkonzentrate

Reine Kohlenhydrate: flüssig oder in Pulverform

Fettemulsionen

Lösliche/unlösliche Ballaststoffe: in Pulverform
Instant-Andickungsmittel

8.1 Indikation für enterale Ernährung

Ernährung

Sondennahrung	Trinknahrung	Normalkost und Zusatznahrung
Der Patient kann, will, darf nicht essen und trinken.	Der Patient kann, will oder darf nicht essen, aber trinken.	Der Patient kann essen und trinken, aber zu wenig.
▪ Onkologie ▪ Geriatrie ▪ Chirurgie ▪ HNO ▪ Anorexie ▪ Verbrennungen ▪ Infektion ▪ Morbus Crohn (akute Phase) ▪ Colitis ulcerosa ▪ Kau- und Schluckbeschwerden	▪ Onkologie ▪ Geriatrie ▪ Kaustörungen ▪ OP-Vorbereitungen ▪ Chemo- und Strahlentherapie ▪ Anorexie ▪ Kachexie ▪ Morbus Crohn ▪ Colitis ulcerosa	▪ Geriatrie ▪ Rekonvaleszenz ▪ Erhöhter Eiweißbedarf ▪ Tumorkachexie ▪ Infektion ▪ Prä- und postoperativ ▪ Onkologie

8.2 Beispiel eines raschen enteralen Kostaufbaus

Sondenlage: PEG oder nasogastral

Verlauf	Sondennahrung	Gesamtmenge/Tag	Applikation		Kcal/Tag	100 ml Sondennahrung = 80 ml Flüssigkeit
			Pumpe ml/h	Bolusgabe		
Tag der Legung	–	150–250 ml Kamillentee	–	3–5 x 50 ml	–	–
1. Tag	Standardnahrung	300 ml	20 ml/h	5 x 60 ml	300 kcal	300 ml = 240 ml
2. Tag	Standardnahrung 2 Fl.	1 000 ml	60 ml/h	5 x 200 ml	1 000 kcal	1 000 ml = 800 ml
3. Tag	Standardnahrung 2 Fl. + Ballaststoffreich 1 Fl.	1 500 ml	90 ml/h	6 x 250 ml	1 500 kcal	1 500 ml = 1 200 ml
4. Tag	Ballaststoffreich 3 Fl.	1 500 ml 1 800 ml	120 ml/h 120 ml/h	6 x 250 ml 6 x 300 ml	1 500 kcal 1 800 kcal	1 500 ml = 1 200 ml 1 800 ml = 1 440 ml

Die Zufuhr am vierten Tag kann auch als Dauerernährung fortgeführt werden.

- Spülen: 20–40 ml jeweils vor und nach Verabreichung mit frischem Leitungswasser oder stillem Mineralwasser.
- Flüssigkeitsbedarf: 25–40 ml/kg Körpergewicht pro Tag (Flüssigkeitsanteil der Sondennahrung + Spülflüssigkeit beachten).
- Energiebedarf: 25–30 kcal/kg Körpergewicht pro Tag unter Berücksichtigung der Stoffwechselsituation.

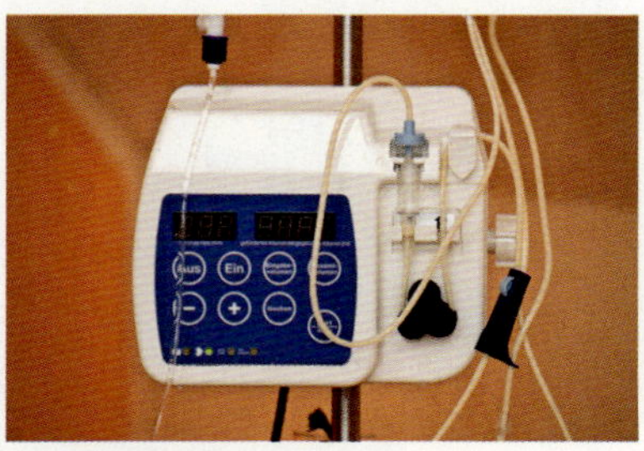

Ernährungspumpe

8.3 Verabreichung von Sondennahrung

Es ist dabei auf Folgendes zu achten:

- Nicht zu kalt, ideal ist Körpertemperatur.
- Langsam verabreichen, Bolusgaben oder kontinuierliche Zufuhr mit Schwerkraft-Überleitgerät oder Ernährungspumpe.
- Sonde mit Leitungswasser spülen, nie mit Früchtetee.

Probleme bei der Verabreichung von Sondennahrung

Diarrhö

- Zu große Portionen.
- Zu rasch verabreicht.
- Zu kalt verabreicht.
- Verdorbene Nahrung.
- Medikamente (Antibiotika).
- Magensonde versehentlich in den Dünndarm abgewandert.

Es bewährt sich meist ballaststoffreiche Sondennahrung.

Reflux/Erbrechen

- Bolus langsamer verabreichen, Oberkörper hoch lagern.
- Bei starkem Erbrechen die Nahrungszufuhr sofort unterbrechen, Sonde spülen und den Arzt verständigen!

Reflux = Rückfluss, Transport eines flüssigen oder breiigen Stoffs innerhalb eines Hohlorgans entgegen der normalen Fließrichtung; im Fall der Refluxösophagitis fließt der Speisebrei aus dem Magen über die Speiseröhre in die Mundhöhle zurück.

Bolus = die Gabe von Medikamenten, Kontrastmitteln oder Sondennahrung innerhalb eines kurzen Zeitintervalls.

Obstipation

- Die Stuhlfrequenz kann sehr unterschiedlich sein. Zwei bis drei Tage ohne Stuhl sind zunächst kein bedrohliches Zeichen.
- Günstig sind ballaststoffreiche Nahrungen.
- Bei Bauchschmerzen und Erbrechen ist auch an eine andere Grunderkrankung zu denken.

Lagerung von Sondennahrung

- Geschlossen bei Zimmertemperatur bis zum Ablaufdatum.
- Geöffnet höchstens 24 Stunden im Kühlschrank; mit Name, Datum und Zeit beschriftet.

Die Verabreichung selbst hergestellter Sondennahrung ist abzulehnen!

Nachteile selbst hergestellter Sondennahrung sind:
- Meist zu dickflüssig.
- Mangelnde Hygiene.
- Ungünstiges Nährstoffverhältnis.
- Geringer Energiegehalt.
- Mangelnde Vitaminversorgung.
- Geringe Haltbarkeit.

9 Kostformenkatalog

Der Kostformenkatalog ist ein Hilfsmittel zur Umsetzung des Rationalisierungsschemas im Krankenhaus. Er ist Informationsquelle und Nachschlagewerk für Küche und Stationspersonal (Ärzte/Ärztinnen, Pflegepersonal).

Beispiel eines Kostformenkataloges in einem Krankenhaus (Kurzübersicht)

Kostform	Erläuterungen	Indikation
Wahlkost	3–4 verschiedene Menüs + eventuell Speisekarte für Sonderklasse-Patienten	Alle Patienten ohne Diät als Wahlmöglichkeit
Leichte Vollkost	Kann auch ein Teil der Wahlmenüs sein	■ Erkrankungen im Gastrointestinaltrakt ■ Unspezifische Nahrungsmittelintoleranzen ■ Lange Krankheitsdauer
Energiedefinierte Kostform	Zwei Menüs zur Auswahl anbieten, wenn organisatorisch möglich ■ Stoffwechselgerecht ■ Kohlenhydratmodifiziert ■ Fettmodifiziert	■ Diabetes mellitus (auch BE) ■ Dyslipoproteinämie ■ Reduktionskost ■ Bei erhöhter Harnsäure ■ Bei Hypertonie ■ Ideal auch für ballaststoffreiche Kost
Proteindefinierte und elektrolytdefinierte Kostform	Die Eiweißmenge ist festgelegt K-, Na-, P-Zufuhr richtet sich nach Laborparametern	■ Niere und Leber ■ Ödeme ■ Herzinsuffizienz ■ Hypertonie
Sonderdiäten	**Gastroenterologische Diäten**	
	Bei Malassimilation	Exokrine Pankreasinsuffizienz, Gastrektomie, Kurzdarmsyndrom etc.
	Kostaufbau (mehrere Stufen)	Akute Pankreatitis, post OP etc.
	Ballaststoffreich	Obstipation, Divertikulose
	Glutenfrei	Gluteninduzierte Enteropathie
	Laktosereduziert	Milchzuckerunverträglichkeit
	Konsistenzdefinierte Diäten ■ Weich ■ Breikost ■ Fein gemixt	Richtet sich nach dem Kauvermögen eines Patienten
	Nährstoffdefinierte Formeldiäten	Ernährung über Sonde/PEG, JEG
	Diät bei speziellen Systemerkrankungen	Rheuma, multiple Sklerose, Epilepsie
	Seltene und diagnostische Diätformen	

Ziele erreicht?

1. Definieren Sie die Vollkost laut DGE.
2. Wodurch unterscheidet sich die Leichte Vollkost von der Vollkost und bei welchen Erkrankungen wird sie angewendet?
3. Welche Anforderungen werden an die Leichte Vollkost gestellt?
4. Welche Lebensmittel und Zubereitungsarten sind im Rahmen der Leichten Vollkost zu meiden bzw. erlaubt?
5. Definieren Sie Ziele der prä- und postoperativen Ernährung.
6. Wie kann der Ernährungszustand eines Patienten beurteilt werden?
7. Beschreiben Sie den allgemeinen Kostaufbau.
8. Was wird unter konsistenzdefinierten Kostformen verstanden und wann werden sie eingesetzt?
9. Welche vier Arten der enteralen Ernährungstherapie kennen Sie? Erklären Sie die Unterschiede und Einsatzmöglichkeiten.
10. Worauf ist bei der Verabreichung von Sondennahrung zu achten? Welche Maßnahmen sind bei Diarrhö, Reflux und Obstipation zu setzen?

Erkrankungen des Verdauungstraktes

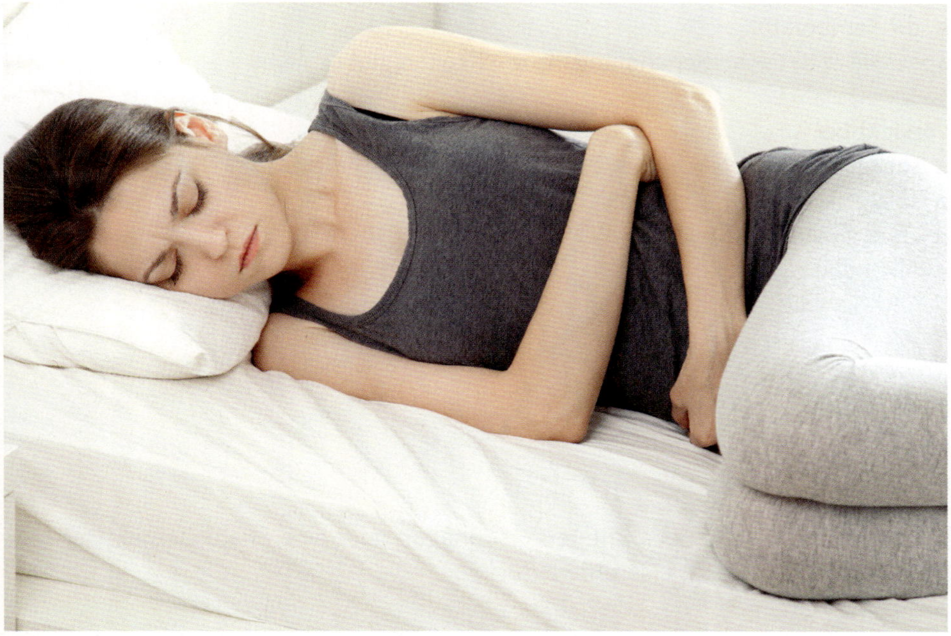

Zum Verdauungstrakt zählen die Mundhöhle, die Speiseröhre, der Magen, der Dünn- und Dickdarm sowie die Leber, die Gallenblase mit den Gallenwegen und die Bauchspeicheldrüse. Die Hauptaufgaben dieser Organe liegen im Transport, in der Verdauung und in der Aufnahme der Nahrung.

Beschwerden wie Übelkeit, Erbrechen, Verstopfung etc. weisen auf eine Störung des normalen Verdauungsablaufes hin. Diese Störungen bzw. Erkrankungen können sehr vielseitig sein. Meist sind dann ernährungstherapeutische Maßnahmen, mitunter aber auch chirurgische Eingriffe, notwendig.

Meine Ziele

Nach Bearbeitung dieses Kapitels kann ich

- die häufigsten Erkrankungen des Verdauungstraktes nennen;
- die jeweiligen ernährungstherapeutischen Maßnahmen bei der Behandlung von Erkrankungen des Verdauungstraktes beschreiben.

1 Mundhöhle und Speiseröhre

Ösophagus = Speiseröhre.

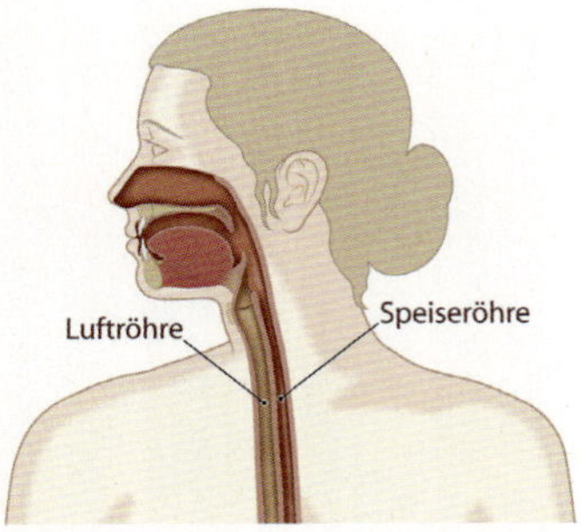

Bei Erkrankungen der Mundhöhle, des lymphatischen Rachenrings und des Ösophagus muss die Kost der jeweiligen Situation angepasst werden.

Besonders geachtet werden muss auf
- die Menge,
- die Zusammensetzung,
- die Konsistenz und
- die Temperatur.

Spezielle diätetische Behandlungsmöglichkeiten gibt es nicht.

Vorsicht bei
- säurehältigen Speisen und Getränken,
- salzigen Speisen,
- stark gewürzten Speisen,
- Alkohol.

1.1 Refluxösophagitis

Reflux = Rückfluss, Transport eines flüssigen oder breiigen Stoffs innerhalb eines Hohlorgans entgegen der normalen Fließrichtung; im Fall der Refluxösophagitis fließt der Speisebrei aus dem Magen über die Speiseröhre in die Mundhöhle zurück.

Hiatushernie = Zwerchfellbruch.

Ursachen

Unzureichender Tonus des unteren Ösophagus oder eine Hiatushernie. Der Mageninhalt fließt in die Speiseröhre zurück.

Symptom

Brennender Schmerz hinter dem Brustbein (Sodbrennen).

Folgen

Bei langer Dauer entstehen entzündliche und ulceröse Veränderungen des Ösophagus.

Therapie

Maßnahmen

Günstig	Ungünstig
■ Gewicht normalisieren. ■ Nicht mit vollem Magen hinlegen. ■ Letzte Mahlzeit 3–4 Stunden vor dem Zubettgehen. ■ Mehrere kleine, eiweißreiche Mahlzeiten (Eiweiß steigert den Tonus im unteren Teil des Ösophagus).	■ Horizontale Körperlage. ■ Übergewicht. ■ Alkohol und Fett. ■ Säurereiche Lebensmittel. ■ Schokolade, Kaffee (Röststoffe) und Rauchen.

Alkohol und Fett setzen den Tonus des unteren Speiseröhrenabschnitts herab.

1.2 Ösophaguskarzinom (Speiseröhrenkrebs)

Schwerwiegendste Erkrankung der Speiseröhre.

Ursachen

Regelmäßiger Konsum von Alkohol und Rauchen begünstigen die Entstehung des Karzinoms.

Symptome

Beschwerden nach dem Schlucken fester Speisen mit dem Gefühl des Steckenbleibens, mit fortschreitender Stenose verschlechtern sich die Symptome.

Stenose = Verengung eines Körperkanals oder einer Kanalöffnung.

Diagnose

Durch Röntgen und Endoskopie.

Ernährung

Richtet sich nach dem Zustand (Vollkost bis Ernährung über PEG-Sonde).

PEG = perkutane endoskopische Gastrostomie.

2 Magen und Zwölffingerdarm

Wesentliche Aufgaben des Magens sind:

- Speicherung des Speisebreis.
- Dosierte Weitergabe des Speisebreis an den Dünndarm.
- Einleiten der Verdauung von Proteinen und emulgierten Fetten.
- Produktion des Intrinsic Factors (für die Vitamin-B_{12}-Resorption notwendig).

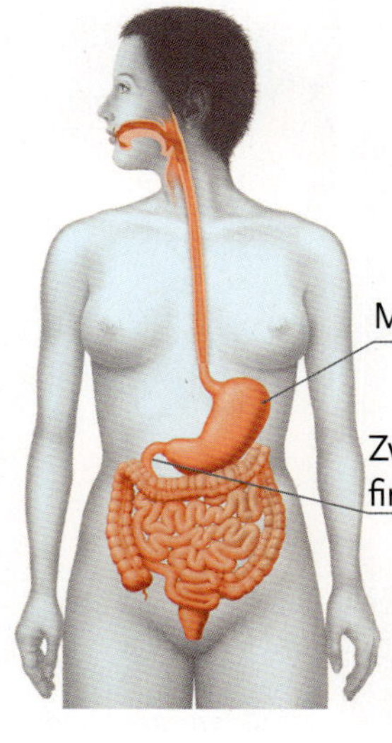

Intrinsic Factor = Vitamin B_{12} kann vom Körper nicht selbst synthetisiert werden und muss daher mit der Nahrung aufgenommen werden. Da es erst im Dünndarm resorbiert wird, würde es im Magen von den Verdauungsenzymen Pepsin und Trypsin zersetzt und wäre damit für den Organismus wertlos. Der Intrinsic Factor verhindert diese Zersetzung.

2.1 Akute Gastritis (Magenverstimmung)

Ursachen

- Alkohol.
- Verdorbene oder zu kalte Speisen und Getränke.
- Medikamente.

Symptome

- Krampfartige Schmerzen und Druck im Oberbauch, besonders nach dem Essen.
- Übelkeit und Erbrechen.

Therapie

- Ursachen eliminieren.
- Tee (Kamille, Malve, Käsepappel, Pfefferminze).
- Schleimsuppe, Zwieback, trockenes Gebäck.
- Anschließend ein bis zwei Tage Leichte Vollkost.

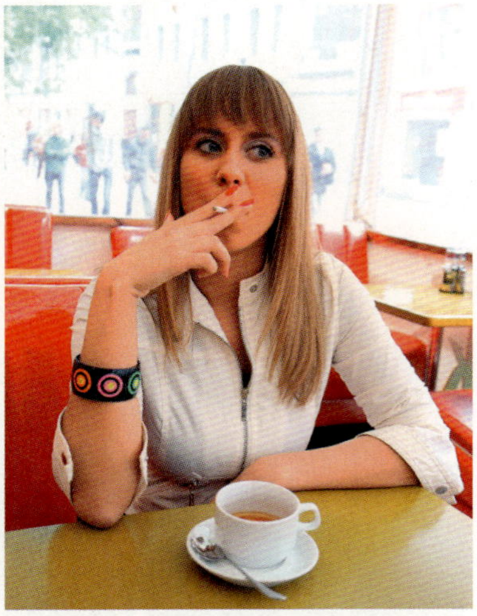

Zigaretten und Kaffee sind bei chronischer Gastritis zu meiden

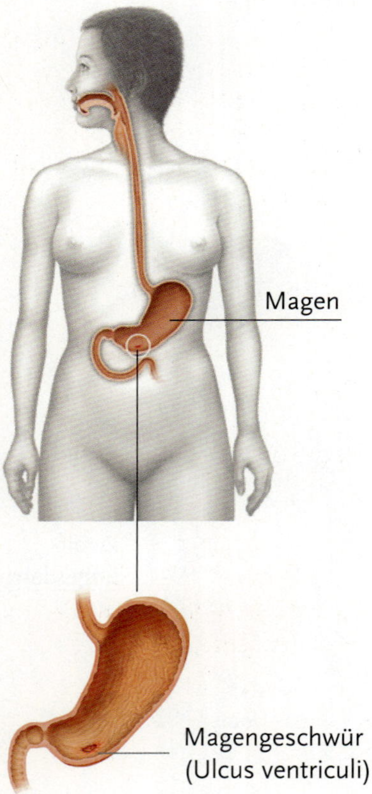

Ein unbehandeltes Magen- oder Zwölffingerdarmgeschwür kann schwerwiegende Folgen haben (z. B. Blutung, Perforation, Penetration). Bei Nichtbehandlung der Geschwüre kann es auch zu Krebs kommen.

2.2 Chronische Gastritis

Ursache

Helicobacter pylori (Bakterium).

Symptome

Manchmal ohne Beschwerden, sonst wie bei akuter Gastritis.

Diagnose

Durch Biopsie.

Therapie

Antibiotika bei Helicobacter-Infektion.

Therapie

Günstig	Vorsicht bei
■ Körperliche Ruhe und ausgeglichene Lebensweise. ■ Leichte Vollkost bis hin zu individueller Kost.	■ Nikotin, Alkohol, starkem Bohnenkaffee. ■ Schokolade und sehr Süßem. ■ kohlensäurereichen Getränken. ■ scharfen Gewürzen. ■ Gepökeltem und Geräuchertem. ■ säurereichen Lebensmitteln. ■ Milch (fallweise).

2.3 Ulcus ventriculi und Ulcus duodeni (Geschwür im Magen und Zwölffingerdarm)

Ursachen

- Sehr häufig Helicobacter pylori.
- Psychische Belastung.
- Motilitätsstörungen.
- Medikamente.

Symptome

- Schmerzen im mittleren Oberbauch: Ulcus ventriculi (Schmerzen nach dem Essen), Ulcus duodeni (Nüchternschmerz).
- Gewichtsabnahme.
- Schwarzer Stuhl (bei Blutungen) und daraus resultierender Eisenmangel.
- Erhöhte Entzündungsparameter.

Therapie

- Antibiotika bei Helicobacter-Infektion.
- Mehrere kleine Mahlzeiten.
- Leichte Vollkost mit individuellen Erfahrungen (Vorsicht bei Säurelockern).
- Nicht rauchen und Kaffee einschränken.

2.4 Magenblutung

Symptome

Teerstühle und Erbrechen von Blut (kaffeesatzartig).

Therapie

Geronnenes Blut wird aus dem Magen abgesaugt. Nach gestillter Blutung bzw. wenn kein Blut mehr erbrochen wird, kann mit der Ernährungstherapie begonnen werden.

- Schluckweise kalter, eventuell eisgekühlter Tee.
- Kalte Breikost.
- Leichte Vollkost – gut gekaut – lauwarm bis kalt.

2.5 Zustand nach Magenoperationen

Nach einer totalen Gastrektomie oder Entfernung des distalen Magenanteils können Funktionsstörungen auftreten:

- Dumping-Syndrom.
- Agastrische Dystrophie.
- Refluxgastritis.
- Laktasemangel.
- Der Intrinsic Factor kann nicht mehr produziert werden; dieser ist für die Vitamin-B_{12}-Resorption notwendig → lebenslange Vitamin-B_{12}-Substitution.
- Werden Nährstoffe nicht ausgenutzt, kommt es zu einer schlechteren Versorgung mit fettlöslichen Vitaminen → Vitamin D ersetzen, um Osteoporose vorzubeugen.

Distal = in der Anatomie eine Lage- und Richtungsbezeichnung, bedeutet vom Körperstamm nach außen oder von der Körpermitte weg gerichtet.

Dystrophie = Ernährungsstörung, mangelhafte Versorgung eines Organs mit Nährstoffen; bei der agastrischen Dystrophie kommt es zu Absorptionsstörungen von Vitamin B_{12} und Eisen.

Frühdumping-Syndrom

Ursachen

Sturzartige Leerung des Magens → das Jejunum wird überdehnt → Flüssigkeit strömt in das Darmlumen (durch osmotische Wirkung des Speisebreies), um den Darminhalt zu verdünnen.

Jejunum = Leerdarm, gehört zum Dünndarm.

Symptome

Unmittelbar nach der Nahrungsaufnahme Völlegefühl, Bauchkrämpfe, Übelkeit, Erbrechen, Durchfall, Tachykardie, Hypotonie, Schweißausbruch, Schwäche, Kollaps.

Tachykardie = Steigerung der Herzfrequenz.

Therapie

- Häufige kleine Mahlzeiten (6–10 Mahlzeiten pro Tag).
- Flüssigkeiten nicht mit einer Mahlzeit gemeinsam einnehmen.
- Mahlzeiten langsam und in Ruhe essen.
- Zucker meiden oder nur sehr kleine Mengen konsumieren (hohe Osmolarität).
- Milch und laktosehältige Produkte nur vorsichtig in die Kost einführen.
- Trockenes Brot, vor der Mahlzeit gegessen, wirkt positiv.
- Bei Komplikationen die Mahlzeiten liegend einnehmen bzw. nach dem Essen den Patienten flach lagern.

Hypoglykämie = Unterzuckerung.

Spätdumping-Syndrom

Ursache

Reaktive Hypoglykämie (große Mengen rasch resorbierbarer Kohlenhydrate erhöhen den Blutzucker → es wird viel Insulin ausgeschüttet → mangelnder Kohlenhydratnachschub bewirkt eine Hypoglykämie).

Symptome

Ein bis zwei Stunden nach einer Mahlzeit treten durch den zu rasch sinkenden Blutzucker Schwitzen, Zittern, Hunger, Übelkeit, Unruhe und Schwäche auf.

Therapie

- Viele kleine Mahlzeiten.
- Kein Zucker.
- Medikament (Acarbose).

Enteritiden = Darminfektionen, z. B. Salmonelleninfektion.

Malassimilation (gestörte Verdauung und/oder Aufnahme)

Maldigestion (Verdauungsinsuffizienz)
- Bei Insuffizienz des exokrinen Pankreas.
- Bei verminderter Gallensekretion.
- Bei Disaccharidase-Mangel.
- Nach Magenoperation.

Malabsorption (Resorptionsinsuffizienz)
- Bei Enteritiden.
- Bei Zöliakie (siehe S. 90 ff.).
- Nach Dünndarmoperation.

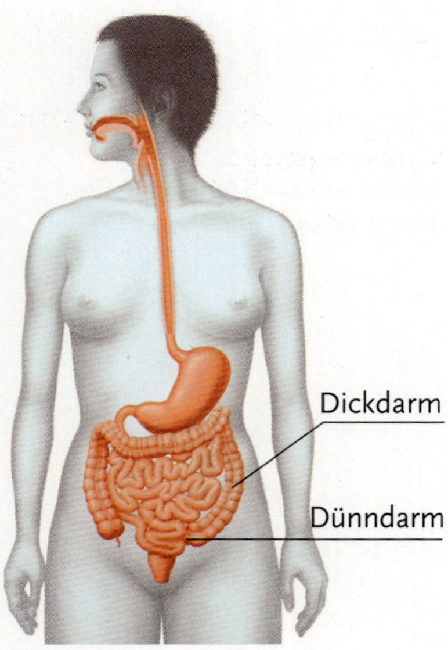

3 Dünndarm und Dickdarm

Im Dünndarm wird das Essen in seine Bestandteile gespalten und die Nährstoffe werden resorbiert.

Akute Darmerkrankungen (Darmkatarr)

Akute Darmerkrankungen können sich vom Magen bis zum Dickdarm erstrecken. Je nach befallenem Abschnitt ist zu unterscheiden zwischen:
- Enteritis (Dünndarm).
- Gastroenteritis (Magen und Dünndarm).
- Enterokolitis (Dünndarm und Dickdarm).
- Gastroenterokolitis (vom Magen bis zum Dickdarm).

Ursachen

- Gravierende Ernährungsfehler (z. B. große Mengen unreifer Früchte).
- Alkoholmissbrauch.

- Lebensmittelvergiftung durch pathogene Keime – toxische Stoffwechselprodukte schädigen die Darmwand, z. B. Salmonellen, Shigellen, Kolibakterien.
- Virale, parasitäre oder pilzbedingte Infektionen.
- Medikamente.
- Schwermetalle.

Symptome

- Diarrhö.
- Erbrechen.
- Fieber.
- Abdominelle Beschwerden.

Therapie

Maßgebend ist der Schweregrad der Entzündung.

Bei leichteren Formen
Wichtigste Maßnahme ist eine ausreichende orale Flüssigkeits- und Elektrolytzufuhr, maximal ein bis zwei Tage Teepause mit folgenden unterstützenden Ernährungsmaßnahmen:

1. Elektrolyte (Natriumbicarbonat + Natriumchlorid + Kaliumchlorid) oder fertige Lösungen oder 1–2 Esslöffel Zucker und 1 Teelöffel Salz in 1 l reinem Orangensaft auflösen.
2. Schwarztee oder grünen Tee 10–15 Minuten ziehen lassen, damit die Gerbsäure, die stopfend wirkt, gelöst wird.
   Heidelbeertee
   Kamillentee, Erdbeer- oder Brombeerblättertee, Pfefferminztee und Matetee sind auch erlaubt. Alle Tees sollen ohne Zucker (wenn nötig, nur mit Süßstoff) getrunken werden.
3. Suppen: Reisschleimsuppe bewährt sich besonders, eventuell auch Haferschleim-, Karottensuppe oder fettarme Suppe.
4. Rohapfeldiät: Äpfel (1–1,5 kg oder 10 Bananen bei 5–6 Einzelmahlzeiten pro Tag) ohne Schale und ohne Kerngehäuse auf Glasreibe schaben → die Pektine quellen und absorbieren toxische Zersetzungsprodukte sowie Mikroorganismen.
5. Getrocknete Heidelbeeren und evtl. Heidelbeermus.

Rascher Kostaufbau unabhängig von Schweregrad und Heilungserfolg!

Bei schweren Diarrhöen

- Parenterale Flüssigkeits- und Elektrolytzufuhr sowie Behandlung mit Antibiotika.
- Rascher Kostaufbau.

Vorsicht! Besonders bei Säuglingen kann das Austrocknen (Exsikkose) durch die Gastroenterokolitis zu einer lebensgefährlichen Bedrohung werden.

Chronische Darmerkrankungen

Dauern länger als drei Wochen, zu unterscheiden sind:

- Spezifische Intoleranzen von Nahrungsmitteln (z. B. Zöliakie, siehe S. 90; Laktoseintoleranz, siehe S. 92 f.; Fruktosemalabsorption, siehe S. 93 ff.).
- Malassimilation (z. B. Kurzdarmsyndrom, siehe S. 95 f.; Kolektomie).

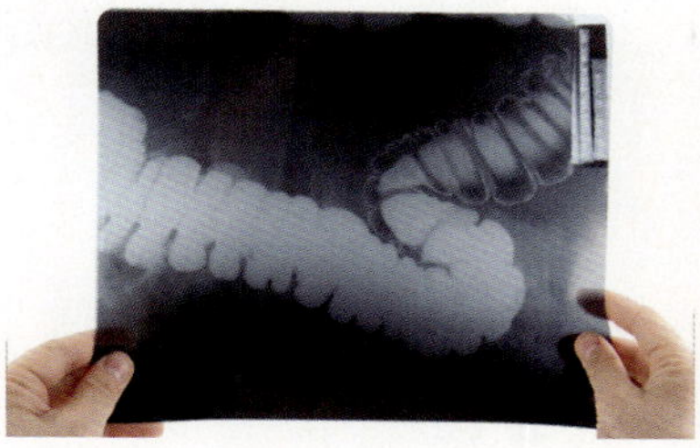

Röntgenaufnahme eines Dickdarmabschnitts

Abdominell = den Bauch, Unterleib betreffend.

Heidelbeertee
Indikation: Durchfallserkrankungen, auch für Sonde geeignet.
Rezept (laut Fr. Mag. Mandl, Apotheke LKH Salzburg):
3–4 Esslöffel getrocknete Heidelbeeren in 1/2 l kaltem Wasser zustellen, aufkochen und ca. 15 Minuten köcheln lassen, abseihen und auskühlen lassen.
Verabreichung: tassenweise, max. 1/2 l pro Tag.

Karottensuppe
0,5 kg Karotten mit 1 l Wasser kochen, passieren und 3 g Salz zusetzen.

Parenteral = unter Umgehung des Verdauungsweges.

- Chronisch entzündliche Darmerkrankungen (z. B. Morbus Crohn, Colitis ulcerosa, siehe S. 96 ff.).
- Funktionelle Störungen (z. B. Obstipation, siehe S. 98 f.; Divertikulose, siehe S. 99 f.; Reizdarmsyndrom).
- Neoplastische Erkrankungen (z. B. Colonkarzinom, siehe S. 101).

3.1 Zöliakie (glutensensitive Enteropathie)

Krankheitsbild

Zöliakie ist eine chronische Erkrankung des Dünndarms mit lebenslanger Unverträglichkeit von Klebereiweiß (Gluten). Gluten ist in Weizen (Gliadin), Roggen (Secalin), Gerste (Hordein) und in deren Abstammungen bzw. Kreuzungen (Dinkel, Grünkern, Kamut, Einkorn, Emmer, Triticale) sowie in Hafer enthalten.

> Weitere Bezeichnungen für die glutensensitive Enteropathie sind Glutenunverträglichkeit, glutenininduzierte Enteropathie, die alte Bezeichnung lautete „einheimische Sprue“.

Ursache

Gluten schädigt bei Zöliakiebetroffenen die Schleimhaut im Darm. Die Darmzotten bilden sich bis zur Atrophie zurück, mit der Folge einer Malassimilation.

Atrophie = Verlust.

Zöliakie zählt zu den Autoimmunerkrankungen, da sowohl Antikörper gegen Gluten als auch gegen eigenes Gewebe gebildet werden. Voraussetzung dafür ist eine genetische Veranlagung. Es werden bei Zöliakie zwei HLA-Typen nachgewiesen: HLA-DQ2 und HLA-DQ8. Etwa ein Viertel der Bevölkerung zählt zu einem dieser HLA-Typen, wobei jedoch nur um die 2 Prozent eine Zöliakie entwickeln.

> Hafer bleibt laut Definition in Österreich ein glutenhaltiges Lebensmittel.
>
> Hafer wird von den meisten, nicht aber von allen Zöliakie-Betroffenen toleriert. Dieser Hafer darf höchstens 20 mg Gluten/kg enthalten.
>
> Quelle: EU-Verordnung Jänner 2009 zur Zusammensetzung und Kennzeichnung von Lebensmitteln, die für Menschen mit einer Glutenunverträglichkeit geeignet sind.
>
> Ob Hafer erlaubt ist oder nicht, wird durch die nationale Gesetzgebung entschieden.

Symptome

Bei Kindern:

- Gedeihstörung.
- Leibblähung.
- Durchfälle (dauernd oder periodisch).
- Blässe.
- Appetitlosigkeit.
- Erbrechen.
- Wesensänderung.
- Muskelschwäche.

Nicht immer sind die Symptome so eindeutig ausgeprägt.

Bei Erwachsenen:

- Überwiegend chronische und uncharakteristische Verläufe im Wechsel von Verschlechterung und Besserung.
- Wiederkehrende Durchfälle mit Gewichtsverlust, Blähungen, gelegentlich Appetitlosigkeit und Erbrechen.
- Verschiedene Mangelzustände (Vitamin- und Mineralstoffmängel).
- Häufig auch unspezifische, leichte Bauchbeschwerden mit Blähungen und Stuhlunregelmäßigkeiten, Untergewicht, jahrelange Eisenmangelanämie, Osteoporose, Gelenks- und Muskelschmerzen, Muskelkrämpfe, Hautblutungen, Amenorrhö, erhöhte Abortrate bei jungen Frauen, neurologische Symptome, Depressionen, evtl. juckende Bläschen auf der Haut (Dermatitis herpetiformis Duhring) etc.

Amenorrhö = ausbleibende Menstruationsblutung.

Eine längere Krankheitsdauer ohne Behandlung führt zur Verschlechterung des Allgemeinzustandes.

Diagnose

- Indirekte Hinweise auf diese Krankheit geben Blutuntersuchungen (Mangel an Eiweiß, Eisen, Kalzium und Vitaminen; spezifische Antikörper im Blut: Antigliadin-Antikörper, endomysiale Antikörper, Anti-Gewebs-Transglutaminase-Antikörper).
- Die sichere Diagnose erfolgt durch eine Dünndarmbiopsie.

Therapie

Die einzige Therapie ist eine lebenslange glutenfreie Ernährung. Durch konsequentes Einhalten der Diät gewinnt die abgeflachte Schleimhaut ihre normale Gestalt und Funktion zurück. Die Symptome schwinden meist vollständig und der Patient lebt wieder beschwerdefrei, solange er diese Kost strikt einhält.

Glutenfreie Ernährung

Lebensmittel, die erlaubt sind

- Fleisch, Fisch, Ei, Milch und Milchprodukte.
- Alle Fette.
- Reis, Hirse, Mais, Buchweizen, Quinoa, Amaranth, Soja.
- Kartoffeln.
- Obst, Gemüse, Nüsse, Samen.
- Glutenfreie Spezialbackwaren und Mehlmischungen.
- Glutenfreie Teigwaren (aus Mais, Reis, Soja etc.).

Lebensmittel, die zu meiden sind

- Nahrungsmittel, die Weizen, Roggen, Gerste, Hafer, Dinkel, Grünkern, Kammut, Einkorn, Emmer enthalten.
- Herkömmliche Backwaren, Brot, Mehlspeisen, Getreideflocken.
- Pizza.
- Teigwaren.
- Gebundene Saucen und Paniertes.
- Manche Fertiggerichte.
- Malzkakao, Bier.

Allgemeines

Da das Gluten für die gute Backeigenschaft von Mehlen verantwortlich ist, spielt sein Ersatz bei der Herstellung glutenfreier Backwaren eine besondere Rolle. Glutenfreie Rohstoffe zur Herstellung von Back- und Teigwaren sind Mais, Reis, Buchweizen, Hirse, Soja, Kartoffelmehl und Stärken.

Als Bindemittel werden Johannisbrotkernmehl, Guarkernmehl, Stärke, Ei und Milch eingesetzt.

Vorsicht
In Fertigprodukten kann verstecktes Gluten in Form von glutenhältigen Stärken, Malz oder Seitan enthalten sein. Dies ist durch genaues Durchlesen der Zutatenangaben auf der Verpackung erkennbar.

Die Stärkedeklaration ist seit dem Jahr 2000 in allen EU-Ländern gültig.

- Ist nur mehr die Bezeichnung „Stärke" oder „modifizierte Stärke" auf einer Lebensmittelverpackung angeführt, müssen dies glutenfreie Stärken (z. B. Kartoffelstärke) sein.
- Wenn Stärken Gluten enthalten, müssen diese mit der genauen Bezeichnung (z. B. „Weizenstärke" oder „modifizierte Weizenstärke") angegeben sein.
- Weizenstärke, die für glutenfreie Spezialprodukte verwendet wird, darf derzeit nur einen Gesamteiweißgehalt unter 0,3 % haben.

Wussten Sie, dass ...
sich auch Kombinationen mit anderen Autoimmunerkrankungen (Diabetes mellitus Typ I, rheumatoide Arthritis, Autoimmunhepatitis, entzündliche Schilddrüsenerkrankungen etc.) bei Zöliakiepatienten häufiger als in der Gesamtbevölkerung finden?

Patientenvertretung
Für Betroffene hat die Österreichische Arbeitsgemeinschaft Zöliakie in allen Bundesländern Kontaktstellen eingerichtet.

Kontamination
Bei natürlichen, glutenfreien Lebensmitteln, wie z. B. Mais, Buchweizen- oder Hirsemehl, kann es zu Verunreinigungen beim Transport, in der Mühle oder bei der Abfüllung kommen. Deshalb ist es ratsam, nur überprüfte Produkte zu verwenden. Glutenfreies Brot und Gebäck sollte nur in Bäckereien gekauft werden, die ihre Produkte auf Glutenfreiheit überprüfen lassen und als Diätprodukt anmelden.

Allergendeklaration
Eine neue EU-Richtlinie ist seit November 2005 verbindlich. Sie besagt, dass unter anderem glutenhältiges Getreide und daraus hergestellte Zutaten auf Lebensmitteletiketten immer angegeben sein müssen.

Das internationale Gluten-frei-Symbol wird von nationalen Zöliakievereinen vergeben und ist das Markenzeichen für glutenfreie Diätprodukte.

Lebensmittelkennzeichnung für glutenfreie diätetische Lebensmittel (Codex-Komitee für Ernährung und Diätprodukte, Jänner 2009)

- Für alle Getreideprodukte, die von Natur aus glutenfrei sind (Polenta, Buchweizenmehl, Hirseflocken etc.), liegt die Nachweisgrenze von Gluten unterhalb 20 mg/kg. Die Produkte können durch Kontamination bei der Verarbeitung oder durch Verunreinigung mit glutenhaltigen Getreideprodukten beim Abfüllen stark erhöhte Werte aufweisen.
- Bei Lebensmitteln, die glutenfrei gemacht wurden (z. B. Prima-Weizenstärke), liegt die Obergrenze von Gluten unterhalb von 100 mg/kg.
- Auch bei einer Mischung von a) und b) muss die Obergrenze von Gluten unterhalb von 100 mg/kg liegen.

3.2 Laktoseintoleranz (Laktosemalabsorption)

Laktase = Enzym der Dünndarmmukosa, das Laktose spaltet.

Ursachen

Mangel an Laktase oder verminderte Laktaseaktivität. Man unterscheidet zwei Arten:

- **Primäre Milchzuckerunverträglichkeit (Laktasemangelsyndrom),** bei der es sich um einen angeborenen Enzymdefekt handelt.
- **Sekundäre Milchzuckerunverträglichkeit (Laktoseintoleranz)** ist eine erworbene Form und kann sich in jedem Lebensalter manifestieren. Sie kann aber auch als Folge einer Erkrankung (z. B. Morbus Crohn, Zöliakie) oder einer Operation entstehen. ↳ kann auch wieder vergehen

Durch die osmotische Wirkung der Laktose strömt vermehrt Wasser in den Darm und Laktose gelangt in tiefere, bakteriell besiedelte Darmabschnitte, wodurch Beschwerden entstehen.

Milch ist unser wichtigster Kalziumlieferant. Fällt sie weg und ist dadurch eine ausreichende Kalziumzufuhr nicht mehr gegeben, ist eine Substitution von Kalzium sinnvoll. Auch Mineralwässer können einen Teil des Kalziumbedarfes decken.
Da jedoch der Kalziumgehalt hier sehr unterschiedlich ist, empfiehlt sich ein genauer Vergleich.

Symptome

Sind meist abhängig von der Dosis:

- Bauchkrämpfe.
- Blähungen und Flatulenz.
- Diarrhö.

Diagnose

z. B. H_2-Atemlufttest.

Therapie

- Laktosefreie bzw. -arme Kost.
- Individuelle Toleranzschwelle (zwischen 1 und 10 g täglich) austesten.
- Laktasesubstitution in Form von Laktaseenzymen in Tablettenform (z. B. Laluk, Laktrase) möglich.

Erlaubte Lebensmittel	
Milchersatz	▪ Laktosefreie Milch und Milchprodukte. ▪ Sojamilch – angereichert mit Kalzium. ▪ Kokos- oder Reismilch. ▪ Laktosefreie Säuglingsnahrungen.
Milchprodukte	Viele Menschen mit Laktoseintoleranz vertragen Schnittkäse, Edelpilzkäse, Weichkäse, Sauermilchkäse, auch Butter sowie geringe Mengen Sauermilchprodukte.
Sonstiges	Obst, Gemüse, Kartoffeln, Fleisch, Fisch, Ei, Fett, Getreide etc.

Laktosehältige Nahrungsmittel, die zu meiden bzw. einzuschränken sind	
Milch	▪ Milch – jede Fettstufe – von jedem Tier. ▪ Milchmixgetränke, Kakao. ▪ Kondensmilch (alle Fettstufen).
Aus Milch hergestellte Produkte	▪ Trockenmilch, Milchpulver. ▪ Eiweißkonzentrate. ▪ Süßspeisen, Pudding. ▪ Molke. ▪ Obers, Kaffeeobers, Sauerrahm, Crème fraîche etc.
Sauermilchprodukte	▪ Buttermilch, Sauermilch, Jogurt, Kefir – alle Fettstufen.
Manche Käsesorten	▪ Topfen – alle Fettstufen. ▪ Gervais, Kochkäse, Schmelzkäse.
Fertigprodukte	▪ Speiseeis, Milchschokolade, Nougat, Karamellbonbons, Schokoladeaufstrich (Nutella). ▪ Instant-Erzeugnisse, wie z. B. Cremesuppen, Kartoffelpüreepulver. ▪ Cremespinat, Lasagne, Pizza. ▪ Manche Brot- und Backwaren.

Obwohl in fermentierten Milchprodukten noch relativ viel Milchzucker enthalten ist, werden sie dennoch meist gut vertragen.

Laktosegehalt von Lebensmitteln

Milchschokolade	10 %
Speiseeis	6–7 %
Kuhmilch	4,9 %
Molke, Molkegetränke	3–5 %
Sauermilchprodukte	4–5 %
Schlagobers, Sauerrahm	3–4 %
Kaffeeobers	4 %
Kondensmilch	11–13 %
Butter	0,7 %
Kochkäse	3–4 %
Käse, jung	1–4 %
Käse, reif	< 0,1 %

Die Zutatenliste auf der Verpackung gibt Auskunft über die Zusammensetzung von Fertigprodukten.

3.3 Fruktosemalabsorption

Ursache

Ein Defekt im Transportsystem von Fruktose (der Glukose-5-Transporter ist zum Teil blockiert). Fruktose kann nicht ausreichend vom Dünndarm in die Dünndarmzellen aufgenommen werden und wird durch Bakterien abgebaut.

Wussten Sie, dass ...
eine Fruktoseintoleranz häufig in Verbindung mit einer Laktoseintoleranz (Milchzuckerunverträglichkeit) auftritt?

Functional Food = angereicherte Lebensmittel, die neben der ernährungsphysiologischen Bedeutung zusätzlich einen positiven Wert für Gesundheit und Wohlbefinden haben.

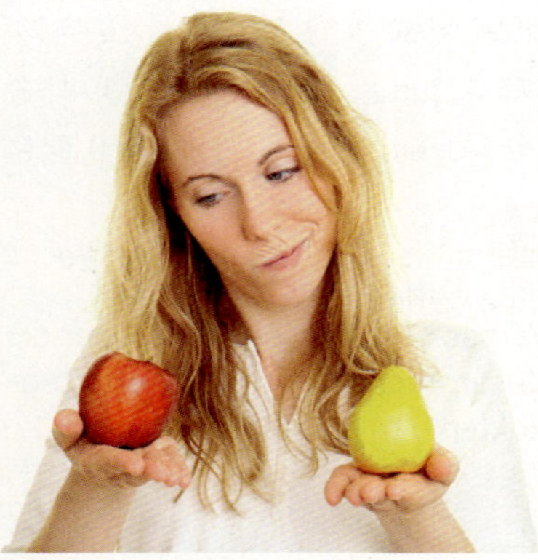

Symptome

- Blähungen.
- Durchfall, schleimiger Stuhl.
- Bauchschmerzen, Übelkeit, kolikartige Krämpfe.
- Empfindlichkeit gegenüber ballaststoff- und fettreichen Lebensmitteln.
- Auftreten der Symptome 30–90 Minuten nach dem Essen.

Diagnose

H_2-Atemlufttest.

Therapie

Richtet sich nach den Beschwerden und ist langfristig individuell anzupassen.

1. Phase: 3–4 Wochen Anfangsphase („Fruktosefasten")

- Reduzieren von Fruktose (Obst und Obstprodukte, Obstsäfte, Honig, Trockenfrüchte, Marmelade etc.).
- Vermeiden von Zuckeraustauschstoffen (Sorbit E420, Mannit E421, Xylit E967, Isomalt E953) als Zutat für sogenannte zuckerfreie Lebensmittel sowie von Diabetikerprodukten, zuckerfreien Kaugummis und Brausetabletten.
- Inulin- und fruktosehältiges Functional Food.
- Leichte Vollkost für 3–4 Wochen (je nach Eintritt der Beschwerdefreiheit).

2. Phase: Dauerernährung

- Ziel ist die Reduktion der Fruktosemenge auf ein gut verträgliches Maß.
- Nach Abklingen der Beschwerden die Fruktosemenge schrittweise bis zur individuellen Toleranzschwelle erhöhen.
- Sorbithältiges Obst wird dabei zuletzt eingeführt, am besten gemeinsam mit Traubenzucker.

Einteilung von Obst in Verträglichkeitsgruppen

Gruppe 1: Fruktosearme Obstsorten	Gruppe 2: Fruktosereiche Obstsorten	Gruppe 3: Fruktose- und sorbitreiche Obstsorten
■ Meist ohne Probleme verträglich. ■ Obstsorten ohne Sorbit mit einem höheren Anteil an Glukose als Fruktose.	■ Enthalten mehr Fruktose als Glukose, aber kein Sorbit. ■ In der Verträglichkeit unterschiedlich – abhängig von der gegessenen Menge.	Lösen meist Beschwerden aus.
Beispiele Honig- und Zuckermelone, Banane, Mandarine, Zitrone, Holunderblütensirup.	**Beispiele** Kiwi, Orange, Grapefruit, Mandarine, Ananas, Wassermelone, Preiselbeeren, Himbeeren, Erdbeeren, Heidelbeeren, Brombeeren, Kirschen, Weichseln ... Im Wechsel mit Gruppe 1 bzw. in kleinen Mengen oder mit Traubenzucker versetzt.	**Beispiele** Apfel, Birne, Zwetschke, Ringlotte, Weintrauben, Marille, Pfirsich.

Manchmal ist es ausreichend, Obstsorten aus Gruppe 3, reine Fruchtsäfte und Trockenfrüchte zu meiden sowie Obstsorten aus den anderen Gruppen auf ein bis zwei Stück pro Tag zu beschränken.

Tipps

- Kleinere Mengen Fruktose, über den Tag verteilt, werden besser aufgenommen.
- Isolierte Fruktose wird schlechter vertragen als in einem Gericht verarbeitet (z. B. Kuchen mit einigen Apfelstücken anstelle eines Apfels als Zwischenmahlzeit).
- Mit Traubenzucker gesüßte Obstprodukte erweisen sich meist günstiger als naturbelassene (z. B. bei Marmelade oder Kompott).
- Gekochtes, fein zerkleinertes und gut gekautes Obst wird häufig besser vertragen (z. B. Kompott, Mus, in kleinen Mengen auf Kuchen oder in Marmelade).
- Besonders schlecht verträglich sind Dörrobst, Obstsäfte, Most, Honig und verschiedene Kern- und Steinobstsorten.
- Gegen Abend steigt die Empfindlichkeit gegenüber Obst, da die Dickdarmmotorik in Ruhe träger wird und die Bakterien dadurch bessere Bedingungen vorfinden.
- Verschlechtern sich die Beschwerden, sollte abermals einige Tage eine fruktose- und sorbitarme Ernährung stattfinden.

Maßnahmen, um die Darmmotorik anzuregen bzw. eine verkrampfte Motorik zu normalisieren:

- Heißes Wasser oder Tees (z. B. Anis, Fenchel, Kümmel, Melisse, Käsepappel).
- Warme Wickel.
- Bauchmassagen im Uhrzeigersinn.

Sowohl in der Anfangsphase als auch später ist Folgendes zu beachten:

- Regelmäßiges Ausdauertraining.
- Langsam und in Ruhe essen, gründlich kauen.
- Vermeiden von Völlerei (vor allem abends).

3.4 Kurzdarmsyndrom

Symptome

Diarrhö, Malabsorption, Steatorrhö, Gewichts-, Flüssigkeits- und Elektrolytverluste; hängen vom Ausmaß und der Lokalisation der Resektion ab.

Steatorrhö (Fettstuhl) = pathologische Erhöhung des Fettgehalts im Stuhl.

Adaptation des Restdarms

Die Oberfläche des Darmlumens kann bis um das Vierfache zunehmen. Frühe enterale Ernährung stimuliert die intestinale Sekretion in der Adaptationsphase.

Enteral = auf den Darm bzw. die Eingeweide bezogen.

Therapie

Postoperativ können drei Phasen unterschieden werden:	
Hypersekretion: unmittelbar danach bis zehn Tage und länger	Totale parenterale + minimale enterale Ernährung.
Adaptation: max. zwölf Monate.	Parenterale Ernährung, Beginn mit enteraler Ernährung und oralem Kostaufbau.
Stabilisation: Dauerkost.	Orale Ernährung; wenn nicht ausreichend, zusätzlich enterale und/oder parenterale Ernährung.

Indikationen der Operation
Morbus Crohn, Tumore, strangulierte Hernie, Mesenterialinfarkt (akuter Verschluss eines Darmgefäßes), Dünndarmbestrahlung usw.

Flüssigkeitsverluste sind vor allem nach der Resektion des terminalen Ileums, der Ileocaecalklappe und des rechten Colons ein Problem. Folgendes ist daher sehr wichtig:

- Es sollen mindestens 1–1,5 l Harn (notfalls mit parenteraler Flüssigkeitszufuhr) produziert werden.
- Flüssigkeitsaufnahme zwischen den Mahlzeiten.
- **Empfehlung einer isotonen Lösung** (~ 290 mosmol/l), wie z. B. gezuckerte und gesalzene Kräuter- oder Schwarztees, gesalzene fettfreie Suppen, milde Fruchtsäfte mit Salz.
- **Nicht geeignet** sind reines Wasser oder ungezuckerter Tee, Limonaden und konzentrierte Säfte.

Wussten Sie, dass ...
auf 100 000 Personen ca. 150 Erkrankungen fallen? Dabei sind Frauen häufiger von chronisch entzündlichen Darmerkrankungen betroffen als Männer.

Ileum = Krummdarm.
Terminal = zum Ende gehörend.

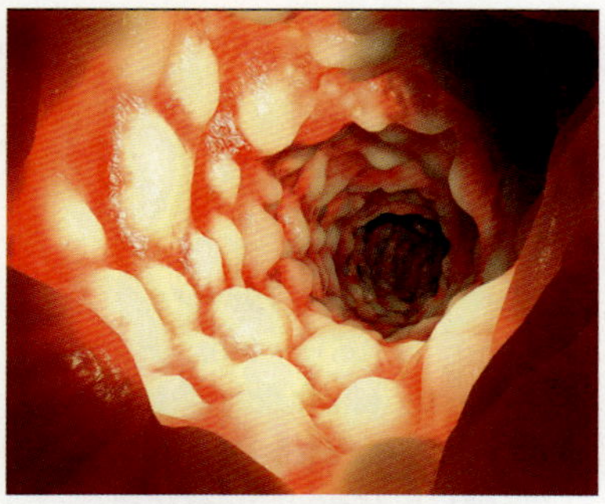

Morbus Crohn ist durch unterschiedlich starke Entzündungen des Darms gekennzeichnet

Oraler Kostaufbau – Adaptationsphase

- Wie bei Gastrektomie.
- Beginn 300–600 kcal (6–7 Mahlzeiten).
- Flüssige und feste Speisen trennen.
- Keine Flüssigkeiten zu den Mahlzeiten bzw. eine Stunde danach.
- Möglichst rascher Übergang auf Leichte Vollkost.

Dauerkost – Stabilisationsphase

- Flüssigkeitsreich.
- Hochkalorisch 30–40 kcal/Tag/kg Körpergewicht.
- Reichlich Kohlenhydrate, ballaststoffarm, leicht verdaulich.
- Individuelle Unverträglichkeiten sowie mögliche Laktoseintoleranz beachten.
- 6–9 Mahlzeiten pro Tag.
- Bei vorhandenem Colon Kalziumsubstitution zur Blockade einer vermehrten Oxalsäureaufnahme.
- Bei Fettunverträglichkeit toleranzbestimmter Austausch mit MCT-Fetten (nur bei intaktem Colon) bzw. Pankreasenzyme.
- Vitamin- und Mineralstoffsubstitution nach Bedarf.

3.5 Chronisch entzündliche Darmerkrankungen

Dazu gehören im engeren Sinn Morbus Crohn, Colitis ulcerosa, indeterminierte Colitis (wird bei 10–20 % der Patienten mit Colitis diagnostiziert; es kann nicht entschieden werden, ob es sich um Morbus Crohn oder Colitis Ulcerosa handelt).

Morbus Crohn oder Enteritis regionalis

Ist eine chronisch entzündliche, schubweise verlaufende Darmerkrankung mit Stenosen- und Fistelbildung, die immer häufiger vorkommt. Sie betrifft den gesamten Intestinaltrakt, vorwiegend aber (80 %) terminales Ileum und Colon. Jede Schicht der Darmwand wird von dieser Entzündung befallen.

Ursachen

- Keine gesicherten Erkenntnisse.
- Autoimmunerkrankung.
- Genetische Disposition.
- Stress kann akuten Schub auslösen.

Symptome

- Meist schleichender Beginn.
- Wässrige Durchfälle.
- Gewichtsverlust.
- Fieberschübe.
- Bauchschmerzen im rechten Unterbauch.
- Fisteln.
- Gelenksschmerzen.

Therapie

Vor allem medikamentös (z. B. 5-ASA, Kortikosteroide).

Ernährung während der akuten Phase je nach Schweregrad und Ernährungszustand:

- Hochmolekulare oder niedermolekulare Formeldiät (signifikante Unterschiede in der Wirkung sind nicht bekannt) per Sonde oder als Trinknahrung und/oder parenterale Ernährung.
- Zusätzlich rascher Kostaufbau, ballaststoff- und fettarm, eiweißreich.

Ernährung bei gering aktivem Morbus Crohn:
Rascher Kostaufbau und zusätzlich bei Bedarf eiweiß- und energiereiche Zusatznahrung.

Ernährung bei beschwerdefreiem Morbus Crohn:
Freie Kostwahl mit Rücksicht auf individuelle Intoleranzen (z. B. Laktose).

Eine chirurgische Intervention ist nur dann sinnvoll, wenn andere Therapien versagen.

Colitis ulcerosa

Krankheitsbild

Chronisch entzündliche Darmerkrankung, die durch Geschwüre und Entzündungen an der Colonschleimhaut – aber auf Mukosa und Submukosa beschränkt – charakterisiert ist. Die Colitis ulcerosa befällt meist nur Teilbereiche des Dickdarms, am häufigsten den Mastdarm (Rektum).

Auf 100 000 Personen kommen ca. 250 Erkrankungen. Am häufigsten tritt Colitis ulcerosa im Alter zwischen 25 und 40 Jahren auf.

Verlauf

Verläuft in Schüben, ein Leben lang.

Ursachen

- Keine gesicherten Erkenntnisse.
- Häufiger in Industrie- als in Entwicklungsländern.
- Erbliche Veranlagung – nicht so hoch wie bei Morbus Crohn, immunologische Störungen, auch psychische Komponenten werden diskutiert.

Symptome

- Blutige Durchfälle oder blutig-schleimige Stühle, oft Blutarmut (Anämie).
- Bauchschmerzen (Krämpfe beim Absetzen häufiger blutig-schleimiger Stühle) eher im linken Unterbauch.
- Appetitlosigkeit und Gewichtsverlust mit Verschlechterung des Allgemeinzustandes.
- Übelkeit.
- Schwerer Schub: Fieber sowie täglich mehr als sechs blutige Stühle und Gewichtsverlust.

Folgen

- Anämie.
- Hypoproteinämie.
- Störungen des Elektrolythaushaltes.

Hypoproteinämie = Verminderung der Bluteiweißkörper (bei verschiedenen Krankheiten und bei Erschöpfungszuständen).

Therapie

Colonkarzinom = Dickdarmkrebs.

Medikamentös; eine chirurgische Intervention ist nicht auszuschließen. Es besteht ein erhöhtes Colonkarzinomrisiko!

Kachexie = Auszehrung, Kräfteverfall, schlechter Ernährungszustand, vor allem bei Krebs.

Ernährung während der akuten Phase:
- Leichte Vollkost, ballaststoffarm.
- Trinknahrung (besonders bei kachektischen Patienten).
- Individuelle Intoleranzen (z. B. Laktose) beachten.

Ernährung während der symptomarmen Phase:
Freie Kostwahl.

> Ein positiver Einfluss der Ernährungstherapie auf die Entzündungsaktivität in der akuten Phase oder bei chronisch aktiver Colitis ulcerosa ist nicht belegt.
>
> Bei Vorliegen einer Malnutrition und nach therapeutischer Darmresektion ist jedoch auf eine optimale Versorgung mit Nährstoffen zu achten.

Empfehlung
- Als Basis Leichte Vollkost.
- Individuelle Intoleranzen beachten.
- Mehrere kleine Mahlzeiten.
- Langsam essen, gut kauen.

3.6 Akute Obstipation (Verstopfung)

Ursachen

- Umstellung der Lebensweise.
- Reise.
- Schwangerschaft.
- Gallensteine ...

3.7 Chronische Obstipation

Meteorismus = Blähsucht.
Abdomen = Bauchraum.

Zu seltene, verzögerte Entleerung (weniger als dreimal wöchentlich) eines meist zu harten Stuhls, der mit Beschwerden einhergeht. Mit zunehmender Dauer auch Meteorismus und abdominale Schmerzen.

Verlaufsformen der chronischen Obstipation (nach Lembcke 1994)

- Obstipation mit normaler Transitzeit.
- Obstipation mit verlangsamter Transitzeit (Slow-Transit-Constipation).
- Obstipation mit lokalen Entleerungsstörungen mit anatomischer oder funktioneller Ursache.

Ursachen

Laxanzien = Abführmittel.

Hypothyreose = Schilddrüsenunterfunktion.

Hypokaliämie = Kaliummangel.

Häufig mehrere pathogenetische Faktoren:
- **Häufig funktionelle Störung (Lebensstil):** zu wenig Ballaststoffe, zu wenig Flüssigkeit, falsche Essgewohnheiten wie zu hastig bzw. spätabends eingenommene Hauptmahlzeiten, bewusstes Unterdrücken des Stuhldrangs oder falsche Einübung der Stuhlentleerung in der Kindheit, voreilige Einnahme von Laxanzien ...
- **Organische Ursachen:** Obstipation als Randerscheinung (z. B. Hypothyreose, Depression, Hypokaliämie).
- **Durch Medikamente:** z. B. Antidepressiva, Analgetika, Diuretika, Eisenpräparate, Neuroleptika, Opiate.

- **Psychische Belastungen.**
- **Bettlägerige leiden häufig unter Obstipation.**
- **Mangel an Bewegung:** Diese Annahme konnte in Studien jedoch nicht belegt werden.

Therapie

- Ballaststoffreiche Kost: Vollkornbrot, Müsli, Naturreis, Vollkornteigwaren, Kartoffeln, Rohkost, Gemüse, Obst, Salate, Hülsenfrüchte.
- Langsam die Menge an Ballaststoffen steigern und allmählich die Laxanzien abbauen.
- Viel Flüssigkeit: Damit die Ballaststoffe (besonders wichtig bei Kleie) quellen können, kaltes oder lauwarmes Wasser (eventuell auch Fruchtsaft) nüchtern trinken.
- Zum Frühstück Bohnenkaffee, denn Koffein wirkt anregend auf die Darmperistaltik.
- Stuhltraining – Erziehen zur Regelmäßigkeit.
- Ausreichende körperliche Bewegung sowie gezielte Gymnastik und Bauchdeckenmassage.
- In hartnäckigen Fällen ist es notwendig, zu den bereits genannten Maßnahmen so genannte Hausmittel in den Speiseplan aufzunehmen.

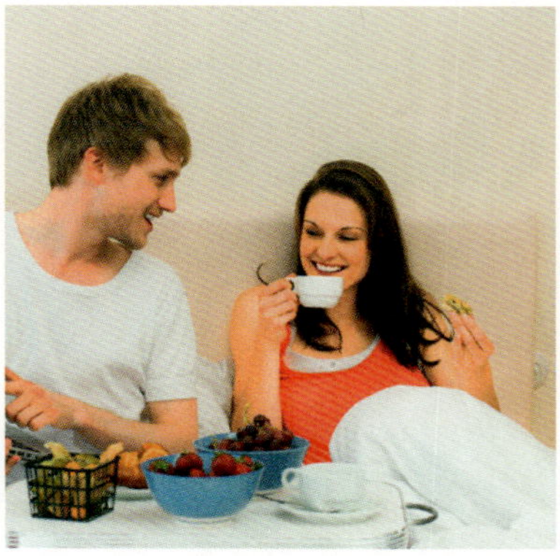

Bohnenkaffee am Morgen bringt den Darm in Schwung

Besonders verdauungsfördernde Nahrungsmittel und Speisen	
Kleie oder Leinsamen mit sehr viel Flüssigkeit	Die Dosierung langsam steigern, 1–3 Esslöffel pro Tag, eingerührt in Joghurt, Buttermilch, Sauermilch oder andere Speisen. Die Pharmaindustrie bietet fein verarbeitete Ballaststoffe (löslich oder löslich/unlöslich gemischt) an.
Produkte mit milchsaurer Gärung	Buttermilch, Joghurt, Kefir, Molke, Sauerkraut.
Trockenfrüchte	Dörrpflaumen und Feigen über Nacht einweichen und mit der Flüssigkeit konsumieren.
Milchzucker	Wirkt leicht abführend, 1–2 Esslöffel in Getränken anrühren, Dosis nach Bedarf steigern.
Magnesiumpräparat (Bittersalz)	Wirkt, in Flüssigkeit aufgelöst, zu einer Hauptmahlzeit abführend, jedoch nicht schädigend auf die Darmflora.

Wussten Sie, dass ...
Patienten mit Beckenbodenschwäche, Rektozele (Aussackung der Enddarmwand), einer neurologischen Erkrankung (multipler Sklerose, Parkinson) nicht auf eine erhöhte Ballaststoffzufuhr ansprechen?

Abführmittel sollte man meiden bzw. langsam reduzieren und dann gänzlich weglassen.

3.8 Divertikulose

Divertikel sind kleine taschenförmige Aussackungen der Colonwand, vorwiegend im Sigma und Colon descendens. Mit zunehmendem Alter werden sie häufiger.

Sigma = Teil des Dickdarms.

Colon descendens = absteigender Dickdarm.

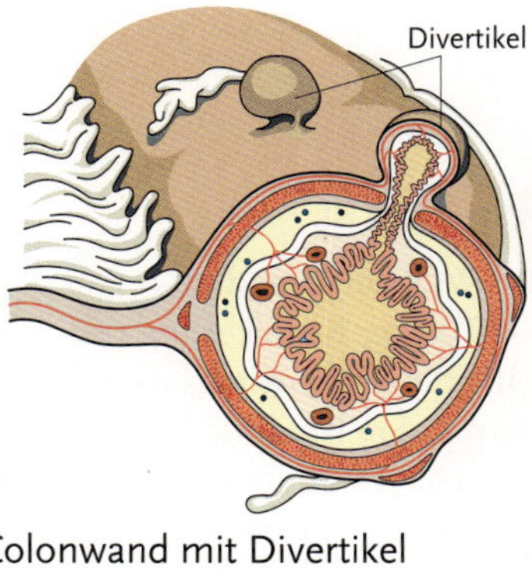

Colonwand mit Divertikel

Ursache

- Ballaststoffarme Ernährung.
- Möglicherweise auch hohe Fett- und Fleischzufuhr.
- Bindegewebsschwäche der Colonwand.

Blähende Lebensmittel sollen vermieden werden.

Therapie

- Ballaststoffreiche Kost; nicht wasserlösliche, grobe Kleiepartikel haben die beste Wirkung. 90 % der Patienten werden damit beschwerdefrei, aber erst nach zwei bis vier Wochen stellt sich der Erfolg ein.
- Mindestens 2 l Flüssigkeit pro Tag.

Ziel der Therapie ist ein Stuhl mit weicher Konsistenz.

Prophylaxe

Ballaststoffreiche Ernährung mit reichlich Flüssigkeit.

3.9 Divertikulitis

Entzündung der Divertikel mit massiven Schmerzen, Fieber und Gefahr der Perforation.

Folgen

Peritonitis = Bauchfellentzündung.

Peritonitis oder lokales Abszess.

Therapie

- Medikamentös.
- Kostaufbau mit Tee und Suppe.
- Ballaststoffarme Leichte Vollkost, bis die Entzündung abgeheilt ist.

Unter der Bezeichnung „Colon irritabile" sind folgende Krankheiten zusammengefasst: chronisches spastisches Colon, Colonneurose, Colitis mucosa (reine Schleimstühle) und Reizdarmsyndrom.

3.10 Colon irritabile

Krankheitsbild

Kontraktion von Darmsegmenten mit starker Steigerung des Druckes im Colon; nicht nur das Colon ist von Motilitätsstörungen betroffen, sondern möglicherweise auch Ösophagus, Magen und Dünndarm.

Symptome

Meteorismus = Bauchfellentzündung.

- Darmkrämpfe, Meteorismus.
- Unregelmäßiger Stuhlgang.
- Diarrhö oder Obstipation.
- Vermehrte Schleimproduktion.

Wussten Sie, dass ...
10–20 % der Bevölkerung der westlichen Industriestaaten an einem Colon irritabile leiden? Frauen sind häufiger davon betroffen.

Ursachen

- Unklar; es werden Motilitäts- und Sensibilitätsstörungen vermutet.
- Bestimmte Lebensmittel wie Kaffee, Alkohol, Milch, rohes Obst, Gebratenes, üppige Mahlzeiten und schlechte Essgewohnheiten verstärken die Symptome.
- Mögliche Ursachen: ballaststoffarme Kost, Lebensmittelüberempfindlichkeit, Laktoseintoleranz.

Therapie

- Nicht einheitlich für alle Betroffenen – wichtig ist das Vermeiden von Lebensmitteln, die Unverträglichkeiten auslösen (40 % Fruktose- und Sorbitempfindlichkeit, 60 % Laktosemalabsorption ...).
- Teilweise sind Ballaststoffe für die abdominelle Symptomatik verantwortlich, bei 50 % der Patienten hat sich jedoch Kleie – insbesondere bei Obstipation (Flohsamen aber besser als Kleie) – bewährt.
- Ausreichend Flüssigkeit.
- Begleitende Psychotherapie zur Stress- und Problembewältigung.
- Medikamente bei Bedarf.

3.11 Colonkarzinom (Dickdarmkrebs)

Krankheitsbild

- Häufiger im höheren Lebensalter.
- Anfangs fast keine Beschwerden.
- In Entwicklungsländern selten zu finden.

Zu viel
- Fett (gesättigte und Omega-6-Fettsäuren),
- kcal und
- Eiweiß (rotes Fleisch)

fördern die Entstehung von Dickdarmkrebs.

Risikosenkend wirken
Ballaststoffe, Polysaccharide, Omega-3-Fettsäuren, antioxidative Vitamine, sekundäre Pflanzenstoffe, Selen und Kalzium.

Ursachen

Zu wenig Ballaststoffe.

Symptome

- Obstipation im Wechsel mit Diarrhö, Teerstühle oder Blutabgang.
- Schwäche.
- Blutarmut.
- Appetitlosigkeit.

Therapie

Hemikolektomie.

Hemikolektomie = operative Entfernung von etwa der Hälfte des Dickdarms.

3.12 Kolektomie

Unter einer Kolektomie wird die teilweise oder vollständige operative Entfernung des Dickdarms mit Anlegen eines künstlichen Darmausgangs am Dünndarm (Anus praeter) oder einer Verbindung des Dünndarms mit dem Mastdarm verstanden.

Anus praeter = künstlicher Darmausgang, Seitenausgang; wird oft auch nur als Stoma bezeichnet.

Kolektomien sind bei einer Vielzahl von Erkrankungen im Darm erforderlich. Man unterscheidet
- **Dickdarmstoma** (Kolostomie), bei dem die Funktion des Dickdarms erhalten bleibt, und
- **Dünndarmstoma** (Ileostomie), bei dem die Funktion des Dickdarms verloren geht.

Stoma = Öffnung.

Kolostomie = Ausleitung des Dickdarms an die Hautoberfläche.

Ileostomie = Ausleitung des Dünndarms an die Hautoberfläche.

Therapie

Ziele

Persönliche Ziele	Medizinische Ziele
■ Regelmäßige, berechenbare Stuhlentleerung. ■ Optimale Stuhlkonsistenz und Menge. ■ Keine Durchfälle. ■ Große Intervalle zwischen den Stuhlentleerungen, keine Windabgänge, keine Geruchsbelästigung.	■ Eindämmen der Durchfälle. ■ Ausgleichen der Verluste von Elektrolyten und Flüssigkeit. ■ Vermeiden von Wundsein im Stomabereich. ■ Ausgewogene, abwechslungsreiche, bedarfsangepasste Ernährung.

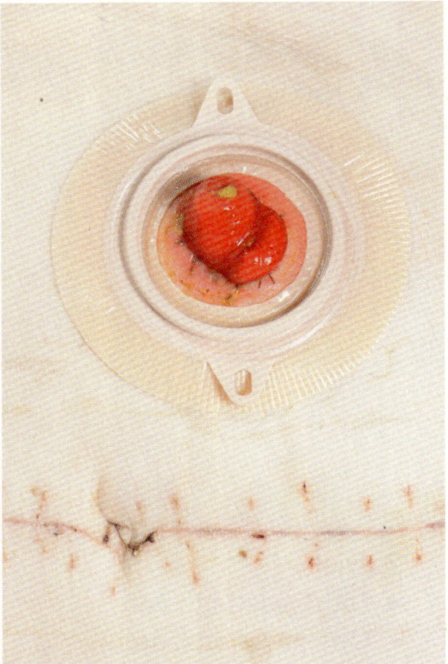

Künstlicher Darmausgang (Stoma)

Empfehlungen

- Gezielte Empfehlungen zur Ernährung sind nicht möglich. Jeder Patient/jede Patientin muss selber lernen, welche Wirkung das Essen auf die Konsistenz des Stuhles hat.
- Regelmäßige Essenszeiten, langsam essen, gut kauen, häufig kleine Mahlzeiten.
- Fasten legt den Darm nicht still und kann zur Bildung von Darmgasen führen.
- Flüssigkeitszufuhr außerhalb der Mahlzeiten.
- Zwischendurch auch Zusatznahrung.
- Gleichbleibender Entleerungsrhythmus, Tagesablauf ohne Hektik, körperliche Aktivitäten.
- Vermehrte Entleerung des Darminhaltes kann zur Mazeration der Haut in der Umgebung des Stomas führen.
- Bei Laktasemangel Milchzucker meiden.
- Beschwerdeprotokoll führen, um unverträgliche Lebensmittel auszuschalten – Leichte Vollkost ist gut geeignet.
- Achtung: Faserreiche, schlecht gekaute Lebensmittel (Sauerkraut, Orangenfruchtfleisch, faserreiches Fleisch, Trauben ...) können zu einer Stomablockade führen.
- Alkohol, Koffein, Nikotin wirken sich ungünstig aus.

Mazeration = Gewebe wird unter Wassereinwirkung und Luftabschluss (aber ohne Fäulnisbakterien) weich und zerfällt.

Aussichten: 50–75 % der Patienten mit Anus praeter können nach der Operation essen wie vorher.

Zusätzliche wichtige Empfehlungen bei Ileostomie:

- Ausreichende Flüssigkeits- und Kochsalzzufuhr.
- 3 l Flüssigkeit pro Tag (mindestens 1 l Urin pro Tag); maximal 1/2 l Fruchtsäfte! Verdünnte Säfte werden besser vertragen, wenn sie mit Haferschleim, Reisschleim, Leinsamenschleim oder Flohsamen angedickt werden.
- Quellende Lebensmittel und flüssigkeitsbindende Präparate wie Pektine (industriell gefertigte lösliche Ballaststoffe) sind hilfreich.
- 6–9 g Salz pro Tag, besonders Fleisch- und Gemüsebrühen.
- Besser Traubenzucker statt Haushaltszucker: Der erhebliche Wasserverlust aus dem Ileostoma kann durch Gabe von Traubenzucker verringert werden.
- Vitamine und Mineralstoffe bei Bedarf substituieren.

Wussten Sie, dass ...
150 g Glukose den Wasserverlust um einen Liter reduzieren?

Nahrungsmittel und ihre Wirkung	
Wirkungsweise	**Nahrungsmittel**
Stopfend	Weißbrot, Kartoffeln, Mais, Reis, Kekse, Sellerie, Rosinen, Nüsse, Kokosflocken, trockener Käse, Schokolade, Kakao, Rotwein, schwarzer Tee.
Blähend	Frisches Brot, Vollkornbrot, Kohl, Erbsen, Bohnen, Karfiol, Gurken, Zwiebeln, Bier, Kohlensäure.
Geruchsbildend	Pilze, Fisch, Käse, fettes Fleisch, Eier, Zwiebeln, Knoblauch, Spargel, Rhabarber, Bier, Kaffee, scharfe Gewürze.
Hautmazeration begünstigend	Scharfe Gewürze, Zitrusfrüchte (Saft), Laktoseintoleranz.
Abführend	Rohes Obst, Gemüse, Dörrobst, Erbsen, Bohnen, Kohl, Spinat, Fruchtsäfte, Mineralwasser, Zuckeraustauschstoffe, konzentrierte Alkoholika, fette Käsesorten, scharf gebratenes Fleisch, Zwiebeln.
Blähungshemmend	Preiselbeersaft, Heidelbeeren, Joghurt.
Geruchshemmend	Spinat, grüner Salat, Petersilie, Preiselbeeren, Heidelbeeren, Joghurt.
Meist problemlos	Weißbrot, Mais, Reis, Knäckebrot, Kartoffeln, Preiselbeeren, Heidelbeeren, Joghurt, Apfelmus, Karottenmus, Bananen, Tee.

4 Leber, Gallenblase und Gallenwege

Die Leber ist unser zentrales Stoffwechselorgan:

- Versorgt den Organismus mit Nährstoffen.
- Wirkt im Intermediärstoffwechsel.
- Synthetisiert die Galle.
- Entgiftet oder verändert Substanzen, die für den Körper schädlich oder nicht verwertbar sind.
- Speichert Vitamine (A, D, K, B-Komplex).
- Speichert Eisen als Ferritin.
- Glykogenspeicher.

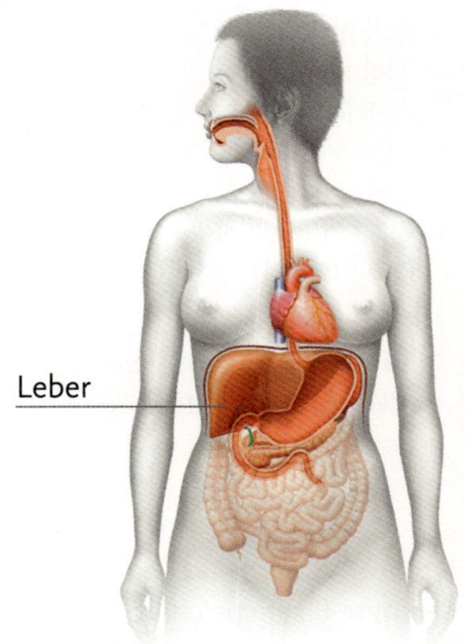

4.1 Akute und chronische Hepatitis (Entzündung der Leber)

Ursachen

- Verschiedene Viren, Alkohol, Drogen, Medikamente, Gifte.
- Bei 10–20 % lässt sich eine sichere Ursache nicht belegen.

Daraus ergeben sich Unterschiede in der Übertragung und Inkubationszeit.

Symptome

- Uncharakteristisches Vorstadium: Abgeschlagenheit, verminderte Leistung, Appetitlosigkeit, Übelkeit und unklare abdominelle Beschwerden.
- Krankheitsphase: Ikterus und möglicherweise Fieber.

Ikterus = Gelbsucht, hell- bis dunkelgelbe Hautfarbe infolge des Übertritts von Gallenbestandteilen ins Blut.

Diagnose

Durch serologische Tests.

Verlauf

Die Mehrzahl der Leberentzündungen heilt spontan aus.

Therapie

- Leichte Vollkost mit ausreichender Zufuhr von Kalorien bis hin zur Normalkost, sobald abdominelle Beschwerden und Appetitlosigkeit schwinden – nach dem allgemeinen Befinden richten.
- Striktes Alkoholverbot!

Bei einer chronischen Hepatitis haben sich Tocopherolgaben bewährt.

4.2 Fettleber

Krankheitsbild

Leberzellverfettung – bis 50 % der Leberzellen sind verfettet.

Ursachen

- Überernährung.
- Alkoholabusus.
- Hyperlipidämie (besonders erhöhte Tryiglyceride).
- Hochgradiger Proteinmangel.
- Lebertoxische Stoffe (organische Lösungsmittel, Medikamente ...).

Regelmäßiger, täglicher Konsum von Alkohol über eine Dauer von 10 Jahren kann die Gesundheit gefährden:
Mehr als 40–60 g reiner Äthylalkohol pro Tag beim Mann und 20 g reiner Äthylalkohol pro Tag bei der Frau sind gesundheitsgefährdend.

Beispiel:
1 l Wein mit ca. 12 Vol.-% Alkohol = 96 g Äthylalkohol.

Therapie

Grundsätzlich bildet sich die Fettleber bei Wegfall des schädigenden Faktors zurück.

- Überernährung → Körpergewicht normalisieren – 10 Regeln der DGE (siehe S. 19).
- Alkoholabusus → Alkohol strikt meiden.
- Eiweißmangelfettleber → hochwertiges Eiweiß zuführen.
- Hypertriglyceridämie (siehe S. 124).

Hämochromatose = genetisch bedingte Eisenspeichererkrankung; es liegt eine erhöhte Eisenaufnahme im oberen Dünndarm vor. Die Eisenüberladung führt zur langsam fortschreitenden Schädigung von Leber, Herz, Bauchspeicheldrüse, Hirnanhangsdrüse und Gelenken.

4.3 Leberzirrhose

Krankheitsbild

Untergang von Leberzellen (Nekrose) und Vermehrung von Bindegewebe.

Ursachen

- Alkoholismus (40–50 %).
- Vorausgegangene Virushepatitis.
- Primär biliäre Zirrhose.
- Hämochromatose.
- Morbus Wilson ...

Symptome

- Frühe Zeichen: Erbrechen, Appetitlosigkeit.
- Später kommt es zu Ikterus, zunehmender Schwäche, Ödemen, Aszites, gastrointestinalen Blutungen, Mangel an Gerinnungsfaktoren, Eisen- und Folsäuremangel, Gewichtsverlust, Pfortaderstauung (portale Hypertonie) mit Ösophagusvarizen, psychischen Veränderungen, Enzephalopathie.

Aszites = Bauchwassersucht, Ansammlung von seröser Flüssigkeit in der freien Bauchhöhle.

Ösophagusvarizen = Krampfadern in der Speiseröhre.

Enzephalopathie = Oberbegriff für hirnorganische Schädigungen. Darunter fallen sowohl toxisch bedingte als auch gefäßbedingte und alle anderen organischen Schädigungen.

Therapie

- Optimale Versorgung mit Nährstoffen und Energie sichern: ein um 25 % höherer Energiebedarf → 35 kcal/Tag/kg Körpergewicht; aufgrund des eingeschränkten Appetits und teilweiser Malabsorption sind Trinkzusatznahrungen erforderlich.
- Erhöhter Eiweißbedarf: 1–1,2 g pro kg Körpergewicht pro Tag.
- Individuelle Intoleranzen berücksichtigen.
- Strenges Alkoholverbot!

Ziele

- Ausgleichen von Abweichungen im Flüssigkeits- und Elektrolythaushalt.
- Unterstützung der Leberregeneration.
- Verhindern einer Malnutrition und des Abbaus von körpereigenem Eiweiß.
- Vermeidung einer Enzephalophathie.

Mangelernährung ist mit einer verminderten Überlebensrate verbunden.

Aszites und Ödeme

Therapie

- Diuretika.
- Kaliumreiche und kochsalzarme Kost (6 g pro Tag) wirken positiv.
- Flüssigkeitsbilanz.

Diuretika = harntreibende Mittel.

Hepatische Enzephalopathie

Mit Anstieg des Ammoniaks, Präkoma, Coma hepaticum.

Therapie

- Eine ausreichende Energiezufuhr ist lebensnotwendig.
- Ausreichende Eiweißzufuhr (1,2 g pro kg Körpergewicht).
- Im Akutstadium: Eiweißeinschränkung auf 0,5 g pro kg Körpergewicht für maximal 24 Stunden, danach Steigerung auf 1,2 g pro kg Körpergewicht.
- Eiweißreiche und kalorienreiche Trinknahrungen.
- In fortgeschrittenem Stadium (Coma hepaticum) parenterale Ernährung.
- Unterstützt wird die Behandlung durch Laxanzien, Laktulose, Sorbit oder lösliche Ballaststoffe, um die intestinale Produktion und Resorption von Toxinen (Ammoniak) zu vermindern.
- Nach TIPS: 0,8 g pro kg Körpergewicht.

TIPS (Transjugulärer intrahepatischer portosystemischer Shunt) = Methode, mit der ein Überdruck in der zur Leber führenden Pfortader durch Anlage einer Umleitung in der Leber abgebaut werden kann. In manchen Fällen ist der TIPS nur eine Übergangslösung, manchmal kann er aber auch die Zeit bis zur Notwendigkeit einer Lebertransplantation um Jahre verlängern.

Ösophagusvarizen

Therapie

- Mehrere, kleine, wenig voluminöse Mahlzeiten.
- Weiche Kost.
- Keine heißen Speisen und Getränke.

4.4 Cholelithiasis (Gallensteine)

Ursache

Gallenflüssigkeit wird von der Leber abgesondert, eingedickt und zwischen den Mahlzeiten in der Gallenblase gesammelt. Dort kann sie kristallisieren, sodass Steine entstehen. Gallensteine in der Gallenblase oder in den Gallenwegen können symptomlos vorkommen. Koliken werden ausgelöst, wenn sich ein Stein verklemmt oder der Druck steigt (besonders nach dem Essen fetter Speisen). Sie verursachen Schmerzen im rechten Oberbauch.

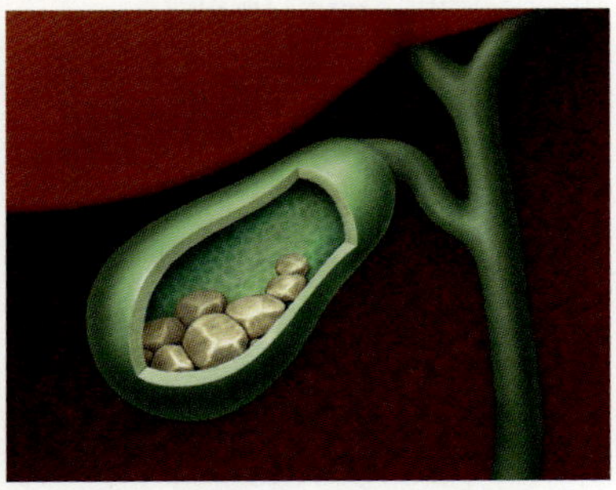

Wussten Sie, dass Gallensteine bei Frauen häufiger auftreten?

Folgen

- Verschlussikterus mit Leberzellschädigung, wenn der Gallengang verlegt ist.
- Begleitpankreatitis durch die Behinderung des Abflusses der gemeinsamen Einmündung (Gallengang/Pankreas) in das Duodenum.

Pankreatitis = Entzündung der Bauchspeicheldrüse.

Duodenum = Zwölffingerdarm.

Therapie

Entfernung der Gallenblase (nicht nur der Steine).

Ernährung
- Ohne Beschwerden: keine diätetischen Maßnahmen.
- Sonst Leichte Vollkost.

Ernährung nach Cholezystektomie (Entfernung der Gallenblase)
Es besteht eine direkte Gallensekretion.
- Nach dem postoperativen Kostaufbau kann wieder alles gegessen werden.
- Individuelle Unverträglichkeiten beachten.

Prävention von Gallensteinen
- Übergewicht vermeiden bzw. vorhandenes Übergewicht langsam senken. Keine Gewichtsschwankungen!
- Reduktion des Fettanteils in der Nahrung.
- Ballaststoffreiche Kost (bevorzugt aus Getreide).

5 Bauchspeicheldrüse (Pankreas)

Die Bauchspeicheldrüse hat eine endokrine Funktion (Hormone Insulin und Glucagon) und eine exokrine Funktion (Bauchspeichel mit Verdauungsenzymen). Täglich werden 2 l Bauchspeichel (Pankreassaft) produziert und abgegeben.

5.1 Akute Pankreatitis (Entzündung der Bauchspeicheldrüse)

Krankheitsbild

Selbstverdauung (Autodigestion), ausgelöst durch Aktivierung von inaktiven, gespeicherten Verdauungsenzymen.

Ursachen

- Gallenwegserkrankungen (Gallensteine).
- Alkoholabusus.
- Hyperlipidämien
- Hyperkalzämie bei Hyperparathyreoidismus ...

Hyperkalzämie = erhöhter Kalziumspiegel im Blut.

Hyperparathyreoidismus = Durch eine Überfunktion der Nebenschilddrüse kommt es zu einer Überproduktion des Parathormons. Dies führt zu einem vermehrten Knochenabbau und damit zu einem erhöhten Blutkalziumwert. Die Knochen werden demineralisiert und schmerzen. Der Körper scheidet das Kalzium über die Niere aus, wodurch Nierensteine entstehen können.

Symptome

- Akute, heftige Schmerzen im Oberbauch (5–10 % schmerzfrei).
- Übelkeit, Erbrechen.
- Erhöhte Pankreasenzyme im Serum (obwohl Lipase und Amylase nichts über die Schwere des Verlaufes aussagen).
- Erhöhte Entzündungswerte im Serum = CRP.
- Bei schweren Fällen Schocksymptomatik (Blutdruckabfall, akutes Nierenversagen, Gefahr eines Ileus).

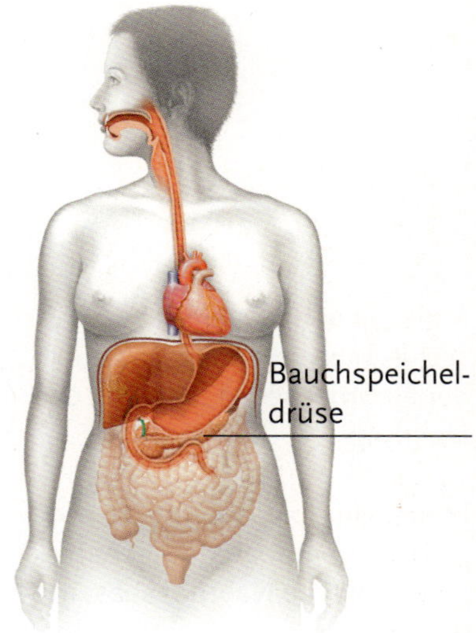

Ileus = Darmverschluss.

Therapie

- Bei leichter ödematöser Pankreatitis haben parenterale und enterale Ernährung im Verlauf keinen positiven Effekt ergeben. Nur Flüssigkeit und Elektrolyte werden parenteral zugeführt. Normal ernährte Patienten brauchen keine spezielle Ernährungstherapie.
- Bei schwerer nekrotisierender Pankreatitis wird eine frühe enterale Ernährung binnen 48 Stunden empfohlen (jejunale Sondenlage, ernährt mit niedermolekularer Formeldiät, kontinuierlich über 24 Stunden mit Pumpe). Wenn eine enterale Ernährung nicht möglich ist oder die benötigte Kalorienzufuhr nicht erreicht wird, wird mit parenteraler Ernährung kombiniert.

Bei Rückgang der Schmerzen erfolgt ein oraler Kostaufbau innerhalb von drei bis sieben Tagen mit einer kohlenhydrat- und proteinreichen, fettarmen Diät.

Formen der Pankreatitis
- **Leichte (ödematöse) Form:** Drei Viertel der Betroffenen erholen sich nach Nahrungskarenz in wenigen Tagen.
- **Schwere (nekrotisierende) Form:** hohe Mortalität (20–50 %).

Enterale Ernährung wurde lange als gefährlich betrachtet. Das Konzept der Ruhigstellung und der primäre Einsatz parenteraler Ernährung sind jedoch mittlerweile überholt.

Oraler Kostaufbau	
Stufe 1: Nahrungskarenz	Keine orale Nährstoff- und Flüssigkeitszufuhr.
Stufe 2: Kohlenhydrate	Gesüßter Tee; Zwieback; Marmelade; Honig; Schleimsuppe, zubereitet aus Wasser und Stärke; Mehl; Grieß; Haferflocken oder Reis, nur gesalzen; kleine Mengen Karottenmus; evtl. Rote-Rüben-Saft; Kartoffelbrei mit Wasser; Gemüsebrei; Fruchtmus; fettlose Teigwaren.
Stufe 3: Fettarmes Protein	Magertopfen, fettarme Milchprodukte, Schinken, mageres zartes Fleisch, fettarmer Fisch.
Stufe 4: Ballaststoffe	Ballaststoffreiche Lebensmittel, Kartoffeln, Gemüse; größere Portionen.
Stufe 5: Fettzulage in kleinen Portionen	Langsam steigende Zugabe von Fett (Butter, Pflanzenöl) – Fetttoleranz beobachten – eventuell MCT-Fett geben, Käse und Milchprodukte (fettarm), Ei, Fleisch und Fisch.
Stufe 6: Leichte Vollkost	Unter Berücksichtigung von Intoleranzen; 6–8 kleine Mahlzeiten.

Nach Abheilen ist eine Diät nicht mehr notwendig, ein lebenslanger Verzicht auf Alkohol und Nikotin ist aber unumgänglich.

5.2 Chronische Pankreatitis

Krankheitsbild

Fortschreitender Untergang von Gewebe, der zur exokrinen und endokrinen Pankreasinsuffizienz führt. Bis zu 90 % des Pankreasparenchyms können zerstört sein, ohne dass klinische Zeichen auftreten.

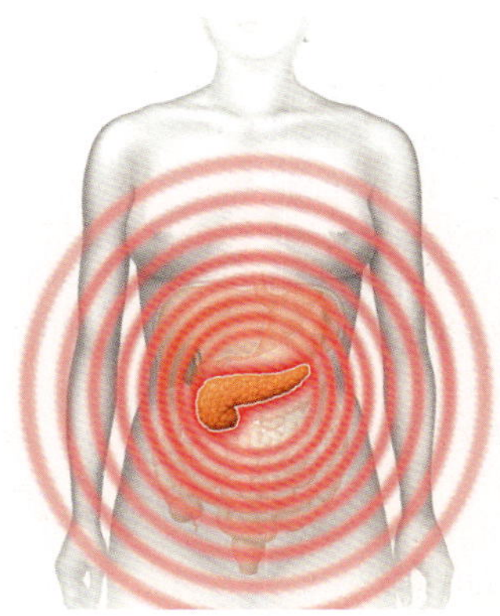

Folgen

Ungenügende Ausnützung der Nährstoffe (vor allem von Fett) und eventuell sekundärer Diabetes mellitus (siehe S. 116 ff.).

Symptome

- Schmerzen im Oberbauch (15–20 Minuten nach Speisenaufnahme) mit häufiger Ausstrahlung zum Rücken, verbunden mit Übelkeit und Erbrechen.
- Maldigestion und Malabsorption.
- Blähungen, Durchfall, Steatorrhö.
- Gewichtsverlust.
- Glukosetoleranzstörung.

Maldigestion = lateinisch „schlechte Verdauung“, Störung der enzymatischen Spaltung der Nahrung.

Malabsorption = lateinisch „schlechte Aufnahme“, bereits aufgespaltene Nahrungsbestandteile werden nur vermindert durch die Darmwand in die Lymph- oder Blutbahn aufgenommen.

Steatorrhö = Fettstuhl.

Ursachen

- Chronischer Alkoholabusus (80 %).
- Chronische Gallenwegsinfekte.

Therapie

- Leichte Vollkost unter Berücksichtigung individueller Intoleranzen.
- Leicht verdauliche Fette, eventuell MCT-Fette (werden kaum mehr verwendet).
- Ballaststoffarm (Ballaststoffe absorbieren Enzyme und vermindern die Aufnahme der Nährstoffe).
- Häufige kleine Mahlzeiten, um genügend Kalorien aufzunehmen.
- 10–15 % der Patienten benötigen zusätzlich eine orale Zusatznahrung aufgrund einer verminderten Nährstoffaufnahme.
- Supplementierung von Pankreasfermenten, abgestimmt auf die Fettzufuhr.
- Keine kalten Lebensmittel und Getränke.
- Mahlzeiten langsam und in Ruhe einnehmen, gut kauen.
- Kein Alkohol!

Die Art der Resektion – Pankreasschwanz oder Pankreaskopf – beeinflusst die Therapie!

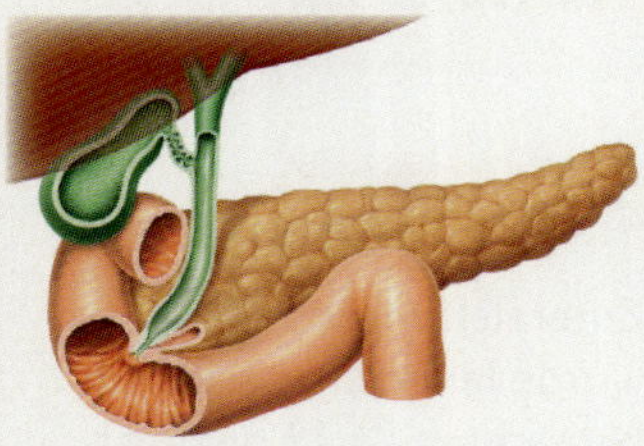

Kopfteil	Schwanzteil
Zu wenig Enzyme für die Verdauung ↓ Lipasemangel ↓ Unzureichende Fettverdauung ↓ Anpassung der Fettzufuhr in Kombination mit Pankreasenzymsubstitution	Ausfall des endokrinen Teils ↓ Insulinpflichtiger Diabetes ↓ Erhebliche Schwankungen des Blutzuckers

Das Ziel der Therapie ist, einen adäquaten Ernährungszustand zu erreichen und Mangelzustände zu verhindern. Bei Defiziten müssen fettlösliche Vitamine (A, D, E, K) sowie andere Mikronährstoffe supplementiert werden.

Partielle Pankreatektomie (teilweise Entfernung der Bauchspeicheldrüse)

Therapie

Gleiche diättherapeutische Grundsätze wie bei einer chronischen Pankreatitis.

Verlauf

Häufig weitgehende Regeneration des Drüsengewebes.

Totale Pankreatektomie (totale Entfernung der Bauchspeicheldrüse)

Therapie

- Exakte diätetische und medikamentöse Betreuung!
- Insulintherapie und entsprechend angepasste Kost (fehlende Glucagon-Produktion und eingeschränkte Verdauungsfunktion führen zu vermehrten Hypoglykämien → häufige Blutzuckerkontrollen sind wichtig).
- Vorsicht bei Alkohol – Gefahr einer Unterzuckerung.
- Substitution von Pankreasfermenten, abgestimmt auf die Fettzufuhr.
- Leichte Vollkost, evtl. Einsatz von MCT-Fetten (werden kaum mehr verwendet seit es Pankreasfermente gibt).

Pankreasfermente liefern Lipase, die in Lipaseeinheiten berechnet wird. Für die Verdauung von 1 g Fett sind ca. 2 000 Lipaseeinheiten nötig.

Exkretorische Pankreasinsuffizienz

- Ist ein postoperatives Problem nach Teilresektion oder Insuffizienz.
- Entwickelt sich langsam bei chronischer Pankreatitis.

Ab einem bestimmten Zeitpunkt kommt es zu einer Funktionseinbuße der exokrinen Enzymaktivität im oberen Dünndarm und damit zu einer unzureichenden Nährstoffausnutzung und/oder einem Ausfall des endokrinen Pankreas.

Ziele erreicht?

1. Was begünstigt eine Refluxösophagitis bzw. welche Ursachen kennen Sie? Geben Sie entsprechende Ernährungsempfehlungen.
2. Beschreiben Sie die Ernährungstherapie bei akuter Gastritis.
3. Welche Therapie findet bei Ulcus ventriculi und Ulcus duodeni Anwendung?
4. Was verstehen Sie unter Früh- und Spätdumping-Syndrom? Welche Ernährungsempfehlungen geben Sie?
5. Erklären Sie entsprechende Maßnahmen und den Kostaufbau bei akuter Diarrhö.
6. Warum kann Diarrhö für Säuglinge und Kleinkinder lebensgefährlich werden?
7. Erklären Sie die Ernährungstherapie bei Zöliakie. Welche Lebensmittel sind zu meiden, welche sind erlaubt?
8. Welche Ernährungsempfehlungen geben Sie bei einer erworbenen Laktoseintoleranz?
9. Wie sieht der Kostaufbau in der Adaptionsphase und die Dauerkost in der Stabilisationsphase beim Kurzdarmsyndrom aus?
10. Beschreiben Sie Ernährungsempfehlungen bei Fruktoseintoleranz (Anfangsphase/Dauerernährung).
11. Wie sieht die Ernährung bei Morbus Crohn/Colitis ulcerosa in der akuten bzw. beschwerdefreien Phase aus?
12. Welche Nahrungsmittel sind bei chronischer Obstipation besonders verdauungsfördernd?
13. Geben Sie Ernährungsempfehlungen bei Divertikulose.
14. Welche Lebensmittel wirken für manche Patienten mit Stoma stopfend, abführend, blähend oder begünstigen Hautmazerationen?
15. Welche Maßnahmen empfehlen Sie bei einer Fettleber?
16. Welche Ernährungsziele sind bei Leberzirrhose anzustreben?
17. Erklären Sie die Ernährungstherapie bei hepatischer Enzephalopathie.
18. Beschreiben Sie den oralen Kostaufbau bei akuter Pankreatitis.
19. Erörtern Sie die Ursachen einer chronischen Pankreatitis. Welche Therapie würden Sie anordnen?

Stoffwechselerkrankungen

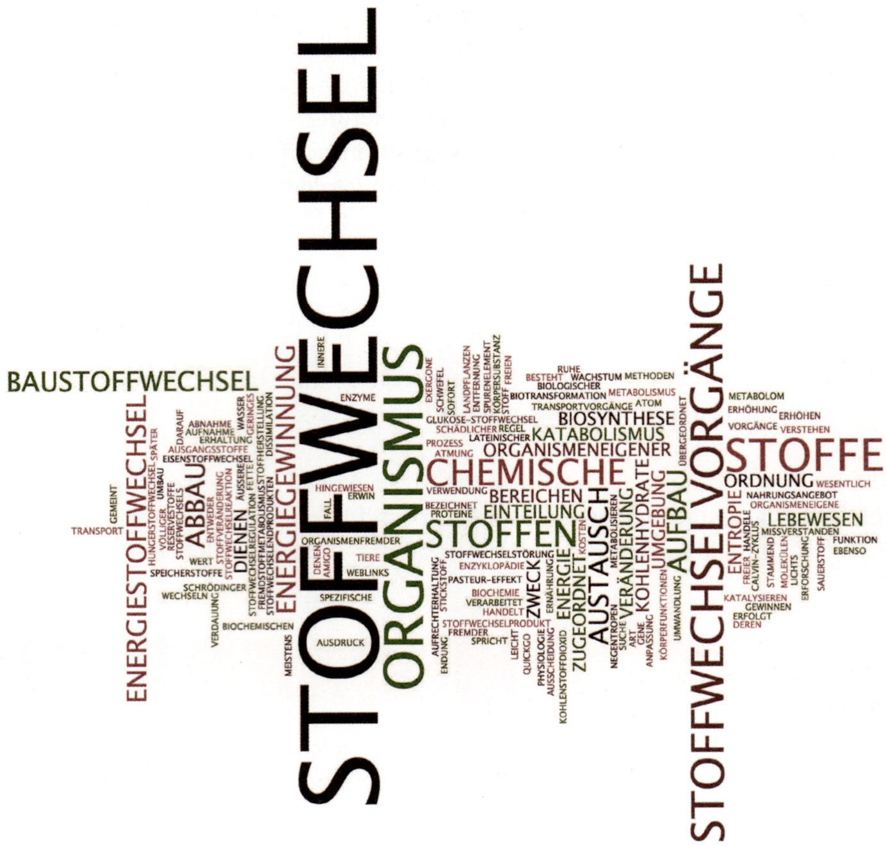

Wussten Sie, dass ...
in Notzeiten Stoffwechselerkrankungen sehr selten sind?

Unter Stoffwechsel versteht man alle chemischen Umsetzungen von Stoffen in unserem Körper. Dazu zählen neben der chemischen Zerlegung der Nahrung im Zuge der Verdauung der Auf-, Um- und Abbau von körpereigenen Stoffen sowie die Gewinnung der Energie, die für energieerfordernde Prozesse benötigt wird.

Bei Stoffwechselerkrankungen liegt eine Störung im Kohlenhydrat-, Fett- oder Eiweißstoffwechsel vor. Häufig entstehen sie durch überzogene Nahrungsaufnahme. Man nennt sie deshalb auch Wohlstandskrankheiten.

Meine Ziele

Nach Bearbeitung dieses Kapitels kann ich

- die wichtigsten Stoffwechselerkrankungen beschreiben;
- die häufigsten Ernährungsfehler erkennen und Ernährungsziele definieren;
- ernährungstherapeutische Maßnahmen zur Behandlung verschiedener Stoffwechselerkrankungen setzen.

1 Übergewicht

1.1 Adipositas (Fettleibigkeit)

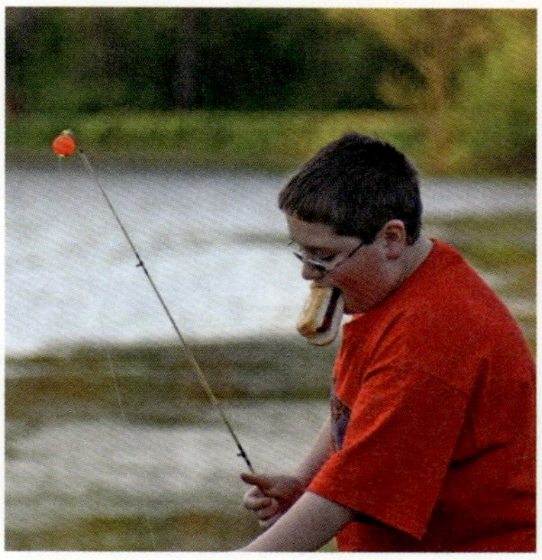

Unter Übergewicht versteht man eine über das Normalmaß hinausgehende Steigerung des Körpergewichtes.

Klassifikation von Untergewicht, Übergewicht und Adipositas bei Erwachsenen (nach WHO 2004)		
Kategorie	**BMI (kg/m²)**	**Broca-Übergewicht (in %)**
Untergewicht	< 18,5	–
Normalgewicht	18,5–24,9	–
Übergewicht	25–29,9	–
Adipositas Grad I (mäßig)	30–34,9	0–20
Adipositas Grad II (deutlich)	35–39,9	20–70
Adipositas Grad III (extrem)	über 40	über 70

Wussten Sie, dass ...
in den Industrieländern Übergewicht die häufigste Ernährungsstörung bei Kindern und Jugendlichen ist?
Laut dem österreichischen Ernährungsbericht 2012 sind 24 % der 7- bis 14-jährigen Schülerinnen und Schüler übergewichtig oder adipös.

Bewertung nach der Fettverteilung (Waste-to-Hip-Ratio) als Risikofaktor für das metabolische Syndrom:
- Männer < 1
- Frauen < 0,85

Bewertung nach dem Bauchumfang:
- Männer < 100 cm
- Frauen < 88 cm

- **Androider Typ:** abdominelle Fettverteilung (Apfeltyp), anfälliger für Stoffwechselstörungen und kardiovaskuläre Komplikationen.
- **Gynoider Typ:** Gesäß-Oberschenkel-Fettverteilung (Birnentyp), anfälliger für Varizen und orthopädische Veränderungen.

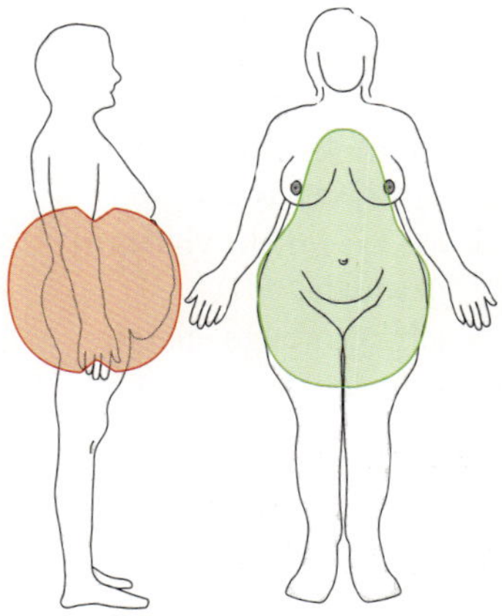

Apfel- und Birnentyp

Ursachen

- Positive Energiebilanz.
- Genetische Veranlagung.
- Störungen im Essverhalten.
- Mangelnde Bewegung.
- Psychologische Aspekte.
- Medikamente (Kortison, Hormonpräparate).
- Erkrankungen hormonproduzierender Organe (Tumore der Nebenniere, Schilddrüsenunterfunktion).
- Oft niedriger Energiestoffwechsel (Jo-Jo-Effekt, siehe S. 114).
- Ein erhöhter Insulinspiegel im Blut verändert das Hunger- und Sättigungsgefühl.

Folgeleiden

Herz-Kreislauf-System
- Mehrbelastung.
- Vermehrte Retention von Wasser und Natrium, die Hypertonie begünstigt.
- Varizen, Venenzirkulationsstörungen.
- Adipositas wirkt kaum atherogen, andere metabolische Risikofaktoren und Fettverteilung sind zu beachten.

Lungenfunktion
Chronischer Sauerstoffmangel, Hyperventilation bis hin zum Schlaf-Apnoe-Syndrom.

Atherogen = Arterienwand mit Ablagerungen.

Hyperventilation = übermäßige Steigerung der Atmung über den Körperbedarf hinaus.

Schlaf-Apnoe-Syndrom = lautes Schnarchen mit nächtlichen Atempausen, ruheloser Schlaf, tagsüber Schläfrigkeit; während des Schlafens erschlafft die Muskulatur, die Atemwege werden verschlossen und es kommt zu Atemstillständen von unterschiedlicher Dauer.

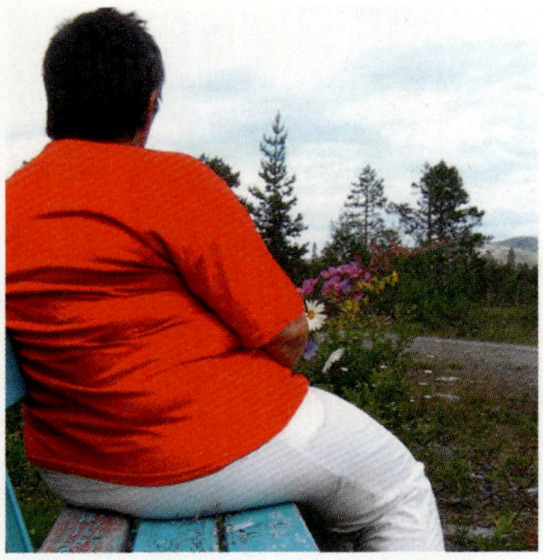

Gerade in unserer Gesellschaft, die Schlankheit zum Ideal erkoren hat, werden stark Übergewichtige leicht zu Außenseitern

Positive Essregeln
- Ich esse täglich zwei Stück Obst.
- Ich trinke vor der Mahlzeit ein Glas Wasser.
- Ich esse mehr Vollkornprodukte.
- Ich bevorzuge energiefreie Getränke.
- Ich halte mich an fixe Essenszeiten und plane meine Mahlzeiten.
- Ich esse bewusst, langsam und kaue jeden Bissen ausgiebig.
- Ich konzentriere mich nur auf mein Essen (fixer Platz, keine Zeitung, kein Fernsehen ...).
- Ich nehme nur eine Portion auf den Teller und richte das Essen appetitlich an.
- Ich schreibe eine Einkaufsliste und gehe nur satt einkaufen.

Den nationalen Aktionsplan können Sie unter www.napbewegung.at downloaden.

Diabetes mellitus (siehe S. 116 ff.)
- Übergewicht ist der größte Risikofaktor für die Entstehung des Diabetes mellitus Typ II.
- Adipöse haben nüchtern einen erhöhten Insulinspiegel (3- bis 4-mal höher), der Heißhunger bewirkt.
- Gleichzeitig haben sie eine Insulinresistenz (geringere Empfindlichkeit auf Insulin).

Andere Störungen
- Fettstoffwechselstörungen mit Erhöhung des LDL-Cholesterins (siehe S. 122 f.) und der Triglyceride (erhöhtes Herz-Kreislauf-Risiko).
- Fettleber.
- Gicht.
- Veränderte Zusammensetzung der Gallenflüssigkeit begünstigt Gallensteine.
- Orthopädische Veränderungen.
- Hauterkrankungen (Pilze).
- Seelische Konflikte durch gesellschaftliche Diskriminierung.

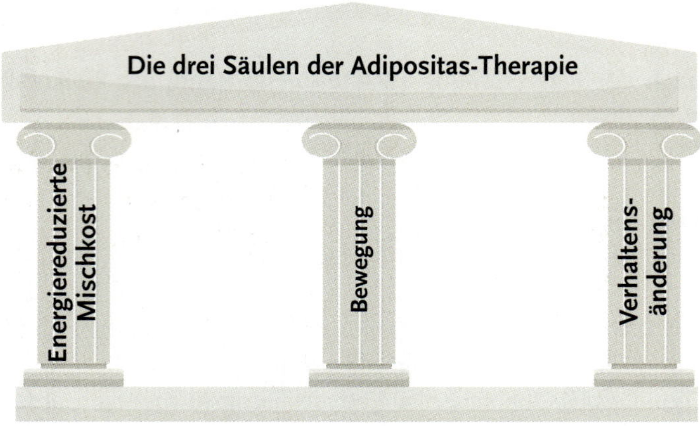

Therapie

Langfristige Erfolge können nur mit einer konsequenten und dauerhaften **Umstellung von Ernährung und Lebensstil** erzielt werden.
- Energiereduzierte Mischkost.
- Bewegung.
- Verhaltensänderung.

Energiereduzierte Mischkost
- Angepasste Energiezufuhr: Energieverbrauch um ein Drittel unterschreiten. Je nach Alter, Größe, Geschlecht, körperlicher Tätigkeit entspricht dies 1 000–2 000 kcal pro Tag.
- Ausgewogene Nährstoffverteilung: 55–60 % Kohlenhydrate, 25–30 % Fett, 10–15 % Eiweiß.
- Fettreduzierte Kost: 50–70 g pro Tag (besonders auf versteckte Fette achten, fettarme Zubereitung wählen, günstiges Fettsäuremuster).
- Ballaststoffreiche Kost: hoher Sättigungswert, reguliert die Verdauung.
- Rasch resorbierbare Kohlenhydrate einschränken.
- Die zehn Regeln der DGE (siehe S. 19) beachten.

Bewegung
- Ausreichend Bewegung, Ausdauersportarten täglich für mindestens eine halbe Stunde.
- Der Bedarf an Energie steigt an.
- Muskeln werden aufgebaut, der Grundumsatz wird erhöht.
- Training vermittelt ein positives Körpergefühl.

Verhaltensänderungen – Warum? Wie? Was? Wie viel?
- Gewohnheiten erkennen und bewusst machen.
  - Essverhalten analysieren (Ernährungsprotokoll).
  - Psychosoziales Umfeld berücksichtigen.
- Gewichtskontrolle einmal pro Woche (Verlaufskurve anlegen), Gewichtsabnahme höchstens 1–2 kg pro Monat.
- Was ist am bisherigen Verhalten zu ändern?
- Wie erlerne ich das neue Verhalten? Um nicht in alte Gewohnheiten zurückzufallen, muss das Essverhalten schrittweise umgestellt werden.
- Ziele und Erwartungen individuell und realistisch festlegen.
- Essanlass überprüfen – Essen von emotionalen Auslösern trennen.
- Selbstkontrolle statt Fremdkontrolle.

Psychosoziales Umfeld = Familie, Arbeit, Gemeinschaftsverpflegung ...

1.2 Welche Diäten werden propagiert und wie sind sie zu bewerten?

Totales Fasten, Nulldiät

Methode:
Täglich 3 l kalorienfreie Flüssigkeit, Mineralstoffe und Vitamine.

Bewertung:
- Überholt, ernährungsmedizinisch sehr fraglich – Essverhalten und Essgewohnheiten werden nicht geändert.
- Gesundheitliche Risiken – nur unter stationären Bedingungen max. 100 Tage.
- Das Resultat ist nicht nur ein Gewichtsverlust, sondern vor allem eine verminderte Leistung durch Abbau von Körpereiweiß, ein Anstieg der Harnsäurewerte und eine mögliche Übersäuerung (Azidose) des Blutes.

Was bewirken medikamentöse Therapien?
- Sie beeinflussen die Appetit- und Sättigungsregulation,
- wirken stoffwechselsteigernd und
- hemmen die intestinale Nährstoffausnutzung.

Chirurgische Therapieverfahren werden erst ab einem BMI > 40 gemacht, wie z. B.:
- Gastric banding (Magenband),
- Gastroplastik,
- Magenbypass.

Modifiziertes Fasten – Formuladiäten

Methode:
- Industriell hergestellte Nährstoffgemische mit konstantem Nährstoffgehalt als Pulver, Granulat oder Riegel.
- Der Brennwert sollte zwischen 800 und 1 200 kcal pro Tag liegen.
- Ausreichende Flüssigkeitszufuhr (mindestens 1 1/2–2 l pro Tag).

Bewertung:
- Der Mindestbedarf an essenziellen Nährstoffen ist gedeckt – die Methode kann also ohne Risiko so lange durchgeführt werden, bis das Normalgewicht erreicht ist.
- Abhängigkeit von kommerziellen Produkten.
- Eintönigkeit.
- Die Tatsache, nicht kauen zu können, wird oft als störend empfunden.
- Essverhalten und -gewohnheiten werden ohne begleitende Diätberatung nicht geändert.

Diäten mit extremen Nährstoffrelationen, Außenseiterdiäten

Beschreibung:
Werden erfolgreich vermarktet („Dicke Geschäfte mit Dicken").
- Kohlenhydratbetonte Diäten: Kartoffeldiät, Brotdiät.
- Kohlenhydratarme, relativ fettreiche Reduktionskost: Atkinsdiät, Low Carb Diet (die Harnsäure steigt an, der Heißhunger wird gefördert).
- Trennkost nach Hay, Fit for Life.

Bewertung:

- Kostformen mit extremen Nährstoffrelationen, meist sehr einseitig.
- Ernährungsmedizinisch abzulehnen.
- Kurzfristige Radikalkuren bringen keinen Dauererfolg. Das Essverhalten und die Essgewohnheiten werden nicht geändert.

Gute Therapieerfolge wurden mit ganzheitlichen interdisziplinären Langzeittherapieprogrammen gemeinsam mit Ärztinnen/Ärzten, Diätologinnen/Diätologen, Psychologinnen/Psychologen, Physiotherapeutinnen/-therapeuten und Sportwissenschaftlerinnen/-wissenschaftlern erzielt.

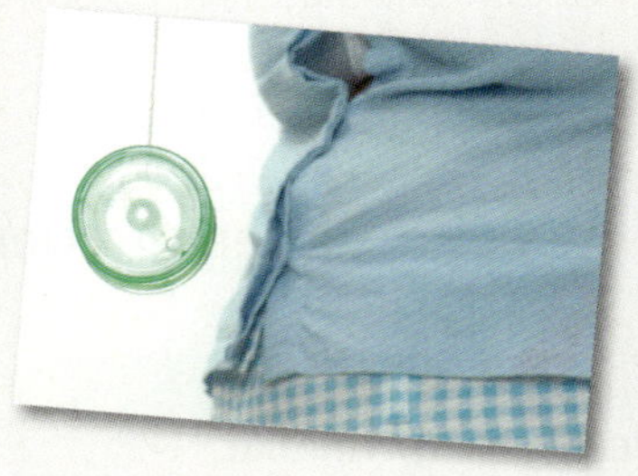

Häufige Crash-Diäten – was passiert?
Das Gewicht wird durch extreme Diäten verringert, der Grundumsatz sinkt, da der Körper seinen Bedarf reduziert. Sobald man wie vor der Diät isst, steigt das Körpergewicht an, meist etwas höher, als das Ausgangsgewicht war. Der bekannte **Jo-Jo-Effekt** ist eingetreten. Die Folgen sind eine immer schwieriger werdende Gewichtsreduktion, begleitet von großem Frust.

2 Untergewicht und Essstörungen

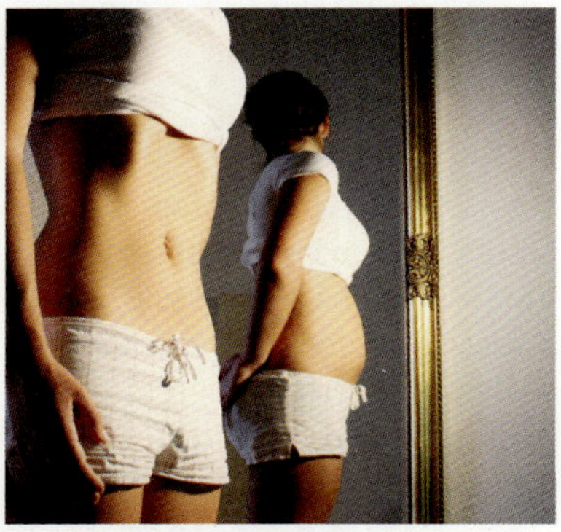

Magersüchtige leiden unter einer verzerrten Körperwahrnehmung

Untergewicht ist definiert ab einem BMI unter 18,5 beziehungsweise 20 % unter dem Normalgewicht (siehe dazu auch „Erhebung des Ernährungsstatus“, S. 74 f. und „Ernährung im Alter“, S. 161 ff.).

Durch eine gestörte Kontrolle des Essverhaltens kommt es zu Abweichungen vom normalen Körpergewicht – man spricht von sogenannten **Essstörungen.**

2.1 Anorexia nervosa (Magersucht)

Tritt gehäuft in der Pubertät und vorwiegend bei Frauen auf.

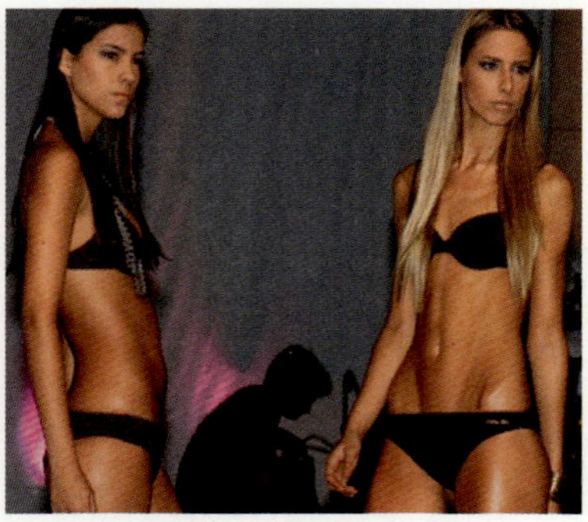

Extrem magere Models aus Medien und Werbung verzerren unseren Blick für normales, gesundes Schlanksein. Die Angst, dem gängigen Schönheitsideal nicht zu entsprechen, ist oft der Beginn einer Essstörung.

Krankheitsbild

- Untergewicht.
- Furcht vor Gewichtszunahme, verzerrte Körperwahrnehmung.
- Kein Leidensdruck, Gewichtsverlust vermittelt ein höheres Selbstwertgefühl; es kann sich aber auch eine depressive Symptomatik entwickeln.
- Körperliche und geistige Leistung bleiben trotz massiver Gewichtsverluste über lange Zeit erhalten; sogar gesteigerte körperliche Aktivität.
- Betroffene streben nach Besonderheit und möchten nicht als krank betrachtet werden, Einsicht in Bezug auf die Krankheit entsteht erst spät oder gar nicht.
- Nichtessen ist Ausdruck von Protest, Stärke, inneren Konflikten und gleichzeitig Waffe.

Körperliche Störungen

- Nach erheblicher Reduktion der Körperfettdepots kommt es in späterem Verlauf zum Proteinmangel mit Elektrolytstörungen (vor allem Hypokalämie) → kardiale Veränderungen.
- Störungen im Hormonhaushalt (z. B. Aussetzen der Menstruation) → Entwicklung von Osteoporose (siehe S. 144 f.).
- Abnahme des Blutdrucks.
- Untertemperatur.

Kardial = das Herz betreffend.

Therapie

- Vorsichtiges Steigern der Nahrungszufuhr; energieangereicherter Kostaufbau, der auf individueller Leichter Vollkost basiert; die Energiezufuhr liegt anfangs nur knapp über dem Grundumsatz = 25 kcal/kg Normalgewicht.
- Evtl. Antidepressiva.
- Verhaltenstherapie, bei starkem Untergewicht stationär in spezialisierter Einrichtung.

2.2 Bulimie (Ess-Brech-Sucht)

Oft unentdeckt, da die Patienten mit dem Gewicht im Normalbereich liegen.

Krankheitsbild

- Essattacken, essen („fressen") oft riesige Mengen, mindestens zweimal pro Woche über einen Zeitraum von drei Monaten.
- Kontrollverlust.
- Andauernde, übertriebene Beschäftigung mit Figur und Gewicht.
- Um eine Gewichtszunahme zu verhindern, greifen Betroffene regelmäßig zu Maßnahmen wie selbst ausgelöstem Erbrechen, Gebrauch von Abführmitteln, strengen Diäten usw.
- Starker Leidensdruck: Orientierung an anderen, wollen gefallen, Patienten verurteilen sich selbst und fühlen sich hoffnungslos, schuldig und depressiv; sie fürchten, abgelehnt und verlassen zu werden.

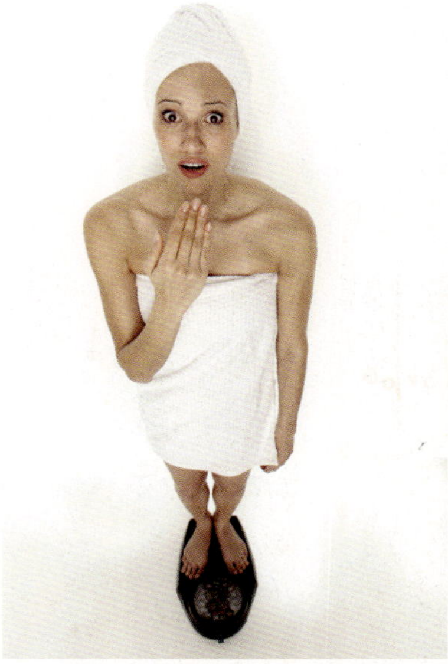

Bei Bulimiepatienten kreisen die Gedanken ständig um Figur und Gewicht

Körperliche Störungen

- Elektrolytstörungen (vor allem Hypokaliämie) → kardiale Veränderungen.
- Zahnschäden, Schwellung der Speicheldrüsen und Speiseröhrenentzündung infolge des Erbrechens von saurem Magensaft.
- Hormonelle Störungen ähneln denen der Anorexia nervosa, sind jedoch in der Regel weniger stark ausgeprägt.

Schätzungen zufolge leiden 2–4 % der weiblichen Bevölkerung in Westeuropa und Nordamerika an Bulimie.

Therapie

- Verhaltenstherapie mit dem Ziel der Wiederherstellung eines normalen Essverhaltens.
- Defizite der Stressverarbeitung ausgleichen.
- Evtl. Antidepressiva.

Unter **Orthorexia nervosa** wird eine übermäßige Beschäftigung mit gesunder Ernährung verstanden.

Nach Untersuchungen von Spitzer (1993) liegt die Häufigkeit der Binge-Eating-Disorder bei der normalen Bevölkerung zwischen 2 und 5 %. Bei adipösen Menschen sind laut Studie 30 % davon betroffen.

2.3 Binge-Eating-Disorder

Wiederholte Essattacken, bei denen nicht auf gewichtsregulierende Maßnahmen zurückgegriffen wird.

Krankheitsbild

- Regelmäßige Essanfälle, mindestens zweimal pro Woche über einen Zeitraum von sechs Monaten.
- Verzehr von großen Nahrungsmengen, oft ohne Hungergefühl, bis sich Betroffene unangenehm voll fühlen.
- Kontrollverlust.
- Schnelles, oft heimliches Essen.
- Patienten fühlen sich nach den Essattacken angeekelt, depressiv oder schuldig, bis hin zur Verzweiflung.
- **Kein Kompensationsverhalten** durch Erbrechen, abführende Maßnahmen, Fasten oder exzessiven Sport.

Körperliche Störungen

Übergewicht durch hohe Energiezufuhr.

Therapie

- Verhaltenstherapie mit dem Ziel der Wiederherstellung eines normalen Essverhaltens.
- Behandlung der zugrunde liegenden seelischen Konflikte.
- Evtl. Antidepressiva.

3 Diabetes mellitus

Diabetes = griechisch, bedeutet „durchfließen".

Mellitus = lateinisch, bedeutet „honigsüß". Daher wird Diabetes mellitus auch im allgemeinen Sprachgebrauch als Zuckerkrankheit bezeichnet.

Diabetes mellitus ist eine Störung des Kohlenhydrat-, aber auch des Fett- und Eiweißstoffwechsels.

Ursachen

- Verminderte oder fehlende Insulinproduktion.
- Synthese eines strukturell veränderten Insulins.
- Insulin kann an der Zelle nicht oder nicht ausreichend wirken.

Insulin ist ein Hormon des Pankreas, das den Blutzuckerspiegel senkt (vgl. auch S. 28). Fehlt Insulin oder kann es die Wirkung nicht entfalten, so steigt der Blutzuckergehalt im Blut.

- **Blutzuckerwert bei Gesunden:** nüchtern 60–100 mg/dl , nach einer Mahlzeit bis 140 mg/dl.
- **Harnzucker:** wenn der Blutzucker ca. 180 mg/dl übersteigt (Nierenschwelle).
- **HbA1c-Wert:** Hämoglobin, das an Glukose gebunden ist; ist ein Maß für den Blutzuckerwert der letzten 8 bis 12 Wochen.
  Bei Gesunden: zwischen 4,6 % und 5,6 %
  Erhöhtes Diabetesrisiko: zwischen 5,7 % und 6,4 %
  Diabetes mellitus: ≥ 6,5 %

Ein Diabetiker mit einem HbA1c-Wert
- von < 6,5 % ist optimal,
- von < 7 % ist zufriedenstellend und
- von > 7,5 % ist schlecht eingestellt.

Gestörte Glukosetoleranz	Erhöhte Blutglukosewerte nur unter besonderen Belastungen (z. B. Glukosetoleranztest, Infektion, Schwangerschaft).
Manifester Diabetes mellitus	■ **Typ 1** (IDDM oder juveniler Diabetes) und ■ **Typ 2** (NIDDM oder Erwachsenen-/Altersdiabetes).

IDDM = Insulin Dependent Diabetes Mellitus.

NIDDM = Non Insulin Dependent Diabetes Mellitus.

3.1 Einteilung des manifesten Diabetes mellitus

Die Einteilung wurde 1997 von der amerikanischen Diabetesgesellschaft in Abstimmung mit der WHO getroffen.

Klassifikation	Diagnosekriterien
I	■ Diabetes mellitus Typ 1. ■ Zerstörung der Beta-Zellen, was zum absoluten Insulinmangel führt, meist immunologische Ursache.
II	■ Diabetes mellitus Typ 2. ■ Insulinresistenz mit relativem Insulinmangel bis zum Sekretionsdefizit mit Insulinresistenz.
III	■ Andere, meist seltene Diabetestypen (z. B. durch fortgeschrittene Pankreatitis, Pankreasteilresektion, Hämochromatose).
IV	■ Gestationsdiabetes.

Hämochromatose = genetisch bedingte Eisenspeichererkrankung; es liegt eine erhöhte Eisenaufnahme im oberen Dünndarm vor. Die Eisenüberladung führt zur langsam fortschreitenden Schädigung von Leber, Herz, Bauchspeicheldrüse, Hirnanhangsdrüse und Gelenken.

Gestationsdiabetes = Schwangerschaftsdiabetes.

Symptome

Treten bei Erstmanifestation oder bei schlechter Einstellung des Stoffwechsels auf:

- Hoher Blutzucker (Hyperglykämie), führt zu Glukosurie.
- Harnflut (Polyurie).
- Starkes Durstgefühl (Polydipsie).
- Müdigkeit, Mattigkeit, Abgeschlagenheit durch Eiweiß- und Fettverlust.
- Juckreiz, Hautveränderungen.
- Schlechte Wundheilung.
- Ungewollter Gewichtsverlust.
- Sehstörungen.
- Ketoazidotisches Coma diabeticum.

Glukosurie = Urinzucker; ist ein Überschuss an Zucker, der nicht mehr im Körper verwertet und mit dem Urin ausgeschieden wird. Ein gesunder Mensch hat normalerweise keinen Zucker im Urin.

Ketoazidotisches Coma diabeticum (hyperglykämische Entgleisung) = schwere Stoffwechselentgleisung mit extrem hohen Blutzuckerwerten und Übersäuerung des Körpers; typische Anzeichen dafür sind Benommenheit bis tiefe Bewusstlosigkeit, obstartiger Geruch der Atemluft, tiefe Atmung und Polyurie.

Ziele der Diabetesbehandlung

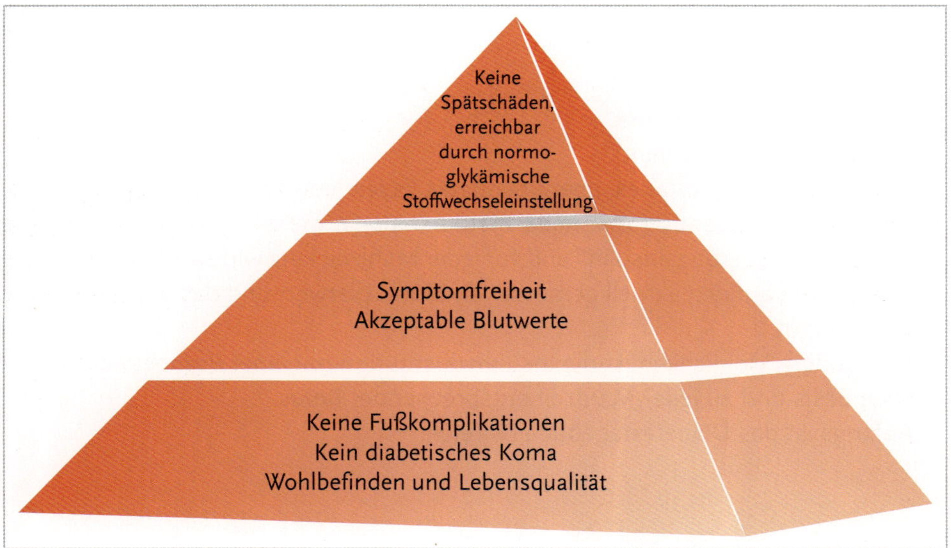

Typ I		Typ II
Absoluter Insulinmangel	Insulin	Meist relativer Mangel oder Mangel an Insulinrezeptoren/Insulinresistenz
Immer insulinpflichtig	Therapie	Übergewichtige, können meist rein diätetisch eingestellt werden
Akut	Beginn	Schleichend
Meist im Kindesalter, aber grundsätzlich in jedem Alter möglich	Alter	Mittleres/höheres Alter In letzter Zeit leiden aber auch immer mehr übergewichtige Kinder und Jugendliche daran.
Gewichtsverlust, Polyurie, Durst	Beschwerden	Meist geringe Beschwerden: Juckreiz, Müdigkeit, Polyurie, Durst
Schlanke Menschen	Typ	90 % sind langjährig adipös

3.2 Therapie

Ziele sind:
- Möglichst normale Blutzuckerwerte.
- Blutfette im Normalbereich.
- Angemessene Energiezufuhr.
- Blutdruck im Normalbereich.

Eine **ausgeglichene Bilanz** zwischen Nährstoffzufuhr und Insulin (endogen oder Fremdinsulin) bzw. zwischen blutzuckerregulierenden Medikamenten und körperlicher Aktivität ist das Therapieziel.

Diabetes mellitus Typ 1

1. Entsprechende Insulinverabreichung (Pen, Pumpe).
2. Schulung zur eigenverantwortlichen Selbstkontrolle (Blutzucker, Aceton, entsprechende Aufzeichnungen, regelmäßige Kontrollen beim Diabetologen).
3. Essen an Insulinsubstitution anpassen: bedarfsdeckende Energiezufuhr mit 45–50 % Kohlenhydraten (berechnen nach BE, überlegte Auswahl), 30 % Fett, 10–15 % Eiweiß.
4. Bewegung.

BE = Broteinheit, Näheres dazu auf S. 120.

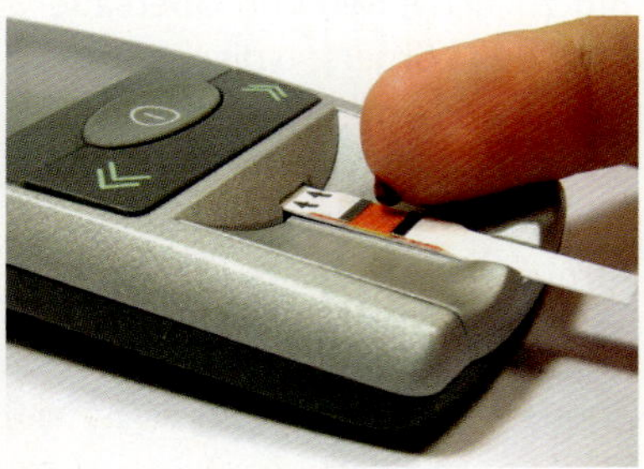

Beim Blutzucker-Schnelltest wird durch einen kleinen Stich in die Fingerkuppe ein Bluttropfen abgenommen und auf einen Teststreifen aufgetragen. Dieser Streifen wird in das Blutzuckermessgerät gesteckt, das den Zuckergehalt auswertet und anzeigt.

Insulintherapie

Intensivierte Insulintherapie
- Häufige Selbstkontrollen.
- Freie Kostwahl, spontanes, aber überlegtes Essen jederzeit möglich.
- Morgens und abends (bzw. neue Insulinanaloga, die 24 Stunden wirken) fixe Menge „Verzögerungsinsulin“ und vor jeder Mahlzeit kurz wirksames Insulin – die Menge wird auf den aktuell gemessenen Blutzuckerwert und das geplante Essen abgestimmt.
- Eine andere Möglichkeit ist die Insulinsubstitution mit einer Pumpe. Kontinuierliche Basis und zu jeder Mahlzeit entsprechender Bolus.
- Anfangs ist das Diabetestagebuch hilfreich.

Konventionelle Insulintherapie

- Diabetesgerechte Kost, das Essen muss auf den Wirkungsverlauf des Insulins abgestimmt werden.
- Zwei- bis dreimal täglich ein Mischinsulin.
- Zeitliche und quantitative Regelung der Mahlzeiten mit fixer BE-Verteilung.

NIS = nahe **n**ormoglykämische **I**nsulin**s**ubstitution = Basis-Bolus-Therapie.
FIT = **f**unktionelle **I**nsulin**t**herapie.
ICT = **i**ntensivierte **k**onventionelle **I**nsulintherapie.
CSII = **k**ontinuierliche **s**ubkutane **I**nsulin**i**nfusionstherapie (Pumpe).
CT = **k**onventionelle **I**nsulintherapie.

Diabetes mellitus Typ 2

1. Diabetesgerechte Kost oder energiereduzierte Mischkost (Insulinresistenz verschwindet durch Gewichtsreduktion).
2. Bewegung.
3. Medikamente nur, wenn durch Ernährungstherapie keine zufriedenstellenden Werte erreicht werden.
4. Optimale Blutdruckeinstellung.
5. Normalisierung des Fettstoffwechsels.

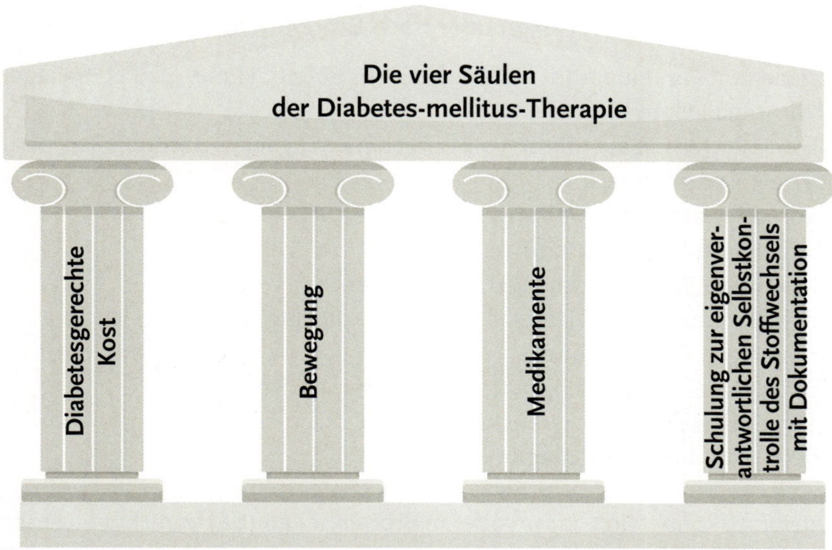

Diabetesgerechte Kost

Allgemeine diätetische Prinzipien.

1. Grundsätzlich gelten die 10 Regeln der DGE (siehe S. 19).
2. Zwischenmahlzeiten sind nur bei Sulfonylharnstoffen und konventioneller Insulintherapie notwendig; 3–6 Mahlzeiten über den Tag verteilt sind empfehlenswert.
3. Verteilung der Nährstoffe: 45–60 % Kohlenhydrate, 30–35 % Fett, 10–15 % Eiweiß.

Alle Zuckerarten und Stärke sind Kohlenhydrate. Der Körper wandelt Kohlenhydrate zu Glukose um. Je mehr und je schneller Kohlenhydrate ins Blut kommen, umso höher kann der Blutzucker steigen (glykämischer Index, siehe S. 26).

Diabetesgerechte Kost

Zuckerhältige Nahrungsmittel

- Obst (Fruktose, Glukose)
- Zucker, Süßigkeiten, Marmelade, Limonade (Saccharose)
- Milch, Buttermilch, Joghurt, Sauermilch, Kefir, Molke (Laktose)
- Bier, auch alkoholfreies Bier (Maltose)

Stärkehältige Nahrungsmittel

- Getreide und alle Getreideprodukte: Mehl, Grieß, Brot, Teigwaren, Reis, Mais, Haferflocken, Knabbergebäck
- Hülsenfrüchte, Kartoffeln
- Nüsse, Samen

Leitfaden zur Diabetesernährung von EASD (European Association for the Study of Diabetes)

- Begrenzung von gesättigten Fettsäuren und gehärteten Fetten (fettarme Lebensmittel, selten Fertiggerichte, Süßigkeiten, Knabbereien).
- Ungesättigte Fettsäuren bevorzugen (Salzwasserfisch, Rapsöl, Olivenöl).
- Ballaststoff- und vitaminreich (Hülsenfrüchte, Obst, Gemüse, Vollkorn).
- Haushaltszucker in moderater Menge möglich (maximal 10 % der täglichen Energie).
- Alkohol in Maßen erlaubt (Frauen 1/8 l, Männer 1/4 l Wein), jedoch **kein Alkohol** bei Adipositas, Hypertonie, Hypertriglyceridämie, fortgeschrittener Neuropathie ...
- Diät- oder Diabetikerlebensmittel sind nicht nötig.

Nahrungsmittel, die keine oder geringe Mengen an Kohlenhydraten enthalten, sind erlaubt – Fett und Kalorien sind jedoch zu beachten

- Viel Gemüse, Salate, Pilze und Hülsenfrüchte.
- Mäßig Nüsse und Samen.
- Mageres Fleisch (100–150 g/Portion – nur 2- bis 3-mal pro Woche).
- Magere Wurstwaren (2- bis 3-mal pro Woche 50 g).
- Fisch (2-mal pro Woche – kalte und warme Fischgerichte).
- Käse (bis 35 % F. i. T.), Topfen.
- Mäßig Eier (3–4 pro Woche).
- Mäßig Butter, Öl.
- Klare Suppen mit Gemüse.
- Süßstoffe.
- Mineralwasser, Tee, Kaffee, manche Light-Getränke.

Nahrungsmittel mit langsam resorbierbaren Kohlenhydraten sind auf mehrere Mahlzeiten zu verteilen oder nach Broteinheiten zu berechnen

- Getreide und Getreideprodukte (Perlweizen, Bulgur, Hirse, Dinkel, Beilagen aus Vollkornmehl, Getreideflocken ...).
- Vollkorn-, Roggen-, Bauernbrot, Vollkorngebäck mit ganzen Körnern, Pumpernickel.
- Naturreis, Langkornreis.
- Vollkornteigwaren, Hartweizengrießteigwaren.
- Kartoffeln und Kartoffelprodukte.
- Cashewnüsse, Maroni, Pinienkerne, Pistazien.
- Obst, evtl. naturtrüber Fruchtsaft (max.1/8 l pro Tag).
- Gemüsemais, Gemüsesäfte.
- Milch, Joghurt, Sauermilch, Buttermilch, Kefir, Molke.
- Zucker, Süßigkeiten, Zuckeraustauschstoffe.
- Diabetikerprodukte laut Etikette.

Kohlenhydrate können in Gramm oder in **Broteinheiten (BE)** berechnet werden. Die BE ist eine Hilfsgröße.

Broteinheit = die Menge eines Nahrungsmittels, die 10–12 g an verwertbaren Kohlenhydraten enthält.

1 BE entpricht

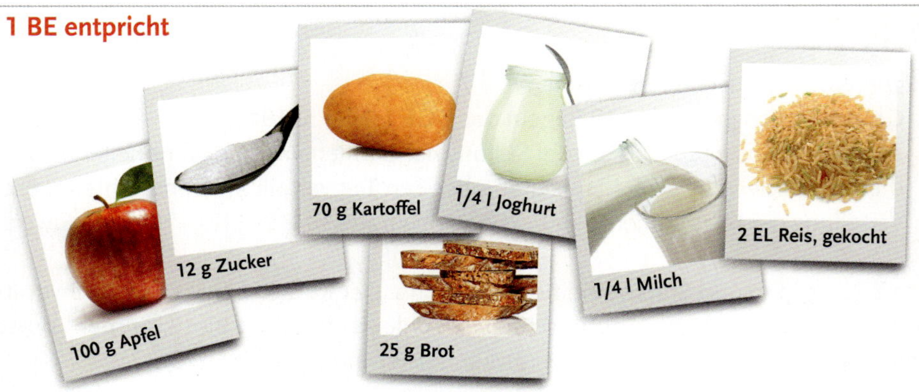
100 g Apfel
12 g Zucker
70 g Kartoffel
1/4 l Joghurt
25 g Brot
1/4 l Milch
2 EL Reis, gekocht

Nur bei Behandlung mit Insulin ist eine Kohlenhydratberechnung notwendig!

Kurz sättigende, ballaststoffarme Kohlenhydrate mit darauf folgendem raschen Blutzuckeranstieg – max. 10 % des Energiebedarfes

- Weißbrot, Toastbrot (auch Mehrkorntoastbrot), Fladenbrot, Semmeln und andere Weißgebäcksorten, Striezel, Zwieback, Reiswaffeln, leicht verdauliche Knäckebrotvarianten, Kuchen, Kekse, Mehlspeisen.
- Rundkornreis, Risottoreis, Beilagen aus Weißmehl.
- Eierteigwaren, Reisnudeln.
- Kartoffelpüree (besonders Instantprodukte).
- Obst- und Gemüsesäfte.

Rasch resorbierbare Kohlenhydrate stark einschränken bzw. meiden – nur „verpackt" in Nahrungsmitteln

- Haushaltszucker, Honig.
- Gezuckerte Getränke meiden – ausgenommen bei Hypoglykämie (Limonaden, Sirup, gezuckerte Instantgetränke, Energy-Drinks, Eistee, Süßmost, Fruchtsäfte, Fruchtnektare, Milch- und Molkegetränke, „Wellness"-Getränke = Mineralwässer mit Geschmacksstoffen und Zuckerzusatz).
- Getrocknetes Obst, kandierte Früchte, gezuckerte Obstkonserven meiden.
- Zucker in isolierter Form meiden, wie z. B. in Getränken, Zuckerln (Bonbons) oder gezuckertem Kompott.

Was Diabetiker über Alkohol wissen müssen

- Alkohol liefert viel Energie (Gewichtsprobleme).
- In ärztlicher Absprache können kleine Mengen trockener Wein, ausgegorener Most, ein kleiner Cognac, Whisky oder klarer Schnaps zu den Mahlzeiten erlaubt werden.
- Ungünstig sind zuckerhältige Getränke wie Bier (speziell alkoholfreies Bier), süße Weine (Eiswein, Dessertwein), Liköre, Cocktails, Aperitifs und Longdrinks.
- Alkohol hemmt in größeren Mengen die Zuckerneubildung und -ausschüttung aus der Leber – somit steigt die Hypogefahr bei Insulintherapie /Sulfonylharnstoffen.
- Alkohol hemmt den Fettabbau.

Tipps für Diabetiker zum Thema Alkohol

- Alkoholische Getränke nur mit einer kohlenhydratreichen Mahlzeit zu sich nehmen.
- Akzeptable Menge bei Frauen max. 1 Drink pro Tag, bei Männern max. 2 Drinks pro Tag (1 Drink = 1/8 l Wein oder 0,3 l Bier oder 2 cl Schnaps).
- Verzicht auf süße Alkoholika.
- Für alkoholische Getränke kein Insulin spritzen.
- Blutzuckerspiegel in regelmäßigen Abständen beobachten.
- Blutzucker vor dem Schlafengehen messen.

Diabetikernahrungsmittel sind nicht notwendig

- Fett- und Kohlenhydratgehalt beachten.
- Zuckeraustauschstoffe sind nicht empfehlenswert.

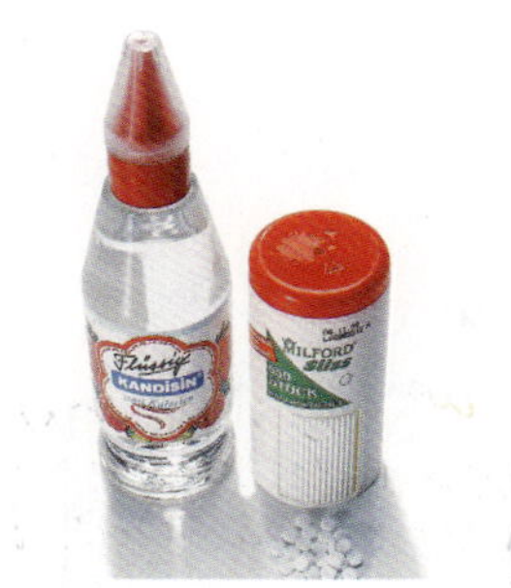

Süßstoff

Möglichkeiten zum Süßen

Zuckeraustauschstoffe (Diabetikerzucker)	Süßstoffe
Arten	**Arten**
Fruktose, Sorbit, Xylit, Mannit, Isomalt, Maltit, Lactit	Saccharin, Cyklamat, Aspartam, Acesulfam-K, Thaumatin, Neohesperidin-DC, Sucralose, Stevia
Eigenschaften	**Eigenschaften**
▪ Süß wie Saccharose (Haushaltszucker) ▪ 1 g = 2–4 kcal ▪ Langsamerer Blutzuckeranstieg ▪ Evtl. Durchfälle ▪ Kein Nebengeschmack	▪ Wesentlich süßer als Saccharose ▪ Keine Kalorien ▪ Kein Blutzuckeranstieg ▪ Keine Durchfälle ▪ Evtl. metallischer Beigeschmack
Form	**Form**
Pulver	Flüssig, Tabletten, Streusüßen

Bewegung und Sport

Senken den Blutzuckerspiegel und verbessern die Stoffwechsellage.

- Bewegung und Sport verbrennen Zucker ohne Insulin.
- Sport-Broteinheit einplanen oder die Insulinmengen entsprechend anpassen.
- Für eine halbe Stunde Sport durchschnittlich eine Broteinheit zusätzlich.

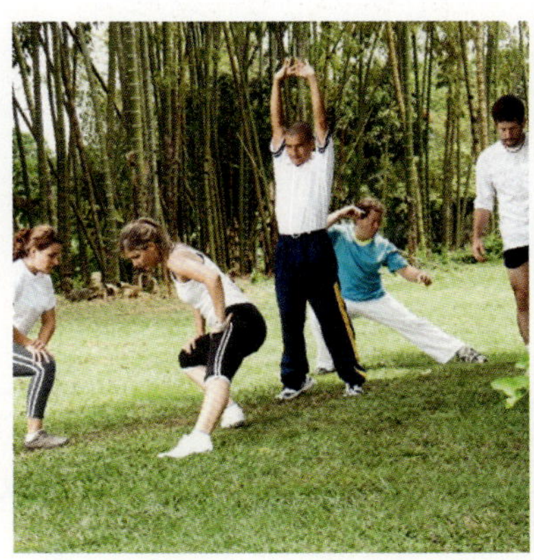

Bewegung hilft mit, den Blutzuckerspiegel zu senken

Hypoglykämie (zu niedriger Blutzuckerspiegel)

Anzeichen

- Nervös, zittrig, flatterig.
- Schweißausbruch, Heißhunger.
- Weiche Knie.
- Kopfschmerzen, Konzentrationsstörungen.
- Blass, aggressiv, verwirrt.

Ursachen

- Zu viel Tabletten (Sulfonylharnstoffe) bzw. Insulin verabreicht.
- Zu wenig oder zu spät Kohlenhydrate gegessen.
- Außergewöhnliche körperliche Bewegung ohne richtige Vorkehrungen (Sport-BE).
- Alkohol in großen Mengen (und möglicherweise Essen gespart).

Maßnahmen

1. Blutzucker messen.
2. Je nach Höhe des Blutzuckers sofort 1–2 BE rasch resorbierbare Kohlenhydrate. Ungeeignet sind: Schokolade, Light-Getränke, Diabetikernahrungsmittel oder süße Speisen mit viel Fett, da Fett die Kohlenhydratresorption verzögert.
3. Bewegung einstellen und hinlegen oder hinsetzen.

Beispiele für die Behandlung einer Hypoglykämie (je nach Wert)
- 40 mg/dl Blutzucker: 1 BE Traubenzucker und 1 BE Brot ohne Belag oder 1/8 l Limonade bzw. Fruchtsaft und 1 BE Brot.
- 60 mg/dl Blutzucker: 1 BE Brot oder 1 BE Obst.

Körper stellt selbst Cholesterin her. Man kann daher nicht wirklich zu wenig haben (aber) leicht zu viel!

4 Hyperlipoproteinämien (HLP) oder Hyperlipidämien (Fettstoffwechselstörungen)

Cholesterin, Triglyceride und Phosphatide werden – an Eiweiß gebunden – als Lipoproteine im Blut transportiert. Cholesterin ist ein fettähnlicher Stoff, der in tierischen Nahrungsmitteln vorkommt.

⚠ Bei Cholesterinwerten bis 240 mg/dl sind zusätzliche Risikofaktoren zu beseitigen. Weiters ist auf eine gesunde Ernährung bei Normalgewicht zu achten.

Unterschieden werden
- VLDL = Lipoproteine sehr niederer Dichte (triglyceridreich).
- LDL = Lipoproteine niederer Dichte (cholesterinreich).
- HDL = Lipoproteine hoher Dichte (phosphatidreich).

VLDL = Very Low Density Lipoprotein.

LDL = Low Density Lipoprotein.

HDL = High Density Lipoprotein.

Wünschenswerte Blutfettwerte		
Cholesterin	< 200 mg/dl	optimal
LDL-Cholesterin	< 100 mg/dl 100–130 mg/dl	optimal (bei Diabetes mellitus) ausreichend (ohne Risikofaktoren)
HDL-Cholesterin	> 60 mg/dl > 40 mg/dl	optimal ausreichend
Triglyzeride	< 150 mg/dl 150–200 mg/dl	optimal (bei Diabetes mellitus) ausreichend (ohne Risikofaktoren)

welches ② gut – böse – ist welches?

→ siehe leichte Vollkost!
→ Regeln der gesunden Ernährung!

Nicht das Gesamtcholesterin, sondern der Anteil an LDL steigert das Arterioskleroserisiko. Das HDL hat eine protektive Wirkung.

Man unterscheidet zwischen **primärer** und **sekundärer Hyperlipidämie.**

Therapeutische Klassifikation bei primären Hyperlipidämien:
- Hypercholesterinämie.
- Hypertriglyceridämie.
- Kombinierte (gemischte) Hyperlipidämie.

Die Mehrzahl der Hyperlipidämien resultiert aus einer Kombination von erblichen und ernährungsbedingten Faktoren und kann mithilfe diätetischer Maßnahmen korrigiert werden.

Sekundäre Hyperlipidämien sind Begleiterscheinungen verschiedener Erkrankungen (Diabetes mellitus, chronische Niereninsuffizienz, nephrotisches Syndrom, Alkoholabusus, Cholestase, Hypothyreose ...) oder treten nach Einnahme bestimmter Medikamente (Diuretika, Betablocker, Antibabypille) auf.

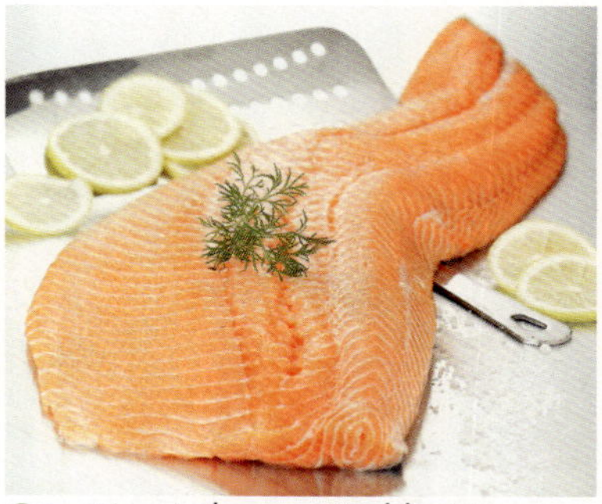

Günstige Lebensmittel bei Hyperlipidämie sind neben Olivenöl, Vollkornprodukten, Obst, Gemüse und Hülsenfrüchten auch Kaltwasserfische, wie z. B. Makrele, Hering und der hier abgebildete Lachs.

Hypothyreose = Schilddrüsenunterfunktion.

4.1 Hypercholesterinämie (erhöhter Cholesterinspiegel)

Therapie

Entsprechende Lebensweise, um LDL zu senken und HDL zu steigern:
- 10 Regeln der DGE (mediterrane Kost).
- BMI im Normalbereich.
- Gesamtfett auf 30 kcal-% senken, auf ausgewogenes Fettsäuremuster achten (gesättigte Fettsäuren 7–10 %, einfach ungesättigte Fettsäuren 10–15 %, mehrfach ungesättigte Fettsäuren 7–10 %).
- 2–3 Fischmahlzeiten (100–200 g pro Portion) pro Woche, reich an Omega-3-Fettsäuren, vorwiegend im Fett von Kaltwasserfischen, wie z. B. Makrele, Lachs, Hering enthalten.
- Transfettsäuren reduzieren.
- Cholesterinmenge < 300 mg pro Tag (oder 2 100 mg pro Woche).
- Komplexe Kohlenhydratlieferanten bevorzugen, besonders lösliche Ballaststoffe erhöhen (Pektine).
- Ausreichende Zufuhr von
  - Antioxidantien wie Vitamin E, C, ß-Carotin,
  - Phytosterinen, Flavonoiden, Sulfiden,
  - Vitamin B_6, B_{12} und Folsäure, um einem hohen Homocysteinspiegel vorzubeugen.
- Bewegung steigern, regelmäßiges Ausdauertraining.
- Nikotin vermeiden.

Wann ist HDL niedrig?	Wann ist HDL höher?
■ Bei Männern. ■ Bei periphären Störungen der Durchblutung. ■ Bei Rauchern. ■ Bei Diabetes mellitus. ■ Bei Adipositas. ■ Durch Mangel an Bewegung. ■ Erblich bedingt.	■ Bei Frauen vor der Menopause. ■ Bei einer Östrogentherapie. ■ Bei regelmäßigem körperlichem Training. ■ Alkoholkonsum (maximal 20–30 g/Tag). ■ Bei bestimmten Bevölkerungsgruppen (Inuit, Neuseeländer). ■ Erblich bedingt.

Der positive Effekt ungesättigter Fettsäuren kommt erst dann zum Tragen, wenn die Gesamtfettzufuhr die wünschenswerte Menge von 30 kcal-% überschreitet. Liegt die Gesamtfettzufuhr unter 30 kcal-%, verliert das Fettsäuremuster an Bedeutung.

Homocystein = bildet sich im Eiweißstoffwechsel aus der Aminosäure Methionin. Das giftige Zwischenprodukt Homocystein wird bei Gesunden bei ausreichender Versorgung mit Vitamin B_6, Folsäure und Vitamin B_{12} rasch in die Aminosäure Cystein umgewandelt und weiter verstoffwechselt. Erhöhte Homocysteinwerte im Blut schädigen Herz und Blutgefäße.

Personen mit erhöhtem Infarktrisiko sollten – falls größere Mengen Kaffee getrunken werden – Filterkaffee bevorzugen (beinhaltet weniger Diterpene, die das Homocystein im Blut ansteigen lassen).

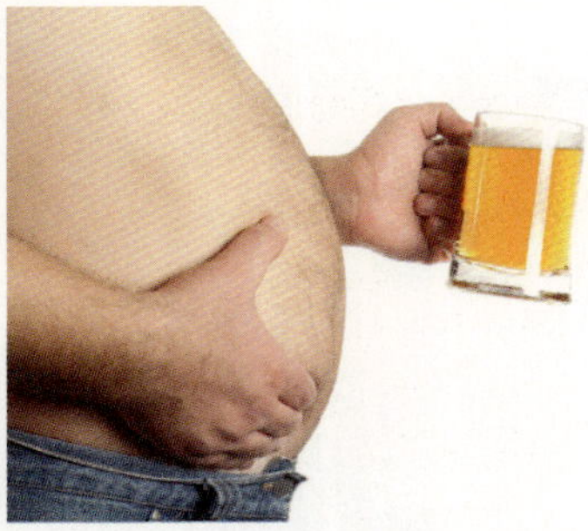

Auf Alkohol sollte bei Hypertriglyceridämie verzichtet werden

4.2 Hypertriglyceridämie

Ist häufig die Folge von Fettsucht, Alkoholabusus oder Diabetes mellitus. Werden diese Ursachen erfolgreich behandelt, normalisieren sich in den meisten Fällen die Triglyceridwerte.

Therapie

Es gelten die Grundsätze wie bei Hypercholesterinämie, zusätzlich sollten folgende Punkte berücksichtigt werden:
- Verzicht auf Alkohol.
- Meiden von Zucker, zuckerhältigen Lebensmitteln und Zuckeraustauschstoffen (Fruktose, Sorbit, Xylit).
- Regelmäßiger Verzehr von Omega-3-Fettsäuren.

5 Herz- und Kreislauferkrankungen

Das Herz sorgt für die Zirkulation des Blutes.

5.1 Herzinsuffizienz

Das Herz ist nicht mehr in der Lage, die notwendige Blutmenge in die Körperperipherie zu pumpen. Als Folge treten kardiale Ödeme auf.

Empfehlung

- Natrium einschränken (< 6 g Kochsalz/Tag, dies entspricht 2,5 g Na).
- Flüssigkeit bilanzieren.

Cholesterin = Risikofaktor
Herz-Kreislauf-Erkrankungen sind heute mit über 50 % die häufigste Todesursache in Österreich. Ursache ist Arteriosklerose.

5.2 Arteriosklerose (Atherosklerose, Arterienverkalkung) und Infarkt

Krankheitsbild

Arteriosklerose ist eine Veränderung der Blutgefäße, die über viele Jahre entsteht und zunächst unerkannt verläuft. An den Arterienwänden lagern sich Cholesterin, Fettsäuren und Kalk ab. Dadurch verdicken und verhärten die Gefäßwände („Verkalkung"). Sie verlieren ihre Elastizität und der Gefäßdurchmesser verengt sich zunehmend. Die Folge: Das Blut kann nicht mehr ungehindert fließen.

Die häufigsten und schwersten Folgen arteriosklerotischer Gefäßveränderungen sind Infarkt und Schlaganfall.

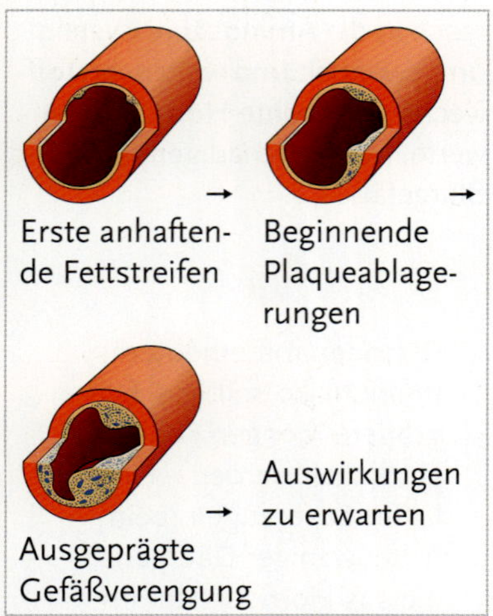

Verengtes Blutgefäß, Entstehung einer Arteriosklerose

Risikofaktoren erster Ordnung können für sich alleine die Entwicklung begünstigen:
- Hypercholesterinämie (siehe S. 123).
- Hypertriglyceridämie.
- Rauchen.
- Hypertonie (siehe S. 125 f.).

Risikofaktoren zweiter Ordnung wirken in Kombination mit einem oder mehreren Faktoren:

- Diabetes mellitus (siehe S. 116 ff.).
- Adipositas (siehe S. 111 ff.).
- Bewegungsmangel.
- Hyperurikämie (siehe S. 126 f.).
- Stress „high drive" (Verhaltensmuster A = aggressiv, Geltungsdrang, extrovertiert).
- Ovulationshemmer.

Die unterschiedliche Neigung zu arteriosklerotischen Gefäßveränderungen ist auch genetisch festgelegt.

Wussten Sie, dass ...
Übergewicht häufig zur Erhöhung der Triglyceride und/oder des LDL-Cholesterins sowie zur Verminderung des HDL-Cholesterins führt? Ein hohes Arterioskleroserisiko ist die Folge.

Prävention

- 10 Regeln der DGE, Normalgewicht.
- Regelmäßige Bewegung.
- Blutfettwerte im Normbereich.
- Normale Blutdruckwerte.
- Kein Nikotin.

5.3 Hypertonie (Bluthochdruck)

Krankheitsbild

Jeder vierte Erwachsene hat eine Hypertonie, 70 % sind jedoch unerkannt. Es handelt sich dabei um eine krankhafte Steigerung des Gefäßinnendrucks der Arterien.

Klassifizierung des Blutdrucks (nach Joint National Committee on Prevention Detection, Evaluation and Treatment of High Blood Pressure, 1997)

Kategorie	Blutdruckwerte Systolisch in mmHg	Blutdruckwerte Diastolisch in mmHg
Optimal	< 120	< 80
Normal	< 130	< 85
Hochnormal	130–139	85–89
Hypertonie		
Stadium 1	140–159	90–99
Stadium 2	160–179	100–109
Stadium 3	> 180	> 110

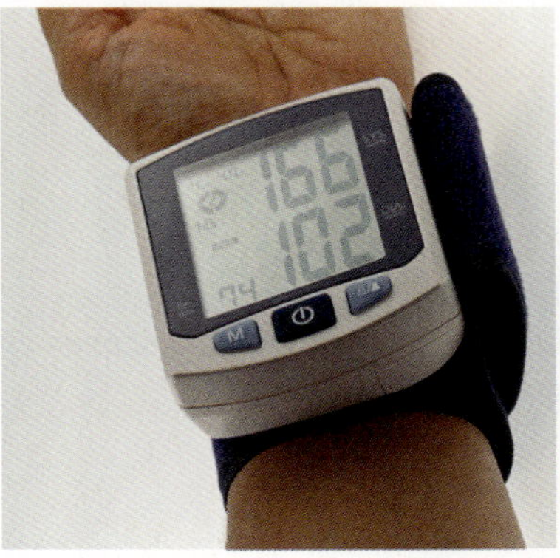

Blutdruckmessung

Man unterscheidet zwei Arten der Hypertonie:

- **Primäre oder essenzielle Hypertonie:** mit 80 % die häufigste Form; steht mit Überernährung und daraus resultierendem Übergewicht in enger Beziehung; zu hohe Kochsalz- und Alkoholzufuhr.
- **Sekundäre Hypertonie:** beruht auf organischen Störungen (z. B. renale Hypertonie).

Renale Hypertonie = Bluthochdruck als Folge ein- oder beidseitiger Nierenerkrankungen.

Symptome bei sehr hohem Druck

- Druck und Schmerzen im Kopf.
- Schwindel.
- Schmerzen in der Herzgegend.

Normale Blutdruckwerte senken das Risiko für Herzinfarkt, Herzinsuffizienz, Schlaganfall, Durchblutungsstörungen und Niereninsuffizienz.

Therapie

- Medikamente ab grenzwertiger Hypertonie.
- Übergewicht abbauen.
- Kochsalzzufuhr einschränken: < 6 g/Tag, mindestens für zwei Monate konsequent reduzieren (bei 50 % der Hypertoniker wirksam).
- Alkoholkonsum einschränken.
- 10 Regeln der DGE (max. 30 % Energie als Fett – günstiges Fettsäuremuster beachten, vgl. S 31).
- Hohe Zufuhr von Kalium, Magnesium, Kalzium, Vitaminen und Ballaststoffen.
- Nikotin meiden.
- Bewegung steigern – regelmäßiges körperliches Training.
- Grundkrankheit bzw. weitere Risikofaktoren behandeln.

6 Hyperurikämie und Gicht

Harnsäurestoffwechsel = Der Harnsäurebestand des Körpers stellt das Resultat aus Zufuhr, Eigensynthese und Ausscheidung dar.

Hyperurikämie ist eine angeborene Störung des Harnsäurestoffwechsels. Gicht stellt die klinische Manifestation dar und tritt in Zeiten des Wohlstandes häufiger in Erscheinung.

Ursachen

Mit der Nahrung zugeführte und körpereigene Purine werden zu Harnsäure abgebaut. Die Gicht entsteht durch Ablagerungen der Harnsäurekristalle (Tophi) in Gelenkskapseln und -knorpeln, Ohrmuscheln und Nierentubuli.

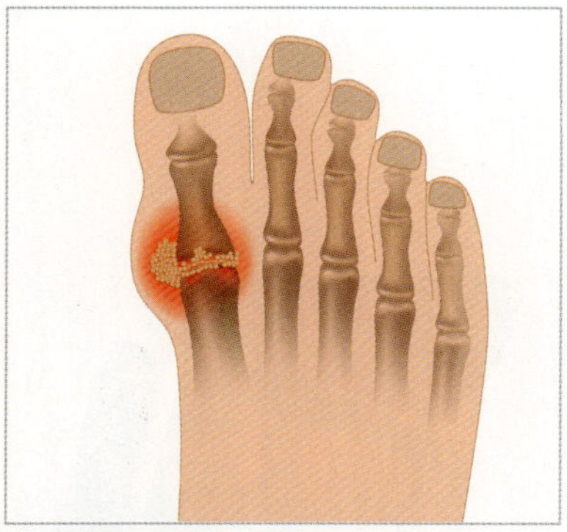

Bei zwei Dritteln der Erkrankten beginnt die Gicht im Großzehengrundgelenk

Folgende Faktoren sind für den Ausbruch von Bedeutung:

- Verminderte Ausscheidung von Harnsäure beziehungsweise vermehrte Eigensynthese.
- Genetische Prädisposition.
- Begünstigend wirken Überernährung, hoher Fleischkonsum und Alkohol.

Therapie

- Purinarme Kost, max. 500 mg Harnsäure pro Tag (max. 3 000 mg/Woche).
- Höchstens einmal pro Tag Fisch, Fleisch (100 g) oder Wurst (50 g).
- Haut von Fisch, Geflügel und Schwein meiden.
- Innereien meiden.
- Hülsenfrüchte und purinreiche pflanzliche Lebensmittel einschränken.
- Kochen ist besser als Braten (Purine werden ausgelaugt).
- Bevorzugen von Milch und Milchprodukten als Eiweißlieferanten (ovolaktovegetarische Kost).
- Alkohol meiden.
- Gewicht normalisieren – keine Fastenkuren.
- Ausreichend trinken (mindestens 2 l pro Tag), sofern keine andere Verordnung vorliegt.

Der Normalwert der Harnsäure liegt bei < 6,4 mg/dl.
Ab 6,5 mg/dl fällt die Harnsäure aus, bildet Kristalle und verursacht Entzündungen in den Gelenken.

Therapie

Empfehlenswert

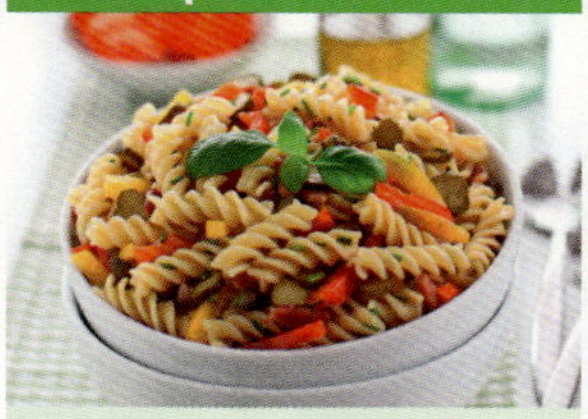

- Vollkornprodukte
- Kartoffeln, Reis, Teigwaren
- Viele Gemüsesorten und Salate
- Fettarme Milch und Milchprodukte
- Eier

Sparsam verwenden

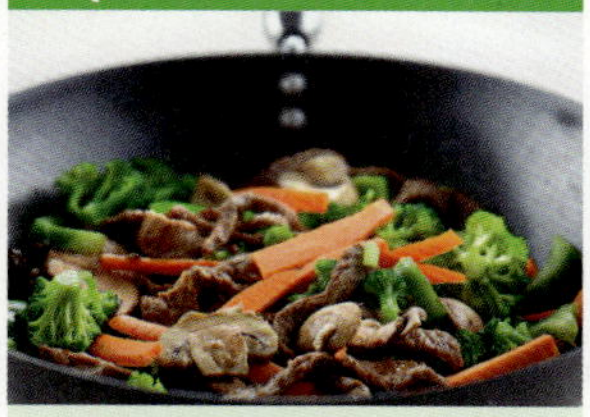

- Eine kleine Fleisch-, Fisch- oder Wurstmahlzeit pro Tag
- Fett
- Purinreiche Gemüse, wie z. B. Kohlsprossen, Brokkoli, Spinat, Karfiol, Pilze

Meiden

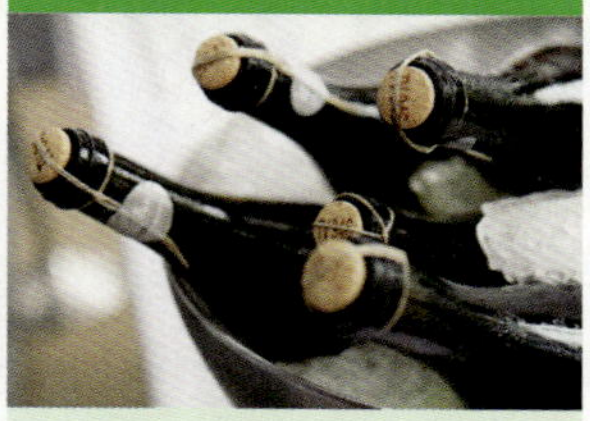

- Innereien
- Alkohol
- Sardinen, Sardellen, Thunfisch in Öl, Hummer
- Hülsenfrüchte
- Fleisch- und Knochensuppen
- Sojaprodukte
- Hefekonzentrate

Harnsäuregehalt ausgewählter Lebensmittel (nach Zöllner 1990)

Lebensmittel	Harnsäure (mg/100 g)	Lebensmittel	Harnsäure (mg/100 g)
Rindfleisch, roh	140	Kartoffeln, gekocht	15
Schweinefleisch, roh	150	Spinat, frisch	50
Kalbfleisch, roh	150	Spargel	25
Kalbsbries, roh	900	Karfiol	45
Kalbsleber	240	Erbsen, grün, frisch	150
Lammfleisch	140	Bohnen, grün, frisch	42
Rehfleisch	150	Linsen	160
Huhn, gegrillt, ohne Haut	230	Feldsalat	24
Cornedbeef	60	Kopfsalat	10
Schinken, gekocht	130	Leinsamenbrot	45
Forelle, ohne Haut	150	Mischbrot	84
Sardellen in Konserve	260	Semmel, Weißbrot	70
Thunfisch in Öl	180	Reis, gekocht	50
Vollmilch	0	Nudeln, gekocht	30
Camembert (45 % F. i. T.)	30	Apfel	15
Emmentaler (45 % F. i. T.)	10	Banane	25
Butter	0	Haselnüsse	40
Margarine	0	Kaffee, Tee	0
Vollmilchschokolade	60	Bier, alkoholfreies Bier	15
Marzipan	50	Weißwein, Rotwein	0

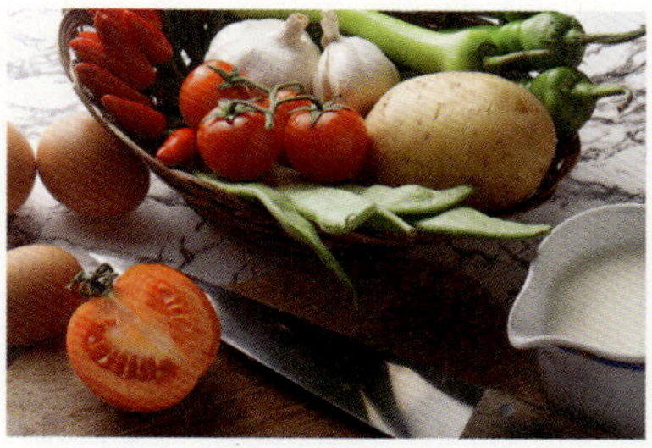

Ovolaktovegetarische Nahrungsmittel; Ovolaktovegetarier lehnen den Verzehr von Fleisch ab. Sie ergänzen ihre Nahrung jedoch durch Milch, Milchprodukte und Eier.

Ziele erreicht?

1. Wie definiert man Adipositas und welche Ursachen kennen Sie?
2. Zählen Sie mögliche Folgen des Übergewichts auf.
3. Beschreiben Sie die Adipositastherapie.
4. Geben Sie Tipps für Übergewichtige, damit sie ihre Essgewohnheiten ändern können.
5. Welche Anforderungen werden an die energiereduzierte Mischkost gestellt? Geben Sie dazu Verzehrempfehlungen.
6. Was wird unter modifiziertem Fasten und Formuladiäten verstanden? Für wen ist modifiziertes Fasten empfehlenswert? Nennen Sie Vor- und Nachteile.
7. Welche Diäten werden zur Gewichtsreduktion propagiert und wie sind diese zu bewerten? Überlegen Sie, welche Diäten Ihnen durch Medien bekannt sind. Wie bewerten Sie diese?
8. Nennen Sie Nachteile und Gefahren von einseitigen Diäten und Crash-Diäten.
9. Welche Formen von Essstörungen kennen Sie? Beschreiben Sie diese und nennen Sie geeignete Therapiemaßnahmen.
10. Beschreiben Sie die Grundlagen der Therapie bei Diabetes Typ 1 und Typ 2.
11. Welche Nahrungsmittelgruppen (mit Beispielen) lassen den Blutzucker nicht ansteigen?
12. Welche Nahrungsmittelgruppen (mit Beispielen) erhöhen den Blutzucker?
13. Definieren Sie eine Broteinheit.
14. Wie soll ein Diabetiker mit Alkohol umgehen? Was muss er darüber wissen? Zählen Sie empfehlenswerte Getränke auf.
15. Was kann ein Diabetiker anstatt Zucker verwenden? Nennen Sie Vor- und Nachteile.
16. Sie treffen einen Bekannten und bemerken, dass er auffallend blass ist sowie verwirrt und fahrig wirkt. Sie wissen, dass er Diabetiker ist. Was könnte die Ursache für seine Befindlichkeit sein? Welche Maßnahmen setzen Sie?
17. Durch welche Maßnahmen können Diabetiker ihren Blutzuckerspiegel senken?
18. Was müssen Diabetiker beachten, wenn sie Insulin spritzen?
19. Warum steigt die Zahl der an Diabetes Typ 2 erkrankten Kinder und Jugendlichen stetig an?
20. Geben Sie Empfehlungen bei Hypercholesterinämie und Hypertriglyceridämie.
21. Erklären Sie die Therapiemaßnahmen bei Hypertonie.
22. Welche Empfehlungen geben Sie einem Patienten mit Hyperurikämie? Welche Nahrungsmittel sind empfehlenswert, welche sind sparsam zu verwenden und welche zu meiden?

Eiweiß- und elektrolyt-definierte Diätformen

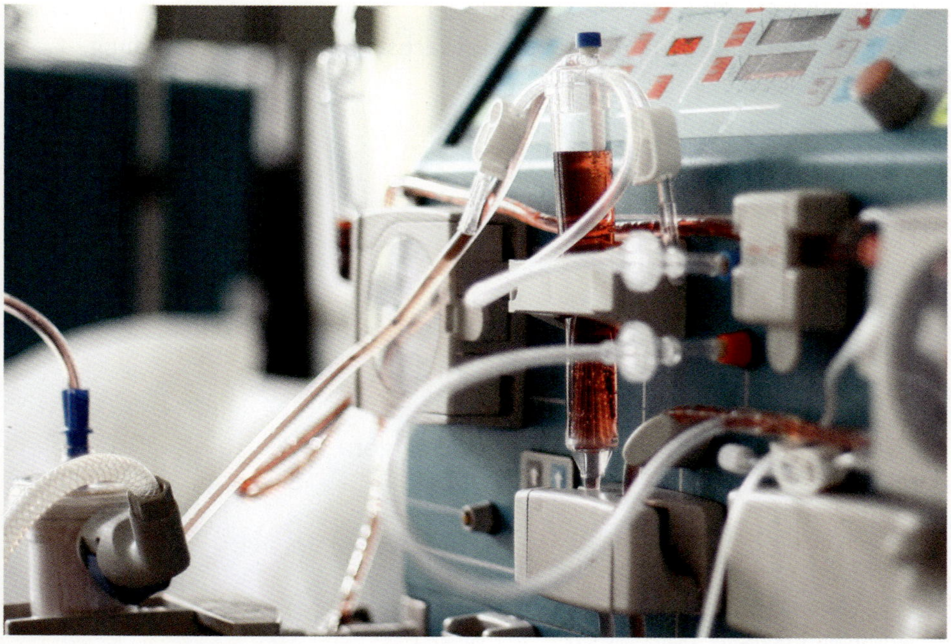

Bei Erkrankungen der Niere können Ausscheidungs- und Stoffwechselfunktion gestört sein. Harn- und Blutuntersuchungen sowie Nierenfunktionsdiagnostik (Kreatinin-Clearence) und bildgebende Verfahren geben Auskunft über das Ausmaß einer Nierenschädigung.

Meine Ziele

Nach Bearbeitung dieses Kapitels kann ich

- die häufigsten diätetisch behandelbaren Nierenerkrankungen beschreiben;
- die ernährungstherapeutischen Maßnahmen bei einer Niereninsuffizienz und bei einer Dialysebehandlung erklären;
- Ernährungsempfehlungen bei Nierensteinen geben.

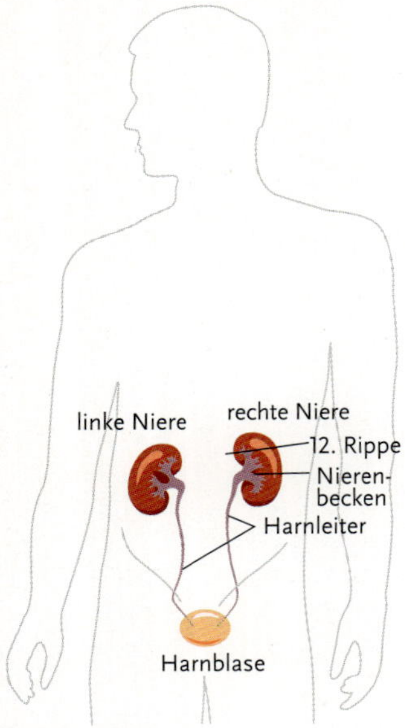

Lage der Nieren

Miktion = natürliche Entleerung des Harns aus der Blase.

Renal = die Niere betreffend.

Oligurie = Harnausscheidung von weniger als 500 ml pro Tag.

Anurie = Harnausscheidung von weniger als 100 ml pro Tag, Anzeichen für akutes Nierenversagen oder eine schwere Nierenerkrankung.

Nephrotisches Syndrom = Sammelbegriff für eine Vielzahl an Nierenerkrankungen.

Hypertonie = Bluthochdruck.

Nephrolithiasis = Nierensteine.

1 Nieren

Wesentliche Funktionen einer gesunden Niere

- Ausscheidung harnpflichtiger Stoffe, die entweder im Stoffwechsel entstehen oder durch körperfremde Substanzen zugeführt werden (Flüssigkeit, Harnstoff, Kreatinin, Harnsäure, Phosphat etc.).
- Ausscheidung und Rückgewinnung von Wasser und Elektrolyten (Natrium, Kalium, Phosphor etc.).
- Regulierung des Säure-Basen-Haushaltes.
- Regulierende Aufgaben im Knochenstoffwechsel und bei der Blutbildung.

Symptome von Nierenerkrankungen

- Miktionsstörungen und Harnwegsinfekt.
- Nierenschmerzen.
- Ödeme.
- Hypertonie renaler Ursache.
- Oligurie, Anurie, Nierenversagen.

Diätetisch behandelbare Nierenerkrankungen

- Nephrotisches Syndrom.
- Renale Hypertonie.
- Akute und chronische Niereninsuffizienz.
- Dialysebehandlung (künstliche Niere).
- Nephrolithiasis.

Ernährungstherapie im Überblick

Es gibt keine allgemeine Nierendiät. Ziel ist eine dem jeweiligen Funktionszustand der Niere angepasste Zufuhr von Eiweiß, Elektrolyten, Energie und Flüssigkeit.

Eiweiß

- An die Restfunktion anpassen, um eine übermäßige Produktion von Kreatinin und Harnstoff zu verhindern.
- Verluste angepasst kompensieren (Proteinurie, Niereninsuffizenz, Dialyse, Nierentransplantation).

Natrium

- Einschränken bei renaler Hypertonie und Ödemen.
- Ausgleichen bei Verlusten über die Niere.

Kalium

Hyper- und Hypokaliämie verhindern.

Phosphor

- Hyperphosphatämie (>5,5 mg/dl) und
- Hypophosphatämie (< 2,6 mg/dl) ausgleichen.

Energie

Muss unbedingt ausreichend sein, um den Abbau von Körpereiweiß zu vermeiden – allerdings wird diese Komponente oft unterschätzt.

Flüssigkeit

An die Ausscheidungsmenge angepasst.

1.1 Nephrotisches Syndrom

Nephrotisches Syndrom = Schädigung der Glomerula – die Durchlässigkeit für Plasmaproteine steigt.

Ursachen

- Infekte.
- Bestimmte Medikamente.
- Diabetische Nephropathie etc.

Symptome

- Proteinurie.
- Ödeme.
- Aszites.
- Sekundäre Hyperlipoproteinämie.

Therapie

- Früher wurde die Eiweißzufuhr der Proteinurie und dem Plasmaeiweißspiegel angepasst. Derzeitige Empfehlung: 0,8 g Eiweiß pro kg Körpergewicht → die Ausscheidung sinkt, das Fortschreiten der Krankheit wird verzögert.
- Bei Ödemen: Natrium reduzieren, Flüssigkeit nach Bilanz (24-Stunden-Harnmenge plus 500 ml).
- Bei Hyperlipoproteinämie entsprechende diätetische Richtlinien.

1.2 Akutes Nierenversagen

Ursachen

- Plötzlicher Blutverlust beziehungsweise Blutdruckabfall.
- Hämolyse.
- Akute Schädigung durch Toxine (bakterieller Infekt, Pilztoxine ...), Medikamente.

Hämolyse = Austritt von Hämoglobin bei Auflösung der roten Blutkörperchen.

Symptome

Oligurie oder Anurie (siehe S. 130).

Therapie

- Vorübergehende Dialysebehandlung mit parenteraler Ernährung und/oder Sondenernährung zur optimalen Deckung des Energiebedarfs.
- Um die Funktion des Gastrointestinaltraktes zu erhalten, möglichst bald enteral ernähren.
- Bei komplikationslosem Verlauf binnen ca. fünf Tagen wieder normale Ernährung.
- Bei Mangelernährung entsprechende Ernährungstherapie.

Eine **Niereninsuffizienz** liegt vor, wenn die Nierenfunktion auf unter 50 % fällt. Ein fortschreitender Untergang von Nierengewebe führt zu chronischer Niereninsuffizienz.

Wegen des fehlenden Krankheitsgefühls sind engmaschige Laborkontrollen notwendig!

1.3 Chronische Niereninsuffizienz

Ursachen

- Diabetes.
- Hypertonie.
- Urologische Abflussstörung.
- Chronische Glomerulonephritis.

Sie beeinflussen die Therapieempfehlung.

Symptome

Der fortschreitende Untergang von Nierengewebe verursacht einen Anstieg harnpflichtiger Substanzen im Blut (Harnstoff, Harnsäure und Kreatinin) und eine reduzierte glomeruläre Filtrationsrate (GFR).

Stadium	Kreatinin mg/dl	Harnstoff mg/dl	GFR ml/min	Ernährungstherapie
Volle Kompensation, Leistung eingeschränkt	normal	20	70–120	▪ 0,8 g Eiweiß pro kg Körpergewicht
Kompensierte Niereninsuffizienz	3–6	100–150	30–70	▪ Konservative Behandlung, 0,8 g Eiweiß (biologisch hohe Qualität) pro kg Körpergewicht ▪ Elektrolytentgleisungen korrigieren (Na, K, P, Ca)
Präurämie (präterminale Niereninsuffizienz)	> 6	> 150	5–30	▪ 0,6 g Eiweiß pro kg Körpergewicht ▪ P, K, NaCl einschränken ▪ Dialyse?
Terminale Niereninsuffizienz	> 15	> 300	< 5	▪ Dialyse – keine Eiweißrestriktion

Therapie

- Unbedingt ausreichende Energiezufuhr (35–45 kcal/kg Körpergewicht).
- Eiweißzufuhr dem Stadium anpassen.
- Natrium, Kalium und Phosphor entsprechend den Laborparametern.
- Flüssigkeit nach Bilanz.

Möglichkeiten der Eiweißeinschränkung

- Auf die Versorgung mit essenziellen Aminosäuren (biologische Wertigkeit, Ergänzungswirkung) ist zu achten.
- Unter 40 g Eiweiß pro Tag ist der Einsatz von eiweißarmen Speziallebensmitteln notwendig (eiweißarme Teigwaren, eiweißarmes Brot ...).

Wichtig sind eine ausreichende Zufuhr an Energie, damit kein körpereigenes Eiweiß zur Deckung des Energiebedarfes herangezogen wird, **sowie Flüssigkeit nach Bilanz.**

Zwei Möglichkeiten für eine eiweißreduzierte Kost

a) Kartoffel-Ei-Diät

300 g Kartoffeln und 30 g Ei müssen gemeinsam in einer Mahlzeit einmal am Tag gegessen werden. Aufgrund der großen Kartoffelmenge ist eine modifizierte Kartoffel-Ei-Diät (200 g Kartoffeln und 30 g Ei) üblich.

Folgende Lebensmittel

... können nach freier Wahl gegessen werden

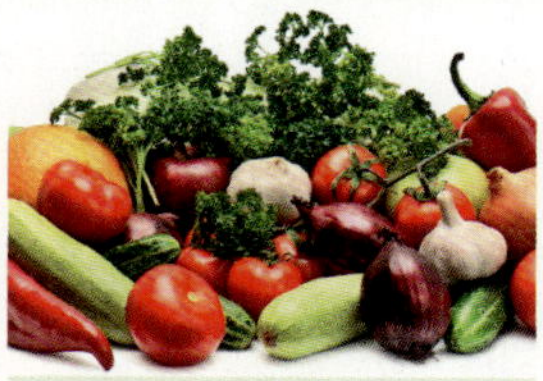

- Obst und Gemüse (keine Hülsenfrüchte, Erbsen, Mais und Nüsse)
- Stärkemehle
- Zucker, Marmelade und Honig
- Fette, Obers
- Getränke wie Kaffee (Milchzugabe!), Tee, Mineralwasser
- Vegetarische Aufstriche
- Eiweißarme Spezialprodukte

... können in beschränkter Menge (je nach Stadium) gegessen werden

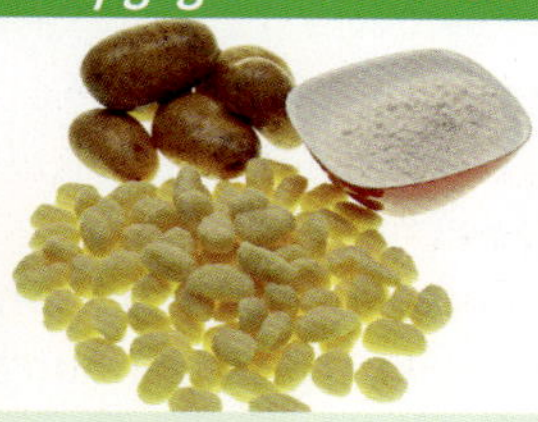

- Kartoffeln
- Eier
- Brot
- Nährmittel wie Reis, Teigwaren, Mehl ...
- Eventuell Milch (max. 1/8 l pro Tag)

... sollten gemieden werden

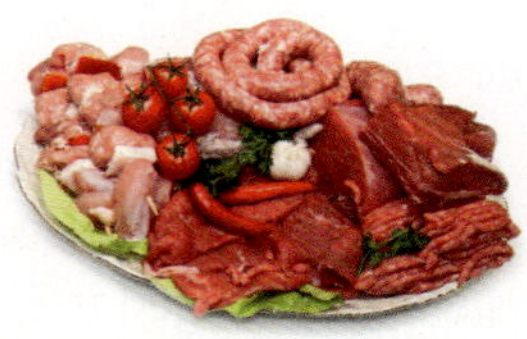

- Fleisch und Wurst
- Fisch und Fischerzeugnisse
- Geflügel
- Topfen, Käse, Joghurt, Sauermilch, Buttermilch, Milch
- Hülsenfrüchte
- Nüsse, Samen
- Sojaprodukte

b) Eiweißberechnung

Erlaubt ist die normale Menge an pflanzlichem Eiweiß (ca. 35 g) mit Ausnahme von Soja, Sojaprodukten, Hülsenfrüchten, Nüssen und Samen plus ein bis zwei Portionen tierisches Eiweiß (eine Portion = 10 g Eiweiß).

Die Zufuhr entsprechender Eiweißmengen wird mit eigenen Austauschtabellen berechnet.

- Eiweißbedarf von 40–50 g = 35 g pflanzliches Eiweiß + 1 Portion (10 g) tierisches Eiweiß.
- Eiweißbedarf von 50–60 g = 35 g pflanzliches Eiweiß + 2 Portionen (20 g) tierisches Eiweiß.
- Eiweißbedarf von 60–70 g = 35 g pflanzliches Eiweiß + 3 Portionen (30 g) tierisches Eiweiß.

Beispiele für 10 g Eiweiß (= 1 Portion)

- 1/4 l Milch, Joghurt, Buttermilch
- 30 g Berg- oder Almkäse, 45 % F. i. T.
- 50 g Brie, Camembert, 45 % F. i. T.
- 70 g Landfrischkäse, 10 % F. i. T.
- 90 g Topfen, 10–20 % F. i. T.
- 110 g Gervais, 65 % F. i. T.
- 130 g Philadelphia Fitness
- 150 g Exquisa mit Joghurt
- 190 g Exquisa Meerrettich
- 50 g Fleisch mager (roh gewogen)
- 30 g Salami, Rohschinken
- 50 g Aufschnittwurst
- 70 g Leberkäse, Pastete
- 90 g Putenfrankfurter, Extrawurst
- 60 g Fisch (roh gewogen)
- 1 1/2 Eier
- 100 g Tofu

1.4 (Hämo-)Dialysebehandlung

Die Dialysebehandlung übernimmt die Entfernung der harnpflichtigen Stoffe, gleichzeitig werden aber auch essenzielle Substanzen (Aminosäuren, Elektrolyte, wasserlösliche Vitamine) ausgewaschen.

Eiweiß

- 1–1,2 g pro kg Körpergewicht (70–80 g).
- Biologisch hochwertiges Eiweiß bevorzugen; vorwiegend eiweißreiche Lebensmittel mit niedrigem Phosphatgehalt.

Wussten Sie, dass ...
Malnutrition (Mangelernährung) ein häufiges Problem bei Dialysepatienten ist?

Energie

- 30–35 kcal pro kg Körpergewicht.
- Wichtig ist eine optimale Energiezufuhr mit Kohlenhydraten und Fetten, damit kein körpereigenes Eiweiß zur Energiegewinnung herangezogen wird.

Natrium

- Eine der Vollkost (siehe S. 66 f.) entsprechende Zufuhr, in Ausnahmefällen Reduktion auf 1,2 g Na/Tag.
- Achtung: Salzreiche Kost bewirkt viel Durst!
- Salzersatzmittel sind ungeeignet (kaliumreich).

Kalium

- Auf 1,6–2,0 g/Tag reduzieren.
- Kaliumreiche Lebensmittel, wie z. B. Schokolade, Nüsse, Bananen, Marillen, Trockenfrüchte, Fruchtsäfte (siehe Kaliumtabelle, S. 54 f.), sollen gemieden werden, um eine Hyperkaliämie zu verhindern.

Der Kaliumgehalt kann durch spezielle Zubereitung reduziert werden:
- Kartoffeln und Gemüse mit viel Wasser kochen, Kochwasser verwerfen, abermals mit viel Wasser fertig kochen.
- Bei Obst- und Gemüsekonserven Saft entfernen.
- Täglich maximal eine Portion rohes Obst und eine Portion Salat.

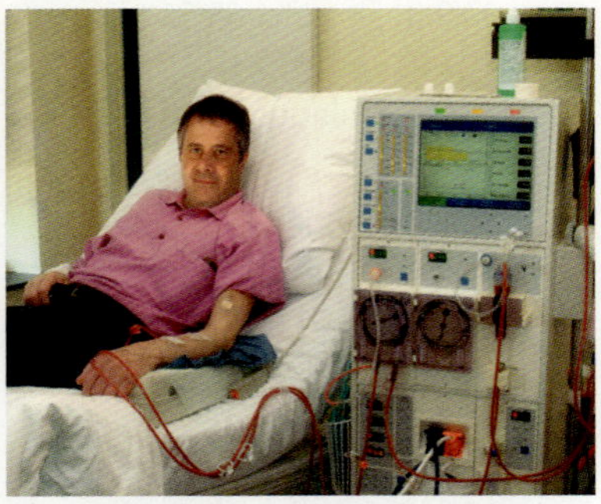

Ein Patient bei der Hämodialyse

Phosphor

- Auf 0,8–1,2 g/Tag reduzieren.
- Bei Hyperphosphatämie einschränken.
- Phosphatreich sind Innereien, Wurstwaren (besonders geräucherte), Käse (besonders Schmelzkäse), Hülsenfrüchte, Nüsse und Samen, Kakao, Schokolade, Vollkornprodukte und Bier.
- Die Einnahme von phosphatbindenden Medikamenten (Antiphosphat, Kalziumacetat) ist häufig bei phosphathältigen Mahlzeiten notwendig.

Um dem Patienten die Phosphorberechnung zu vereinfachen, gibt es ein Schulungsprogramm. Dabei werden die phosphathältigen Lebensmittel in PE-Einheiten berechnet, während gleichzeitig die Einnahme phosphatbindender Medikamente geregelt wird.

Phosphatbindende Medikamente		
Kalziumacetat	■ Zu den Mahlzeiten ■ Zerkaut oder zerstampft einnehmen	Keine Magensäure zur Aktivierung notwendig
Kalziumcarbonat	■ Unmittelbar vor oder zu den Mahlzeiten ■ Zerkaut oder zerstampft einnehmen	Magensäure zur Aktivierung notwendig
Fosrenol	■ 5 Minuten vor den Mahlzeiten einnehmen ■ Nicht zerkauen	
Renagel Tabletten	■ Zu den Mahlzeiten einnehmen ■ Nicht zerkauen	

Flüssigkeit

- Abhängig von Restdiurese – Zufuhr nach Bilanz.
- Tägliche Zunahme an Gewicht unter 0,5 kg.
- Zwischen den Dialysebehandlungen maximal 1–1,5 kg Gewichtszunahme oder maximal 5 % des Trockengewichtes (Gewicht nach der Dialyse), um Komplikationen wie Hirn- und Lungenödemen vorzubeugen.

Zur Sicherung der Bedarfsdeckung empfiehlt sich die Gabe von Multivitaminpräparaten ohne Zusätze von fettlöslichen Vitaminen, vor allem ohne Vitamin A.

Wasserlösliche Vitamine

Vitamin C, B_1, B_2, B_6, Folsäure substituieren.

1.5 Nierensteine (Nephrolithiasis)

Nierensteine sind Verbindungen, die sich aus Bestandteilen des Urins bilden. Sie entstehen in den Kanälchen der Niere, im Nierenbecken und in den ableitenden Harnwegen. Am häufigsten bestehen Nierensteine aus Kalziumsalzen.

Nierensteine entstehen meist zwischen dem 25. und 45. Lebensjahr, Männer sind davon häufiger betroffen.

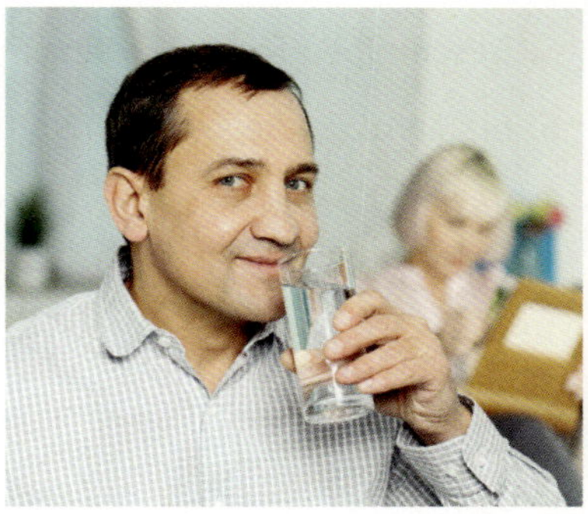

Ursachen

- Zu geringe Flüssigkeitszufuhr.
- Hyperkalzämie oder Hyperurikämie.
- Das Risiko steigt durch sitzende Tätigkeit, Stress, in heißen Klimazonen.
- In bestimmten Regionen kommen Nierensteine seltener vor (Schwarzafrika, Grönland).

Empfehlenswerte Getränke sind Leitungswasser, Früchte- und Kräutertees, verdünnte Fruchtsäfte, Mineralwasser mit hohem Magnesiumgehalt und wenig Natrium (z. B. Longlife). Bohnenkaffee, Schwarztee und Alkohol sollten eingeschränkt werden.

Symptome

- Nierenkolik,
- einhergehend mit heftigen Rückenschmerzen
- und Blut im Harn.

Prophylaxe und Therapie

Reichliche Zufuhr von Flüssigkeit (2–2 1/2 l pro Tag) → Ausschwemmen der Steine in die Harnblase, anschließende Entleerung und Verminderung von konzentriertem Harn.

Kalziumoxalatsteine	Kalziumphosphatsteine	Harnsäuresteine	Cystinsteine
■ Mäßig Milch und Milchprodukte, auf ausreichende Kalziumversorgung achten (800–1 000 mg pro Tag) ■ 2–2 1/2 l Harnausscheidung in 24 Stunden, spezifisches Gewicht < 1 010 ■ Maximal 0,8 g Eiweiß pro kg Körpergewicht ■ Ausgewogene Mischkost nach den 10 Regeln der Deutschen Gesellschaft für Ernährung ■ Magnesiumsubstitution (250–300 mg pro Tag, bindet Oxalat)	Mäßig Milch und Milchprodukte, geräucherte Waren, Cola, Nüsse, Zitrusfrüchte	Purinarme Kost (siehe S. 70, 127)	■ Säfte von Zitrusfrüchten und alkoholische Getränke meiden ■ 3 l Harnausscheidung in 24 Stunden, spezifisches Gewicht < 1 015 ■ Vitamin-C-Brausetabletten substituieren ■ Medikamentöse Therapie

Ziele erreicht?

1. Beschreiben Sie die Ernährungstherapie bei akuter Niereninsuffizienz.
2. Wie sieht die Eiweißzufuhr bei chronischer Niereninsuffizienz aus?
3. Welche Nährstoffe spielen bei chronischer Niereninsuffizienz eine Rolle?
4. Welche Lebensmittel sind hochwertige Eiweißlieferanten?
5. Beschreiben Sie die Ernährungstherapie beim nephrotischen Syndrom.
6. Erklären Sie die Ernährungstherapie bei der Hämodialyse.
7. Welche Nierensteinarten kennen Sie? Geben Sie Ernährungsempfehlungen zu den einzelnen Steinarten.

Ernährung bei verändertem Nährstoffbedarf

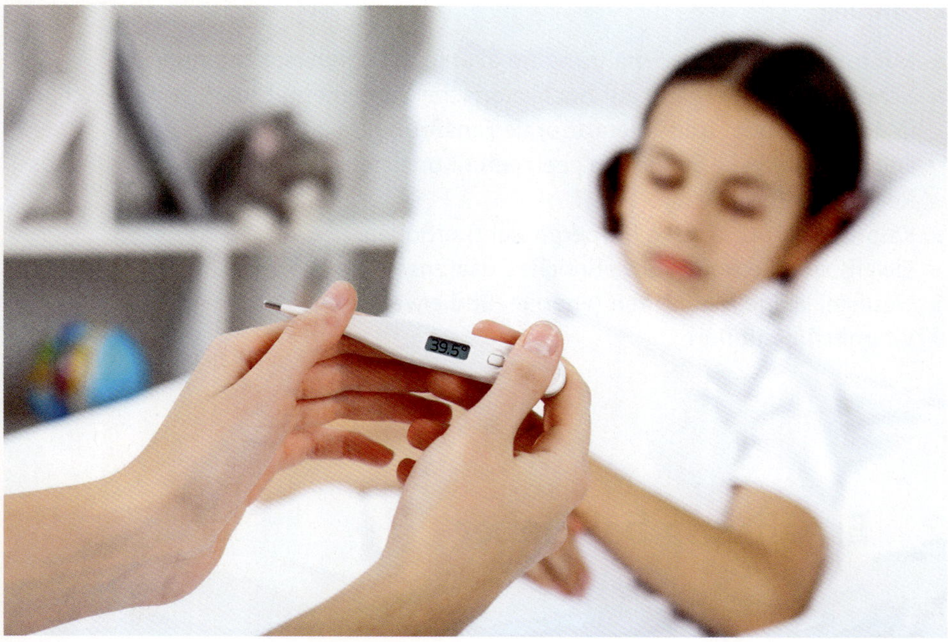

Bei Fieber oder nach Verbrennungen verliert der Körper viel an Flüssigkeit und Mineralstoffen. Wichtig sind daher eine ausreichende Flüssigkeitszufuhr und der Ersatz von Elektrolyten.

Bei Krebspatienten ist der Energiebedarf erhöht und häufig ein starker Appetit- und Gewichtsverlust zu beobachten. Es sollte auf eine ausreichende bzw. erhöhte Kalorienzufuhr geachtet werden. Die Ernährung ist keine Waffe gegen den Krebs, hilft aber, die Voraussetzungen für ein besseres Befinden zu schaffen.

Meine Ziele

Nach Bearbeitung dieses Kapitels kann ich

- Ernährungsmaßnahmen nach Verbrennungen setzen;
- Tipps zur Ernährung bei Fieber geben;
- die Ernährungstherapie bei malignen Erkrankungen erörtern.

1 Ernährung nach Verbrennungen

Ziel

Ausgleich des großen Flüssigkeits- und Elektrolytverlustes sowie Vermeidung großer Gewichtsverluste und die Wiederherstellung eines ausreichenden Ernährungszustandes.

Ernährung

- Mit total parenteraler Ernährung (in akuter Schockphase) beginnen.
- Schrittweiser Übergang auf hochkalorische Sondenernährung, je nach Schluckfähigkeit, Appetit und Toleranz orale Ernährung.
- Leicht verdauliche Speisen in geeigneter Konsistenz (evtl. Flüssig- oder Breikost).
- Reichlich Flüssigkeit.
- Kalorien (35–45 kcal/kg Körpergewicht) erhöhen.
- Eiweißbedarf erhöht – eiweißreiche Zusatznahrung (1,5 g pro kg Körpergewicht).
- Häufige, kleine Mahlzeiten (energie- und eiweißreiche Zwischenmahlzeiten!).
- Vitaminsubstitution.

2 Ernährung bei Fieber

Erhöhte Temperatur ist keine eigene Krankheit, sondern eine Begleiterscheinung einer anderen Grunderkrankung.

Ziel

Ausgleich des Flüssigkeits- und Elektrolytverlustes sowie des erhöhten Vitaminbedarfes.

Ernährung

- Gut gesalzene, leicht verdauliche Kost (Leichte Vollkost).
- Reichlich Flüssigkeit – pro 1 °C Temperaturerhöhung 1/2 l zusätzlich.
- Ausreichend Kalorien – 10–15 % mehr Kalorien pro 1 °C erhöhter Temperatur.
- Ausreichend Kochsalz (mehr als 10 g pro Tag).
- Kaliumzufuhr erhöhen (mehr als 4 g pro Tag).
- Vitamin C vermehrt zuführen.

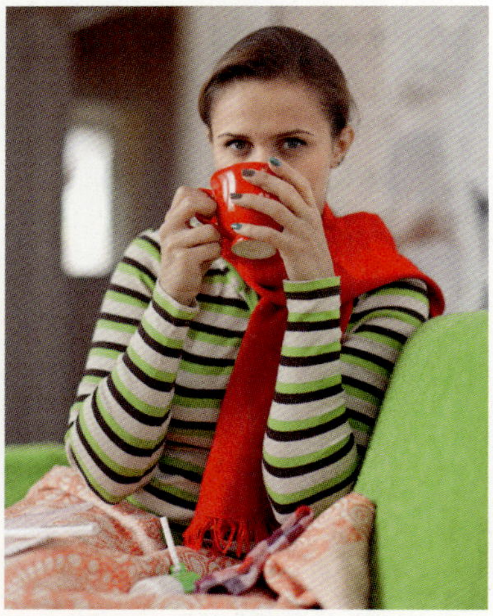

Pro 1 °C Temperaturerhöhung sollte zusätzlich 1/2 l Flüssigkeit getrunken werden

3 Ernährung bei malignen Erkrankungen

Maligne = bösartig, gefährlich.

Ziel

Verhütung beziehungsweise Beseitigung tumorassoziierter Mangelernährung, um das Allgemeinbefinden und die Belastbarkeit für die aggressive Tumortherapie zu verbessern.

Ernährung

- Ernährungsanamnese, um bisherige Essgewohnheiten, Nährstoffversorgung, Vorlieben für bestimmte Speisen und Getränke, Aversionen, Intoleranzen, Störungen des Geschmackssinnes oder Probleme beim Schlucken zu berücksichtigen.

- **Bedarfsangepasste Erhöhung der Nahrungszufuhr**
  Eiweiß: 1,3–2 g pro kg Normalgewicht.
  Fett: 1,5–2 g pro kg Normalgewicht.
  Kohlenhydrate: 4–7 g pro kg Normalgewicht.
  Kalorien: 35–50 kcal pro kg Normalgewicht.
  Vitaminsubstitution.
- Zulage von energie- und nährstoffreichen Zwischengerichten, Einsatz von Zusatznahrung, um die Lebensqualität zu verbessern.
- Häufige kleine Mahlzeiten.
- Flüssigkeitszufuhr erhöhen (2,5–3 l pro Tag), besonders bei Behandlung mit Zytostatika die Möglichkeit der Energiezufuhr mit Getränken nützen.
- **Wunschkost! Erlaubt ist alles, was dem Patienten schmeckt und bekommt!**

Ernährungsmaßnahmen bei Strahlen- und Chemotherapie

Bei Entzündungen der Mundhöhle und Speiseröhre

- Keine scharfen Gewürze, keine stark salzigen oder sauren Speisen (Essig, Tomaten, Rhabarber, Obst mit hohem Fruchtsäuregehalt, wie z. B. Zitrusfrüchte und Johannisbeeren, sowie daraus hergestellte Obstsäfte).
- Speisen nicht zu heiß verzehren.
- Kohlensäurehältige Getränke meiden.

Bei trockenem Mund, vermindertem Speichelfluss und Schluckbeschwerden

- Häufig kleine Mengen trinken.
- Tee (besonders Pfefferminztee fördert den Speichelfluss).
- Mineralwasser – kohlensäurefrei bei entzündeter Mundschleimhaut und Speiseröhre.
- Dunkles Bier und Malzbier.
- Sauermilch, Kefir, Joghurt (Milch fördert Schleimbildung und Soor).
- Kaugummikauen kann Speichelfluss fördern.
- Bei Kau- und Schluckbeschwerden – flüssig breiige, energieangereicherte Speisen, Nahrungssupplemente.

Bei Durchfall, Erbrechen

- Reichlich Flüssigkeit (2,5–3 l/Tag).
- Vermeiden von rohem Obst und Gemüse sowie Vollkornprodukten.
- Vorgehensweise wie bei schweren Diarrhöen, siehe S. 89.
- Nach Abklingen der Beschwerden Joghurt und Probiotika zum Aufbau der Darmflora.

Veränderung der Geschmacksempfindung

Bei Abneigung gegen Fleisch und Wurst sollte zu Milch, Milchprodukten, Eiern und Fisch gewechselt werden.

Tipps bei Appetitlosigkeit

- Starke Essensgerüche meiden.
- Dann essen, wenn Appetit vorhanden ist (auch nachts).
- Kleine Portionen.
- Speisen appetitlich anrichten.
- Appetitanregende Getränke.
- Evtl. hochkalorische Zusatznahrung.

Als Zwischengerichte eignen sich z. B. Milchmixgetränke, Süßspeisen und Eis unter Verwendung von Obers, Maltodextrin, Eiweißkonzentraten etc.

Zytostatika = vom griechischen Cyto = Zelle und statikös = anhalten; sind Substanzen, die das Zellwachstum bzw. die Zellteilung hemmen. Sie werden vor allem zur Behandlung von Krebs verwendet.

Krebserkrankungen – Prävention durch Ernährung:

- Übergewicht vermeiden, Körpergewicht normalisieren.
- Fettzufuhr unter 30 % der Energiezufuhr reduzieren.
- Öle mit einfach ungesättigten Fettsäuren und hohem antioxidativem Gehalt bevorzugen.
- Ausreichend Vitamine, Mineralstoffe und Spurenelemente.
- Mehr Früchte, Gemüse und Fisch, weniger Fleisch.
- Kalziumreiche und ballaststoffreiche Lebensmittel bevorzugen.
- Kochsalzverzehr reduzieren.
- Alkoholische Getränke mäßig konsumieren.

Die Geschmacksschwelle für bitter ist herabgesetzt, die Geschmacksschwelle für süß hingegen erhöht.

Wussten Sie, dass ...
ein Gläschen Bier oder Wein, aber auch ein Aperitif appetitanregend sein können? Der Genuss von Alkohol sollte jedoch vorher mit dem Arzt/der Ärztin abgesprochen werden.

Ziele erreicht?

1. Welche Ernährungsmaßnahmen sind nach Verbrennungen zu treffen?
2. Geben Sie Ernährungstipps bei Fieber.
3. Beschreiben Sie die Ernährungstherapie bei malignen Erkrankungen.
4. Eine Patientin, die zurzeit eine Chemotherapie machen muss, klagt über Appetitlosigkeit. Welche Maßnahmen können Sie setzen, um den Appetit wieder zu steigern?
5. Ein mit Strahlentherapie behandelter Krebspatient klagt über schmerzhafte Entzündungen der Mundschleimhaut (Mukositis). Welche Tipps können Sie ihm geben, damit die Nahrungsaufnahme nicht so schmerzhaft ist?
6. Krebserkrankungen sind in Österreich nach den Herz-Kreislauf-Erkrankungen die zweithäufigste Todesursache. Bei der Entstehung von Krebs sind viele Faktoren beteiligt – nur ein geringer Prozentsatz aller Krebserkrankungen ist jedoch erblich bedingt. Zwischen Ernährung, Lebensführung und Krebs besteht eine enge Wechselbeziehung. Die Ernährung spielt dabei aufgrund ihrer komplexen Auswirkungen auf viele Stoffwechselvorgänge eine besondere Rolle.

   Welche Empfehlungen können Sie zur Prävention von Krebs geben?

Ernährung bei speziellen Krankheiten

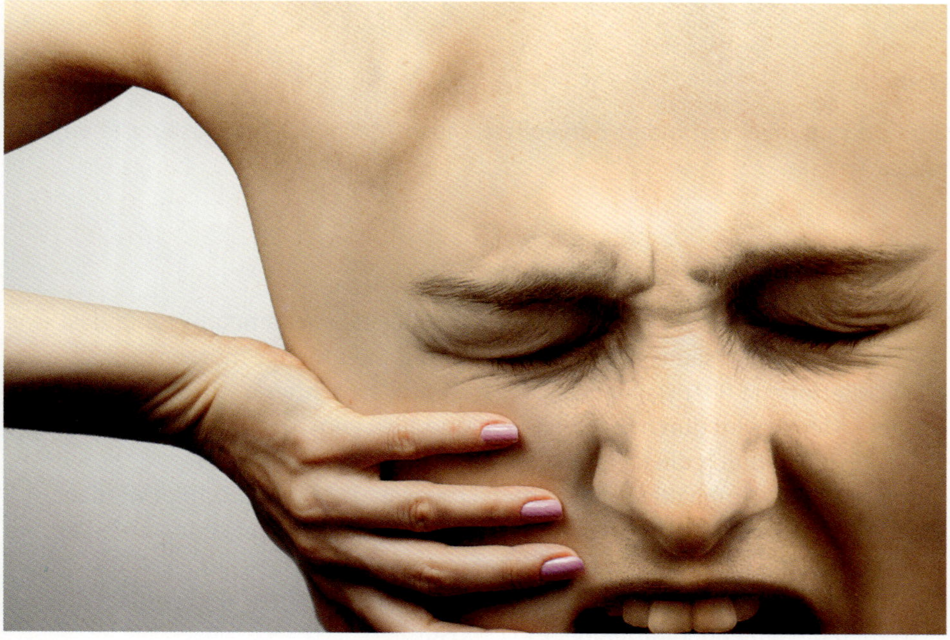

Die richtige Ernährung kann das Fortschreiten einer Krankheit verlangsamen oder stoppen, wie z. B. bei der Phenylketonurie, einer angeborenen Stoffwechselstörung. In Österreich wird jedes Neugeborene in den ersten Tagen mit Hilfe eines Bluttests routinemäßig auf Phenylketonurie untersucht. Wird diese Krankheit diagnostiziert, ist eine sehr strenge eiweißarme Diät die einzige Therapie, da es ansonsten zu schwersten Gehirnschädigungen kommt.

Auch bei rheumatischen Krankheiten spielt die Ernährung eine wesentliche Rolle. So können verschiedene Inhaltsstoffe von Lebensmitteln dazu beitragen, dass Entzündungsreaktionen im Körper gehemmt werden und damit der Einsatz von Medikamenten reduziert werden kann.

Meine Ziele

Nach Bearbeitung dieses Kapitels kann ich

- das Krankheitsbild der Phenylketonurie erklären und entsprechende Therapiemaßnahmen setzen;
- Ernährungsempfehlungen bei rheumatischen Erkrankungen und bei Osteoporose geben;
- die histaminarme Ernährung in groben Zügen erklären.

1 Phenylketonurie (PKU)

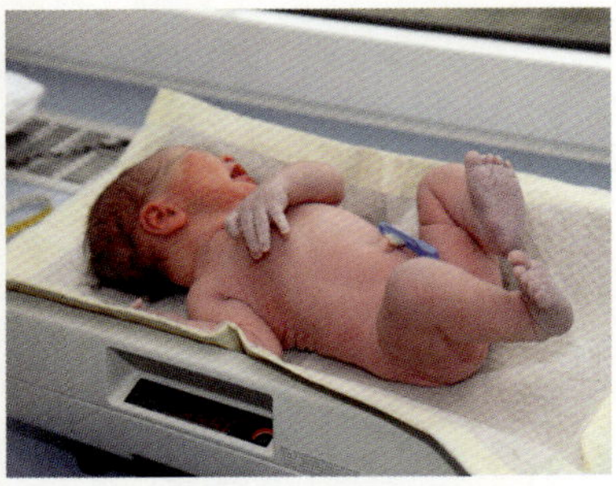

Die Verdachtsdiagnose PKU wird durch eine Blutkontrolle gestellt. Bei Klinikgeburten wird dieser Test routinemäßig durchgeführt. Fällt dieser Test positiv aus, muss eine Spezialuntersuchung des Blutes erfolgen.

Krankheitsbild

Es handelt sich um eine angeborene Störung des Eiweißstoffwechsels. Die Aminosäure Phenylalanin und toxische Zwischenabbauprodukte (Ketone) sammeln sich im Blut des Erkrankten an. Diese schädigen in größeren Mengen die Gehirnzellen des Kindes, insbesondere solange die Gehirnentwicklung noch nicht abgeschlossen ist.

Ursache

Ein Enzymmangel verhindert den vollständigen Abbau der Aminosäure Phenylalanin zu Tyrosin.

Therapie

- Phenylalanin (Phe) kommt in allen eiweißhältigen Lebensmitteln vor und ist eine essenzielle Aminosäure. In individuell abgestimmter Menge müssen deshalb auch PKU-Betroffene Phenylalanin mit der Nahrung aufnehmen.
- Diese Menge wird durch regelmäßige Kontrollen vom Arzt/von der Ärztin festgelegt und darf durch die tägliche Kost nicht überschritten werden.
- Jedes phenylalaninhaltige Lebensmittel muss in der Diät berechnet werden.
- Im Prinzip entspricht die phenylalaninarme Ernährung einer streng eiweißarmen Diät. Eiweiß ist aber im Kindesalter besonders notwendig.
- Mit einem Spezialgemisch aus Aminosäuren, Vitaminen und Mineralstoffen werden die fehlenden Stoffe bei PKU substituiert.

Um PKU-Betroffenen die Einhaltung der Diät zu erleichtern, gibt es eiweißarme (phenylalaninarme) Spezialprodukte. Diese sichern ein ausreichendes Angebot an Grundnahrungsmitteln.

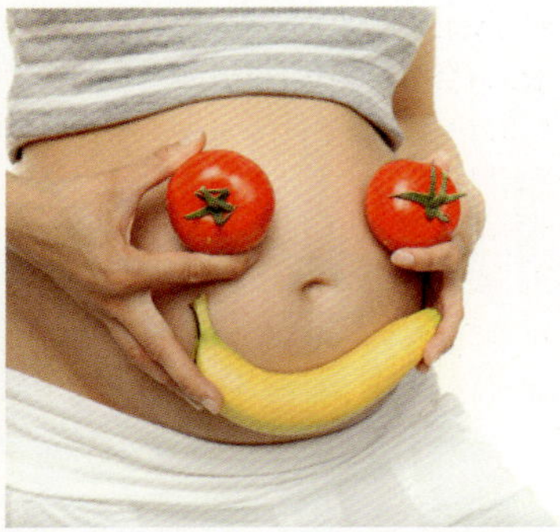

Bei Kinderwunsch sollte eine PKU-Frau bereits vor Eintritt der Schwangerschaft die Diät streng einhalten

Geeignete Lebensmittel in der phenylalaninarmen Diät
- Eiweißarme Diätprodukte: Brot, Gebäck, Mehlmischungen, Spezialgrieß, Teigwaren.
- Obst, Gemüse.
- Butter, Margarine, Obers.
- Kartoffeln.
- Konfitüre, Gelee.

Diese Lebensmittel enthalten wenig Eiweiß. Der Phenylalaningehalt ist definiert, kann aus Lebensmittellisten entnommen und in den Diätplan eingerechnet werden.

Ebenfalls geeignet sind Lebensmittel ohne Phenylalanin wie
- Zucker, Traubenzucker, Honig.
- Öl, Frittierfette, reine Fette.
- Drops, Lutscher.
- Limonade, Cola, Mineralwasser, Tee, Kaffee.

Ungeeignete Lebensmittel sind eiweißreiche, phenylalaninreiche Produkte wie
- Milch und Milchprodukte.
- Fleisch, Fisch, Wurst.
- Vollkornprodukte, Brot, Zwieback, Teigwaren, Nährmittel (Hafer, Reis, Mehl), herkömmliche Backwaren, Hülsenfrüchte, Soja, Nüsse, Schokolade, Eier.

Erkenntnisse

Seit einigen Jahren gilt die Empfehlung, diese Diät lebenslang einzuhalten. Erhöhte Phenylalaninblutwerte beeinträchtigen auch noch in der Adoleszenz und bei Erwachsenen Leistung und Konzentration.

Besteht bei PKU-Frauen ein Kinderwunsch, ist die Diät schon vor der geplanten Schwangerschaft sehr streng einzuhalten, um eine Schädigung des Embryos im Mutterleib zu verhindern.

2 Rheumatische Gelenkserkrankungen

Rheuma ist ein Sammelbegriff für entzündliche Erkrankungen des Stütz- und Bewegungsapparates, wovon Muskeln, Sehnen, Wirbelsäule, Weichteile, Knochen und Gelenke betroffen sein können.

Ziel

Ziel ist eine Reduktion der Entzündungsfaktoren:

- **Verminderte** Zufuhr an **Arachidonsäure;** dies führt zu einer geringeren Bildung von Entzündungsmediatoren; Arachidonsäure ist reichlich in Fleisch- und Wurstwaren, Schweineschmalz, Eidotter und Thunfisch enthalten.
- Eine vermehrte Verwendung von Omega-3-Fettsäuren hemmt den Entzündungsprozess; reichlich enthalten in Lachs, Makrele, Hering.
- Vermehrter Einsatz an Pflanzenölen, besonders Raps-, Soja-, Walnuss- und Leinöl.
- Vermehrte Zufuhr von Antioxidantien; Vitamin A, E, C und die Spurenelemente Selen und Zink verringern die Bildung der Entzündungsmediatoren; reichlich enthalten in Obst und Gemüse, Vollkornprodukten, Nüssen und Samen.
- Täglich kalziumreiche Lebensmittel zur Prävention der Osteoporose.
- Normalisierung des Körpergewichtes = BMI < 25.
- Regelmäßige körperliche Aktivität – keine zu starke Belastung; günstig sind z. B. Aquagymnastik, Schwimmen und Wandern.

Entzündungsmediatoren = sind an der Entzündungsentwicklung (Rötung, Ödembildung, Überwärmung) beteiligt. Die wichtigsten Entzündungsmediatoren sind Bradykinin, Serotonin, Histamin und die Prostaglandine.

Aus der Arachidonsäure (Fettsäure), die nur in tierischen Lebensmitteln enthalten ist, werden entzündungsfördernde Eikosanoide gebildet. Das Ausmaß der Entzündung wird durch die Menge an Arachidonsäure maßgeblich beeinflusst.

Therapie

- Eine überwiegend ovolaktovegetabile Kost.
- Maximal zwei Fleischmahlzeiten pro Woche, Wurst und Innereien vermeiden.
- Maximal zwei Eidotter pro Woche.
- Zwei Meeresfisch- und Sojamahlzeiten pro Woche.
- Verzicht auf tierische Fette, dafür pflanzliche Öle und Fette, die reich an Omega-3-Fettsäuren sind; evtl. Fischölkapseln supplementieren (4–6 Kapseln pro Tag = 30 mg/kg Körpergewicht).
- Täglich 0,5 l fettarme Milch oder Milchprodukte und kalziumreiche Mineralwässer zur Optimierung der Kalziumzufuhr.
- Fünfmal am Tag Obst und Gemüse unter Bevorzugung kalziumreicher Gemüsesorten, Nüsse und Vitamin-C-hältiger Obstsäfte.
- Täglich Vollkornprodukte.
- Wenig Alkohol.

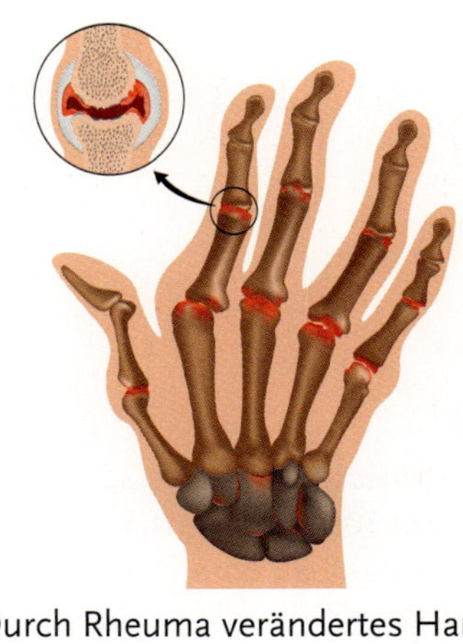

Durch Rheuma verändertes Handgelenk

3 Osteoporose (Knochenschwund)

Osteoporose ist eine Erkrankung des Skelettsystems. Diese mit zunehmendem Alter immer häufiger anzutreffende Krankheit ist charakterisiert durch eine Verminderung von Knochenmasse, die zu einer Zerstörung der Mikrostruktur des Knochens führt. Damit verbunden steigt das Risiko von Knochenbrüchen. Sichtbare Folgen der Osteoporose sind Einbrüche an Wirbelkörpern („Witwenbuckel") und Brüche am Oberschenkelhals.

Für ein besseres Verständnis ist es notwendig zu wissen, dass der Knochen lebt. Alte Knochenmasse wird ständig gegen neue ausgetauscht.

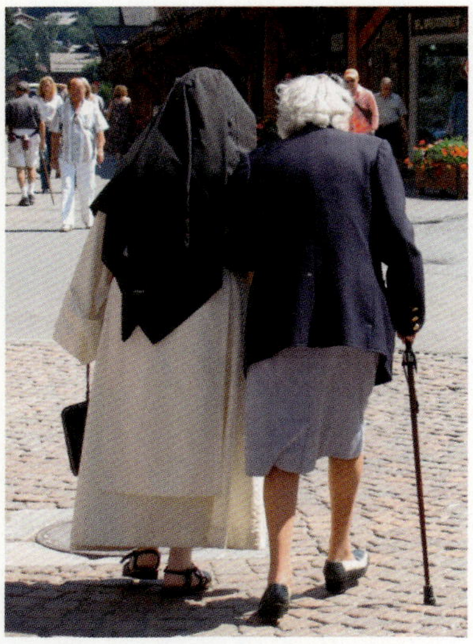

Sichtbare Folge der Osteoporose ist der so genannte Witwenbuckel

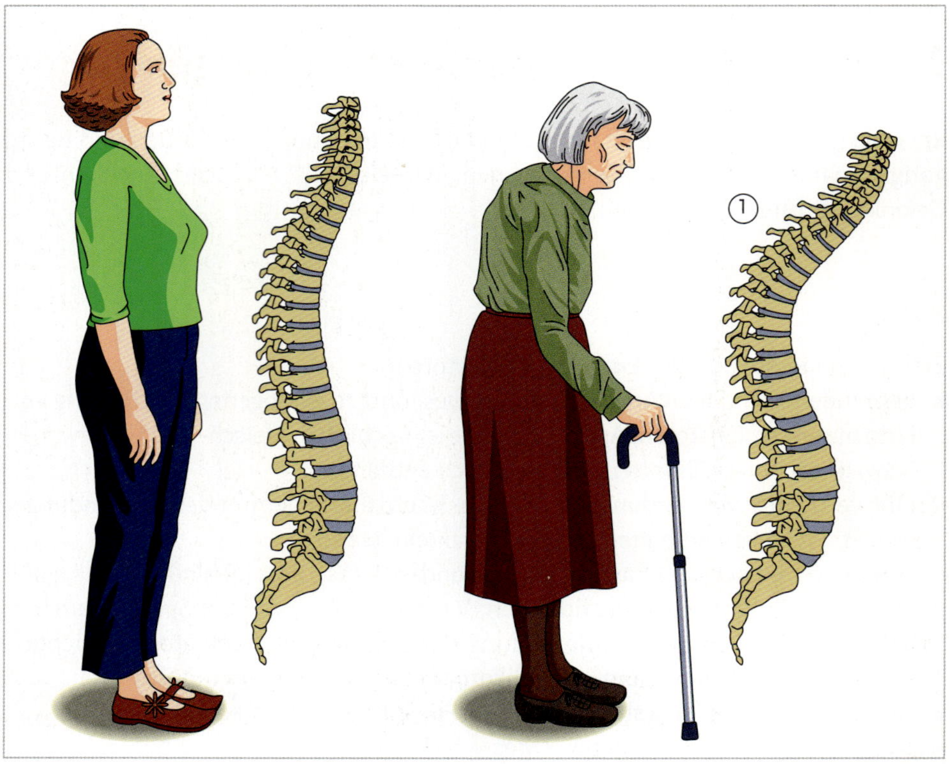

Auffallendes Merkmal ist die verstärkte Wirbelsäulenverkrümmung im Brustbereich nach hinten (1), die auch als **Altersrundrücken** bezeichnet wird.

Osteoporose

Vermeidbare Risiken	Damit muss man leben	Folge anderer Krankheiten
■ Bewegungsmangel ■ Kalziumarmes und phosphatreiches Essen ■ Häufige Schlankheitsdiäten ■ Sehr große Eiweißmengen ■ Vitamin-D-Mangel ■ Genussmittel (Alkohol, Koffein, Nikotin)	■ Erbliche Veranlagung ■ Alter ■ Hormonmangel ■ Heller Hauttyp	■ Schilddrüse ■ Niere ■ Stoffwechselstörungen ■ Laktoseintoleranz ■ Kortisontherapie ■ Chronische Darmerkrankungen

Wussten Sie, dass ...
bis zum 30.–35. Lebensjahr der Knochenaufbau dominiert? Erst zu diesem Zeitpunkt ist die optimale Knochenmasse erreicht.

Vorbeugen ist notwendig, möglich und erstrebenswert!

- Bis zum 30. Lebensjahr auf einen bestmöglichen Aufbau achten, um eine maximale Knochendichte als Ausgangsbasis zu schaffen.
- Kinder ausreichend mit Kalzium versorgen und zu viel Bewegung im Freien animieren.
- Ab dem 30. Lebensjahr gilt es, die Knochenmasse zu erhalten, indem man die empfohlene Menge an Kalzium mit dem Essen aufnimmt, sich viel im Freien bewegt oder gezielte Gymnastik betreibt.

Ernährungstherapie bei manifester Osteoporose

- Anamnese der bisherigen täglichen Kalziumzufuhr: Sollmenge durch Ernährungsumstellung oder anteilige Supplemente einstellen.
- Orale Kalziumzufuhr von 1 000–1 500 mg/Tag (individuell anpassen), möglichst durch erhöhte Zufuhr von Milch und Milchprodukten (bevorzugt fettreduziert).
- Gabe von Vitamin D.

Risikogruppen
- Frauen sind von Osteoporose häufiger betroffen als Männer.
- Heller Hauttyp und blondes Haar.
- Menschen, die einseitig essen und/oder viele Genussmittel konsumieren.
- Personen, die kaum Bewegung machen und sich wenig im Freien aufhalten.

4 Histaminarme Ernährung

Histamin ist eine körpereigene Substanz, die besonders beim Auftreten allergischer Reaktionen eine Rolle spielt. Es kommt in Lebensmitteln, an deren Erzeugung Mikroorganismen beteiligt sind, in größerer Menge vor. Der Histamingehalt steigt mit Reife- und Lagerungsdauer des Lebensmittels.

Normalerweise wird Histamin im Körper abgebaut. Bei einer Histaminunverträglichkeit ist eine vermehrte Zufuhr von Histamin und/oder der Mangel des histaminabbauenden Enzyms Diaminoxidase (DAO) gegeben.

Wussten Sie, dass ...
manche Medikamente die Diaminoxidase hemmen?

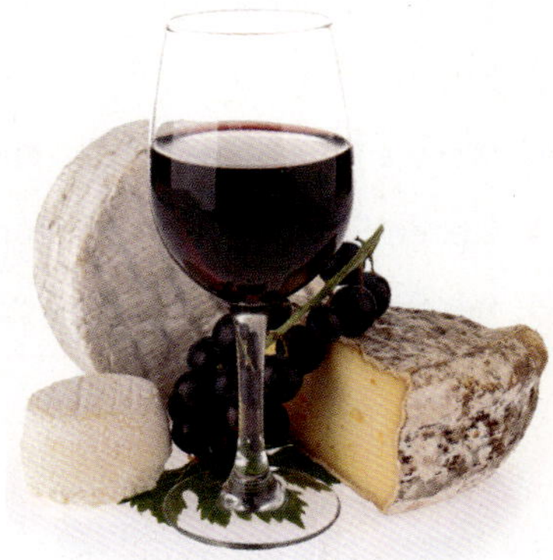

Rotwein und Käse sind reich an Histaminen

Symptome

Bei histaminempfindlichen Personen:
- Kopfschmerzen.
- Hitzegefühl, Gesichtsrötung.
- Magen-Darm-Beschwerden (einschließlich Durchfälle).
- Müdigkeit, Hypotonie.
- Herzrhythmusstörungen.
- Nesselausschlag und Asthmaanfälle.

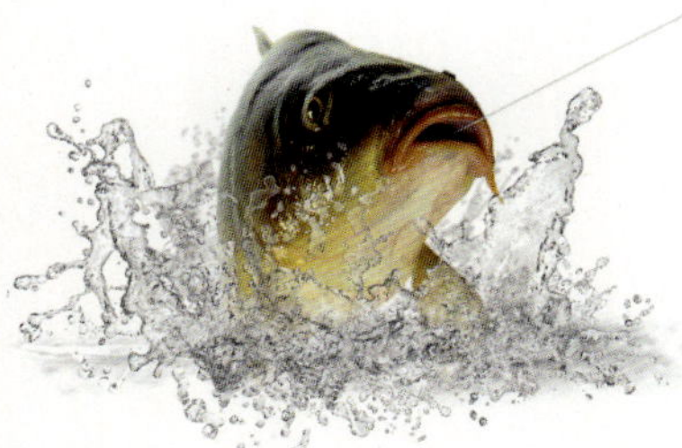

Frisch gefangene Fische enthalten kein Histamin

Geeignet sind Essigessenz, Weingeist- und Branntweinessig.

Therapie

Individuelle Toleranzschwelle (bei hoher Allergenbelastung niedriger) berücksichtigen; bei gleichzeitiger Aufnahme von alkoholischen Getränken wird das Auftreten von Symptomen begünstigt.

Histamin ist hitzestabil und kann weder durch Kochen, Braten, Backen noch durch Mikrowellen zerstört werden. Aber auch tiefe Temperaturen wie beim Tiefkühlen können Histamin nichts anhaben.

Enzympräparate, die Diaminoxidase enthalten, können die Verträglichkeit histaminhaltiger Lebensmittel verbessern.

Histaminhältige Nahrungsmittel	
Alkoholische Getränke	Reichlich in Rotwein, auch in Weißwein, vor allem in Spätlesen (niedriger Säuregehalt begünstigt hohen Histamingehalt), Bier (besonders Weißbier)
Fisch und Fischwaren	Thunfisch, Sardinen, Sardellen, Makrelen, Hering, besonders als Konserve oder als Räucherfisch, Fischkonserven nach Öffnen baldigst verbrauchen
Fleischwaren	Salami, Westfäler Schinken, Räucherschinken, Rohwurst- und Rohschinkensorten (Kantwurst etc.)
Käse	Emmentaler, Bergkäse, Parmesan, Quargel, Camembert, lange gereifte Käse
Gemüse	Sauerkraut, Tomaten (Ketchup, Tomatenmark), Spinat, Auberginen, Avocados, Steinpilze, Morcheln
Sonstiges	Hefeextrakt, Rotweinessig, Tafelessig, Balsamicoessig, Apfelessig, Sojasauce bzw. andere asiatische Saucen
Nahrungsmittel mit histaminähnlichen oder Histamin freisetzenden Stoffen	Erdbeeren, Himbeeren, Bananen, Zitrusfrüchte, Papayas, Birnen, Kiwis, Ananas, Schokolade, Kakao, Walnüsse, Cashewnüsse, Weizenkeime, Hülsenfrüchte

Ziele erreicht?

1. Welche Lebensmittel sind im Rahmen einer phenylalaninarmen Diät geeignet?
2. Beschreiben Sie die Ernyährungstherapie bei rheumatischen Erkrankungen.
3. Welche Personengruppen sind hinsichtlich einer Osteoporose besonders gefährdet?
4. Geben Sie Tipps zur Vorbeugung gegen Osteoporose.
5. Beschreiben Sie in groben Zügen die histaminarme Ernährung.

Ernährung in verschiedenen Lebensabschnitten

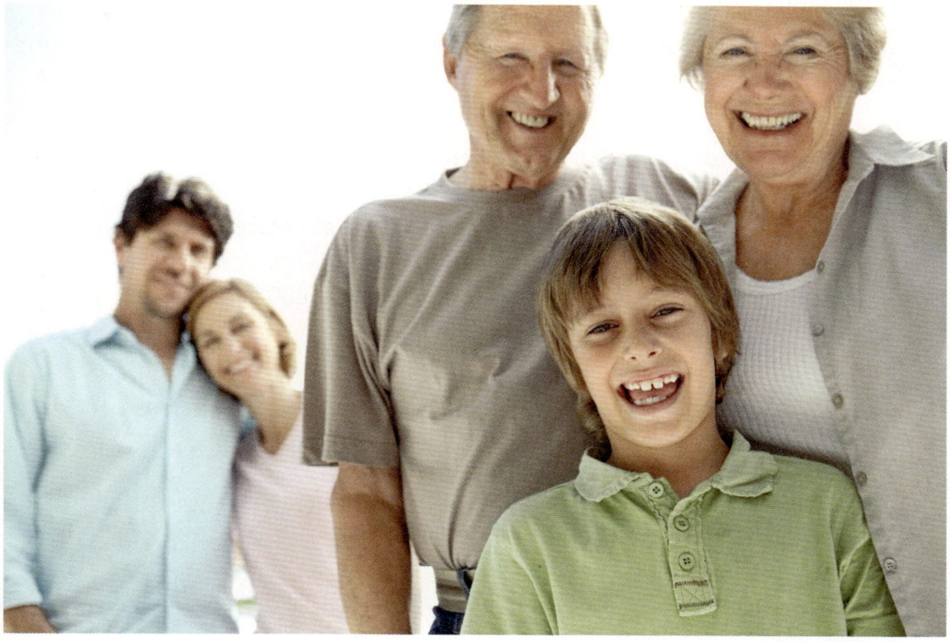

Gesundheit bis ins hohe Lebensalter ist wohl der Wunsch jedes Menschen. Neben den genetischen Voraussetzungen tragen eine richtige Ernährung, viel Bewegung und eine seelische Ausgeglichenheit wesentlich zur Gesundheit und zum Wohlbefinden in jedem Lebensabschnitt bei.

Besonders im Kindesalter werden durch den Einfluss der Eltern und der gesamten Umwelt Ernährungsgewohnheiten geprägt, die oft bis ins Erwachsenenalter und darüber hinaus beibehalten werden.

Meine Ziele

Nach Bearbeitung dieses Kapitels kann ich

- über den veränderten Energie- und Nährstoffbedarf in der Schwangerschaft und Stillzeit informieren;
- über die optimale Ernährung von Säuglingen aufklären;
- die Zusammensetzung verschiedener Säuglingsnahrungen beurteilen;
- eine ausgewogene Ernährung für Kinder und Jugendliche zusammensetzen;
- Fast Food nach ernährungsmedizinischen Gesichtspunkten bewerten und Tipps für einen sinnvollen Einsatz geben;
- die Ernährung von Sportlern in Trainings- und Wettkampfphasen gestalten;
- zur Ernährung im Alter beraten.

1 Ernährung in der Schwangerschaft

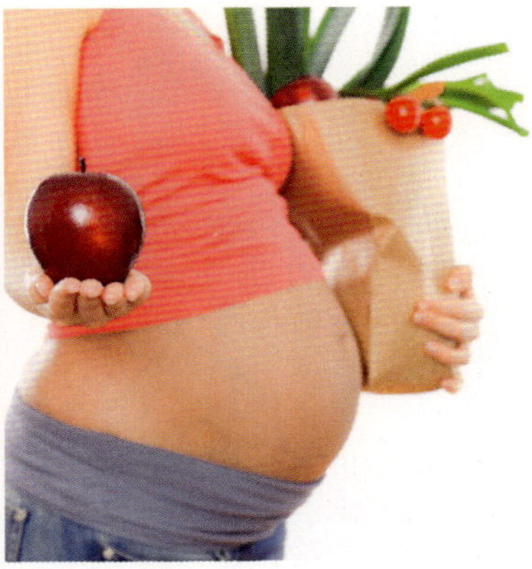

Eine bedarfsgerechte Ernährung ist Voraussetzung für einen ungestörten Schwangerschaftsverlauf. Der Organismus der schwangeren Frau ist so ausgerichtet, dass die Versorgung des Fetus in jeder Phase gewährleistet wird. Die Ernährung ist daher dem veränderten Nährstoffbedarf anzupassen.

Energiebedarf und Gewichtsverhalten

Der gesamte Stoffwechsel wird umgestellt. Ab dem vierten Monat steigt der Grundumsatz.

Beispiel: Energiebedarf einer 60 kg schweren Frau bei leichter körperlicher Arbeit

Im 1. Schwangerschaftsdrittel	1 800–2 000 kcal (kein Mehrbedarf)
Im 2. Schwangerschaftsdrittel	2 100–2 300 kcal (ca. 300 kcal zusätzlich)
Im 3. Schwangerschaftsdrittel	2 400–2 600 kcal (ca. 600 kcal zusätzlich)

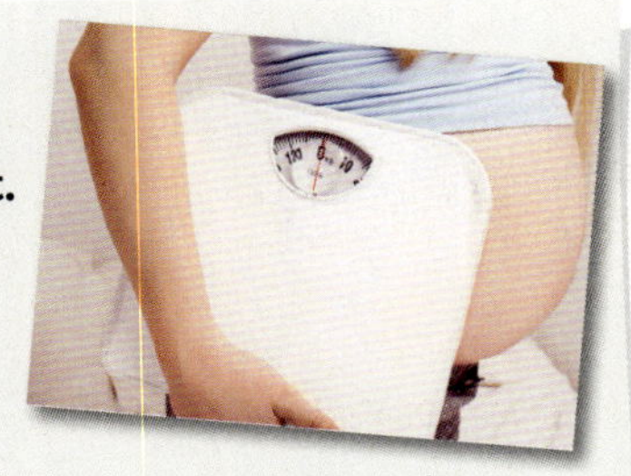

Ausschlaggebend für Empfehlungen zur Gewichtszunahme ist das Ausgangsgewicht. Die durchschnittliche Gewichtszunahme sollte laut Forschungsinstitut für Kinderernährung in Dortmund zwischen 11,5 und 16 kg liegen.

- Im ersten Drittel der Schwangerschaft sollte es zu einer Gewichtszunahme von max. 1–3 kg kommen.
- Im zweiten Drittel der Schwangerschaft ist eine Gewichtszunahme von ca. 250–300 g wöchentlich normal.
- Im dritten Drittel der Schwangerschaft wird mit einer Gewichtszunahme von ca. 500 g wöchentlich gerechnet.

Um eine Infektion mit Listeriose- und Toxoplasmosebakterien zu vermeiden, ist es wichtig,

- kein rohes Fleisch zu essen;
- Fleisch, Fisch, Geflügel vollständig durchzugaren;
- Rohmilch abzukochen;
- auf Rohmilchkäse zu verzichten;
- keine Käserinde zu essen;
- Gemüse, Salat und Früchte vor dem Essen gut zu waschen;
- Kontakt mit Katzen bzw. Katzenkot zu vermeiden.

Schadstoffbelastete Lebensmittel meiden:

- Leber und Niere, besonders von älteren Tieren.
- Schadstoffreiche Fischarten (Schwertfisch, Thunfisch, Heilbutt, Seehecht).
- Stark geräucherte und gegrillte Produkte.
- Ungewaschene pflanzliche Lebensmittel.

Nährstoffbedarf

Eiweiß

- Für Wachstum des Fetus und Zunahme des mütterlichen Gewebes.

Fett

- Bedarf nicht erhöht, max. 30 % des Gesamtenergiebedarfs.
- Ausreichende Zufuhr von Linolsäure und Omega-3-Fettsäuren.
- Versteckte tierische Fette einschränken.

Kohlenhydrate

- 55 % des Gesamtenergiebedarfs.
- Komplexe Kohlenhydrate (siehe S. 26) bevorzugen, dadurch ist ein langsamer und kontinuierlicher Blutzuckeranstieg gegeben; komplexe Kohlenhydrate verhindern bzw. verringern auch eine schwangerschaftsbedingte Obstipation.

Vitamine

- **Folsäure:** besondere Bedeutung bei der Prävention von Neuralrohrdefekten. Der Bedarf erhöht sich von 400 µg auf 600 µg. Bei geplanten Schwangerschaften bereits vor der Empfängnis die Zufuhr erhöhen (ab der 6.–8. Woche ist der Verschluss des Neuralrohres abgeschlossen).
- **Vitamin-B-Komplex:** Bedarf nur leicht erhöht; aufgrund erhöhter Eiweißzufuhr ist der Bedarf an Vitamin B_6 jedoch um 63 % erhöht.
- **Vitamin A:** Obwohl der Bedarf leicht erhöht ist, kann eine zu hohe Aufnahme zu Missbildungen des Säuglings führen. Daher sollten keine Vitaminpräparate empfohlen werden. Bei ß-Carotin ist keine Gefahr der Überdosierung gegeben.

Mineralstoffe und Spurenelemente

- **Kalzium:** Der Bedarf von 1 000 mg sollte unbedingt gedeckt werden – eventuell Kalziumtabletten.
- **Magnesium:** Ein Mangel verursacht Wadenkrämpfe und vorzeitige Wehen, prophylaktisch Magnesiumgaben.
- **Eisen:** Ein erhöhter Bedarf ist durch Nahrung kaum zu decken, prophylaktisch Eisentabletten.
- **Fluor:** Bedarf erhöht, evtl. prophylaktisch Fluortabletten.
- **Jod:** Bedarf erhöht, zweimal pro Woche Meeresfisch.

Flüssigkeit

Etwas erhöhter Bedarf.

1.1 Tipps bei Schwangerschaftsbeschwerden

Heißhunger

- Durch eine gesteigerte Insulinproduktion kommt es häufig zu starkem Abfall des Blutzuckerspiegels und damit zu Heißhungerattacken. Dies verleitet zu wahllosem Essen.
- Deshalb öfter kleinere Mahlzeiten, Rohkost und vermehrtes Trinken vor den Mahlzeiten.

Übelkeit und Erbrechen

- Zu Beginn der Schwangerschaft; eine kleine Mahlzeit ca. 30 Minuten vor dem Aufstehen und mehrere kleine Mahlzeiten lindern die Beschwerden.
- Viel trinken, aber nicht zu den Mahlzeiten.

Wadenkrämpfe

- Meist ab Mitte der Schwangerschaft.
- Deshalb Zufuhr von Magnesium und Kalzium erhöhen.

Obstipation

- Ballaststoffreiche Kost mit reichlich Flüssigkeit (mindestens 2 l pro Tag).
- Natürliche Mittel bevorzugen.
- Bei starken Abführmitteln steigt die Gefahr einer Fehlgeburt.

Genussmittel und Schwangerschaft

Alkohol

Während der Schwangerschaft sollte auf Alkohol vollständig verzichtet werden, da nicht bekannt ist, ab welcher Menge Alkohol für den Fetus gefährlich wird.

Auswirkungen von Alkoholmissbrauch während der Schwangerschaft:

- Verminderung des Kopfumfanges.
- Veränderung der Schädelform.
- Vermindertes Geburtsgewicht.
- Schädigung des Zentralnervensystems, die sich häufig erst im (Vor-)Schulalter manifestiert.

Nikotin

Rauchen schädigt die Gesundheit der Mutter und vor allem des Fetus (auch Passivrauchen).

Koffein

Die Wirkung von Koffein ist nicht eindeutig geklärt; vermutet wird:

- Niedriges Geburtsgewicht.
- Wachstumsverzögerung im Uterus.
- Höhere Anzahl von Fehlgeburten.

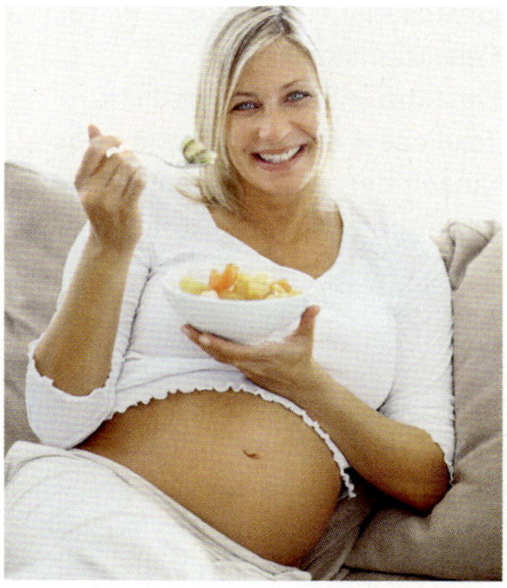

Viel Obst und Gemüse kann einer Obstipation während der Schwangerschaft entgegenwirken

Sodbrennen

- Zufuhr von Mandeln und Nüssen.
- Weitere Vorgehensweise wie bei Refluxösophagitis, siehe S. 84.

1.2 Schwangerschaftskomplikationen

Diabetes mellitus in der Schwangerschaft

Prädisposition: für einen späteren Diabetes mellitus Typ II.

Prävention: normales Körpergewicht und regelmäßige körperliche Bewegung.

Unter dem Einfluss einer schwangerschaftsbedingten endokrinen Umstellung kann eine bis dahin latente diabetische Störung des Stoffwechsels manifest werden (Gestationsdiabetes mellitus). Betroffene, die bereits vor der Schwangerschaft orale Antidiabetika einnahmen, müssen auf Insulin (intensivierte Insulintherapie) umgestellt werden. Es sind normale Blutzuckerwerte (eine Stunde nach den Hauptmahlzeiten unter 130 mg/dl, NBZ 70–90 mg/dl) anzustreben.

Therapie

- Blutzuckermessung je nach Anordnung durch den Diabetologen bzw. die Diabetologin (mitunter bis zu siebenmal am Tag).
- Diabetesgerechte Kost, < 35 kcal/kg Körpergewicht (bei 60 kg = 2 100 kcal).
- 85 % der betroffenen Schwangeren erreichen mit einer Diättherapie normale Blutzuckerwerte.

Hyperemesis gravidarum (extreme Schwangerschaftsübelkeit)

Symptome

Übermäßiges, oft kaum stillbares Erbrechen im ersten Drittel der Schwangerschaft.

Folgen

- Kaliummangel.
- Gewichtsverlust.
- Blutdruckabfall.
- Ketoazidose.

Therapie

- Bei Ketoazidose stationäre Aufnahme – Infusionstherapie.
- Angepasster Kostaufbau.

EPH-Gestose = nach ihren Kardinalsymptomen benannt:
E = Edema (Ödeme)
P = Proteinurie
H = Hypertonie

Gestose ist eine Abkürzung für Gestationstoxikose;
Gestatio = Schwangerschaft.
Toxikose = durch toxische Substanzen hervorgerufene Erkrankung im Sinne einer Vergiftung.

EPH-Gestose, Präeklampsie

Symptome

- Frühgestose mit grenzwertiger Hypertonie, schlechterer Durchblutung und Sauerstoffminderversorgung der Organe, insbesondere der Plazenta und des Fetus.
- Akute Spätgestose mit Ödemen, Proteinurie und Hypertonie.

Ursachen

- Extreme Zunahme an Gewicht.
- Vorher bestehende Nierenerkrankung oder Hypertonie.
- Übergewicht.

Die seit langem diskutierte Hypothese, dass Salzzulagen über den normalen Bedarf hinaus die Entstehung oder den Verlauf einer Präeklampsie günstig beeinflussen, kann zu diesem Zeitpunkt nicht bestätigt werden.

Ernährungstherapie

- Wie bei normal verlaufenden Schwangerschaften – protein-, vitamin-, mineralstoffreich.
- Ausreichende Flüssigkeitszufuhr – mindestens 1 1/2 l pro Tag.

2 Ernährung in der Stillzeit

Energie- und Nährstoffbedarf

Energie

Ca. 700 kcal pro Tag zusätzlich.

Eiweiß

Ca. 20 g pro Tag zusätzlich.

Fett

30 % der täglich zugeführten Energie.

Kohlenhydrate

- 55 % der täglichen Energiemenge.
- Ausreichende Zufuhr an Ballaststoffen (häufig chronische Obstipation).

Vitamine und Mineralstoffe

- Erhöhter Bedarf an Vitamin A, Folsäure, Niacin, Vitamin B_1, B_2 und C.
- Kalzium, Magnesium, Eisen und Fluor.

Flüssigkeit

- 1–1 1/4 l pro Tag zusätzlich.
- Leicht gesüßte Getränke fördern durch die osmotische Wirkung des Zuckers den Milchfluss.

Veränderungen des Energie- und Nährstoffbedarfs in Schwangerschaft und Stillzeit

bei 60 kg	Nichtschwangere	Schwangere	Stillende
kcal	2 200	2 455	2 835
Eiweiß	47 g	58 g	63 g
Kalzium	1 000 mg	1 000 mg	1 000 mg
Magnesium	300 mg	310 mg	390 mg
Eisen	15 mg	30 mg	20 mg
Fluorid	3,1 mg	3,1 mg	3,1 mg
Vitamin A	0,8 mg	1,1 mg	1,5 mg
Vitamin D	5 µg	5 µg	5 µg

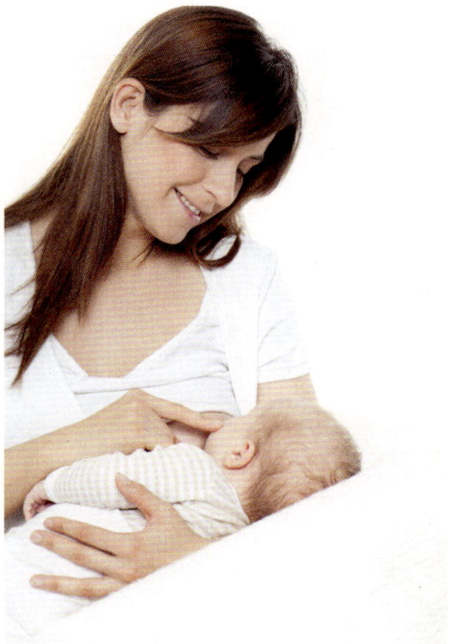

Der Mineralstoffgehalt der Muttermilch ist von der Ernährung der Mutter weitgehend unabhängig. Ein Mangel schadet nur der Mutter!
Der Vitamingehalt der Muttermilch steigt hingegen bei erhöhter Zufuhr durch die Nahrung an.

Wussten Sie, dass ...
Schwangere und Stillende unter 19 Jahren einen Kalziumbedarf von 1 200 mg haben?

Schadstoffe und Rückstände in der Muttermilch, wie Schwermetalle oder chlorierte Kohlenwasserstoffe (Insektizide, Fungizide, polychlorierte Biphenyle), sind artfremde Substanzen. Die Konzentration steigt in der Nahrungskette bis zum Menschen. Es kommt zu einer Anhäufung der Rückstände im Depotfett. Deshalb sollten während der Stillzeit keine Fastenkuren gemacht werden, da bei Stillenden das Körperfett mobilisiert wird und so Rückstände in die Milch gelangen.

Nahrungsmittel, die die Mutter selbst nicht verträgt, sollen natürlich gemieden werden. Zitrusfrüchte können bei Babys einen wunden Po verursachen.

Vitamin E	12 mg	13 mg	17 mg
Vitamin B_1	1,0 mg	1,2 mg	1,4 mg
Vitamin B_2	1,2 mg	1,5 mg	1,6 mg
Niacin	13 mg	15 mg	17 mg
Vitamin B_6	1,2 mg	1,9 mg	1,9 mg
Folsäure	0,4 mg	0,6 mg	0,6 mg
Vitamin B_{12}	3 µg	3,5 µg	4,0 µg
Vitamin C	100 mg	110 mg	150 mg

Quelle: D-A-CH-Referenzwerte der DGE

Was die stillende Mutter beachten soll

Allgemeine Empfehlungen

Genussmittel und Schadstoffe gelangen in die Muttermilch.

- Alkohol in größeren Mengen gelangt in die Milch und hemmt ihre Bildung.
- Nikotin in höheren Konzentrationen hemmt die Milchbildung und verschlechtert die Sauerstoffversorgung der Mutter.
- Kaffee meiden, maximal zwei Tassen pro Tag bei guter Verträglichkeit.
- Die Stillende soll schadstoffarme Lebensmittel bevorzugen.
  - Innereien höchstens zweimal im Monat.
  - Schadstoffreiche Fische wie Schwertfisch, Thunfisch, Heilbutt und Seehecht sowie Schalen- und Krustentiere meiden.
  - Gepökelte und geräucherte Lebensmittel meiden.
- Voll stillen maximal sechs Monate; dann kann unter Einführung von angemessener Beikost bis zum zweiten Lebensjahr und darüber hinaus gestillt werden, falls Mutter und Kind es möchten (laut Empfehlung der WHO).
- Die Vorzüge des Stillens wiegen trotzdem ein mögliches gesundheitliches Risiko durch Rückstände in der Muttermilch auf.
- Abwechslungsreiche Kost! Zur Allergieprävention oder zur Vermeidung von Blähungen ist es aufgrund neuer Erkenntnisse nicht notwendig, auf bestimmte Lebensmittel im Voraus zu verzichten.

Verzehrsempfehlungen für voll stillende Mütter			
Normale Ernährung – ca. 2 200 kcal/Tag		**Zulage für Stillende – ca. 700 kcal/Tag**	
Lebensmittel	**Menge**	**Zusätzliche Lebensmittel**	**Wichtige Nährstoffe**
Milchprodukte	Täglich: 3 Portionen	Täglich: 1/4 l Milch oder Milchprodukte	Eiweiß, Kalzium, Phosphor, Zink, Vitamin A, B_2
Fleisch oder Wurst	Wöchentlich: 2- bis 3-mal 150 g Fleisch oder 2- bis 3-mal 50 g Wurst	Keine Zulagen, aber 50 % Schweinefleisch (mager), maximal 2-mal pro Monat 150 g Schweineleber	Vitamin B_1, Eisen, Zink, Kupfer, Vitamin A
Fisch	Wöchentlich: 1- bis 2-mal 150 g	2-mal pro Monat: 150 g Meeresfisch	Jod, Omega-3-Fettsäuren
Eier	Wöchentlich: bis zu 3 Eier		

Sichtbare Fette	Täglich: 20 g Butter oder Margarine, 20 g Pflanzenöl		
Getreideprodukte und Kartoffeln	Täglich: 5 Scheiben Brot und Reis, Nudeln, Flocken (150–200 g gekocht) oder 250 g Kartoffeln	Täglich: 20 g Haferflocken und 1 Scheibe Vollkornbrot und 1 Kartoffel	Vitamin B_1, B_6, C, Ballaststoffe
Gemüse, Salat, Rohkost und Hülsenfrüchte	Täglich: 3 Portionen	Täglich: 100 g (besonders grüne Blattgemüse und Kräuter)	Folsäure, Vitamin C, Vitamin A, ß-Carotin, Eisen, Ballaststoffe
Obst	Täglich: Ca. 250 g	1 Portion Obst	Vitamin C, Ballaststoffe
Getränke	Täglich: 1 1/2 l	1–1 1/2 l	
Süßigkeiten, Kuchen	Täglich: Ca. 50 g Kuchen und 40 g Süßigkeiten, wie Zucker, Honig, Marmelade		

3 Ernährung des Säuglings

Energiebedarf

- Neugeborenes: 110–120 kcal/kg Körpergewicht.
- Säugling: 80–110 kcal/kg Körpergewicht.
- Einjähriges Kind: 70–80 kcal/kg Körpergewicht.

3.1 Muttermilch

Ist in quantitativer und qualitativer Hinsicht die ideale Nahrung für das Neugeborene.

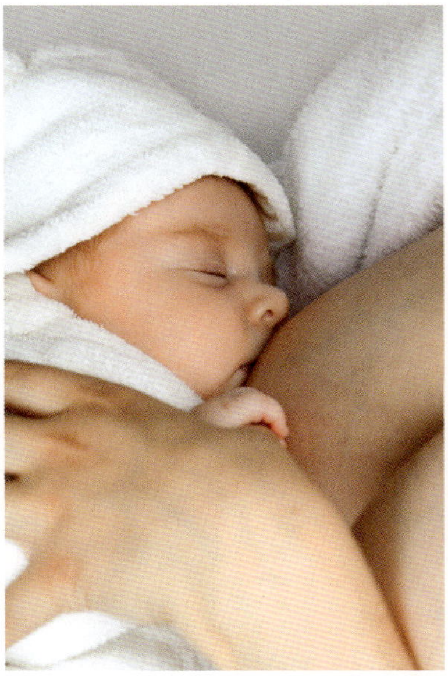

Stillen fördert die emotionale Bindung zwischen Mutter und Kind

Vorteile

- Die Zusammensetzung der Muttermilch entspricht dem Bedarf.
- Ist gut verträglich und leicht verdaulich.
- Liefert Schutzfaktoren (IgA), gute Allergieprophylaxe.
- Fütterung ad libitum (nach Bedarf) ist möglich, keine Gefahr der Überversorgung.
- Muttermilch fördert die natürliche Besiedelung mit positiven Keimen im Darm.
- Positiver Einfluss auf die Psyche: Blick- und Hautkontakt fördern die Mutter-Kind-Beziehung.
- Ökonomische Vorteile: kein sonstiger Aufwand.
- Raschere Rückbildung der Gebärmutter (Hormone).

Maßnahmen zur Förderung des Stillens

- Während der Schwangerschaft auf das Stillen vorbereiten: Beratung, Massagen.
- Anlegen des Säuglings gleich nach der Geburt.
- Sanfte Geburt – angenehme Atmosphäre.
- Rooming-in – Mutter und Kind befinden sich im selben Zimmer.
- Stillen ad libitum – häufiges Anlegen fördert die Milchproduktion.
- Ausreichend Stillzeit einplanen, da sich im Laufe einer Stillmahlzeit die Zusammensetzung der Muttermilch verändert (zuerst wässrige Vordermilch, anschließend fettreichere Hintermilch).
- Nicht zufüttern.
- Mutter zum Stillen motivieren.

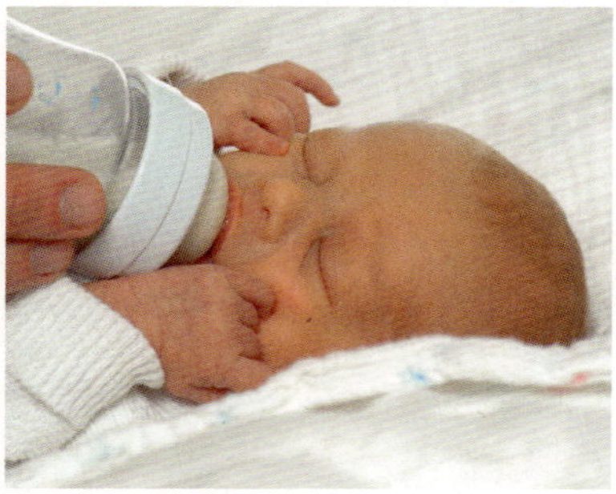

Die Ernährungskommission österreichischer Kinderärzte und -ärztinnen empfiehlt, auf Folgenahrungen zu verzichten und stattdessen bis zum Ende des ersten Lebensjahres Pre- oder 1-Nahrung zu geben.

Zusammensetzung

Eiweiß

- Gut bekömmlich.
- Immunglobuline (IgA und Laktoferrin) erhöhen die Abwehrkräfte.

Fett

Reich an ungesättigten Fettsäuren → Prävention von Arteriosklerose.

Kohlenhydrate

Überwiegend Laktose; auch Oligosaccharide, die vermutlich bei der Bildung der Darmflora mitwirken.

Mineralstoffe

- Relativ geringer Gehalt – der Organismus kann sie noch nicht vollständig verarbeiten.
- Mineralstoffe aus der Muttermilch werden besser resorbiert als Mineralstoffe aus der Kuhmilch.

Vitamine

Ausreichend enthalten, außer Vitamin D, das ergänzt werden muss.

Flüssigkeitsgaben

Normalerweise nicht notwendig, außer bei Flüssigkeitsverlust und erhöhtem Bedarf (z. B. Fieber, hoher Außentemperatur).

3.2 Säuglingsnahrungen

Anfangsnahrungen

Anfangsnahrungen

Pre-Nahrungen	1-Nahrungen
■ Der Muttermilch am ähnlichsten ■ Von Geburt an ■ Enthalten nur Laktose als Kohlenhydrat ■ Eiweißzusammensetzung der Muttermilch angeglichen ■ Verabreichung ad libitum ■ Dünnflüssig	■ Von Geburt an, erst ab dem 4. Lebensmonat empfehlenswert ■ Enthalten Laktose und kleine Mengen glutenfreier Stärke ■ Eiweißzusammensetzung enthält weniger Molkenprotein ■ Verabreichung ad libitum unter Kontrolle (Gefahr der Überernährung) ■ Sämige Konsistenz

Folgenahrungen

2-, 3-Nahrungen

- 2-Nahrungen frühestens ab dem siebten Lebensmonat, 3-Nahrungen frühestens ab dem zehnten Lebensmonat.
- Enthält glutenfreie Stärke, darf Saccharose enthalten.
- Behandeltes Kuhmilcheiweiß.
- Fütterung **nicht** ad libitum (höherer Energiegehalt).

Durchschnittliche Nährstoffgehalte je 100 ml					
	Kuhmilch	**Muttermilch**	**Pre-Nahrung**	**1-Nahrung**	**2-Nahrung**
kcal	64	68	66–69	66–75	71–79
Eiweiß in g	3,34	1,1	1,4–1,7	1,4–2,0	1,8–2,6
davon Casein	ca. 80 %	20–40 %	ca. 40 %	40–70 %	ca. 80 %
Fett in g	3,57	3,9–4,03	3,3–3,7	3,0–3,7	3,3–3,6
Kohlenhydrate in g	4,55	7,0–7,2	7,2–7,7	7,7–8,8	7,3–9,1
Mineralstoffe in mg	0,74	0,21	0,29–0,32	0,3–0,4	0,49–0,65

HA-Nahrung bedeutet hypoallergen bzw. allergiereduziert und wird in den ersten sechs Monaten besonders dann empfohlen, wenn Eltern oder Geschwister bereits eine Allergie haben und die Mutter nicht stillen kann.

3.3 Beikost

- Frühestens ab dem fünften Lebensmonat.
- Ab dem siebten Lebensmonat ist eine Beikost notwendig, da Stillen nicht mehr ausreicht.
- Kuhmilch frühestens mit acht Monaten verabreichen.
- Kein Honig im ersten Lebensjahr (kann Clostridium botulinum enthalten).
- Bei selbst zubereiteter Beikost
  - wenig süßen, nicht salzen.
  - Kräuter zur Geschmacksverbesserung möglich.
  - Butter und Öl nach dem Kochen zufügen.
- Mit Beginn der Beikost auf Flüssigkeit nicht vergessen, am besten Leitungswasser oder geeignete Mineralwässer (kohlensäurefrei).
- Hinsichtlich allergiegefährdeter Kinder gibt es keine Einschränkungen mehr. Es wird jedoch bei allen Kindern ein Abstand von vier Tagen zwischen den Gaben einzelner Nahrungsmittel empfohlen, um mögliche Reaktionen des Kindes abzuklären. Aus allergiepräventiver Sicht ist es ratsam, während der Beikosteinführung weiterzustillen.

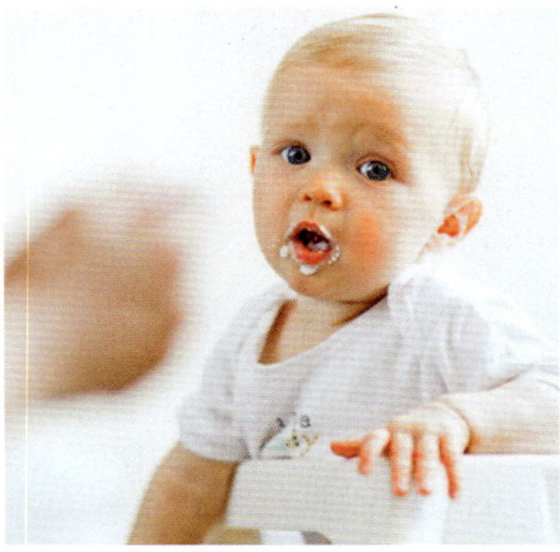

Gemüse

- Industriell hergestellte Produkte unterliegen strengen Kontrollen (niedriger Nitratgehalt, kein Zusatz von Konservierungsmitteln, keimfrei ...).
- Mit Wurzelgemüse beginnen, wenn Gemüsebreie selbst hergestellt werden (relativ niedriger Nitratgehalt).

Zuckerfreie Tees (Malven-Hagebutten-, Fenchel-, Kamillen-, Apfelschalen-, Brombeer- und Himbeerblättertee) eignen sich hervorragend als Getränk. Falls gezuckert werden muss, dann höchstens eine vier- bis fünfprozentige Kohlenhydratlösung (Glukose, Saccharose), um eine Gewöhnung an diesen Geschmack zu vermeiden.

Fleisch

Drei- bis viermal pro Woche 30–40 g, um Eisenbedarf zu decken.

Fisch

Es gibt Hinweise, dass Fischkonsum im ersten Lebensjahr einen allergiepräventiven Effekt hat. Wichtig ist ein ausreichendes Durchgaren! Mit Schwermetall belastete Fische wie Schwertfisch, Thunfisch, Heilbutt und Seehecht meiden.

Obst

Anfangs nur gekochtes Obst, später zerdrückte Banane oder geriebener Apfel.

Lebensmittelmengen, die weniger als 7 g glutenhaltiges Mehl enthalten:

- 1/2 Scheibe zuckerfreier Zwieback
- 1/2 kleine Scheibe Brot (ca. 30 g)
- Max. 7 g Teigwaren

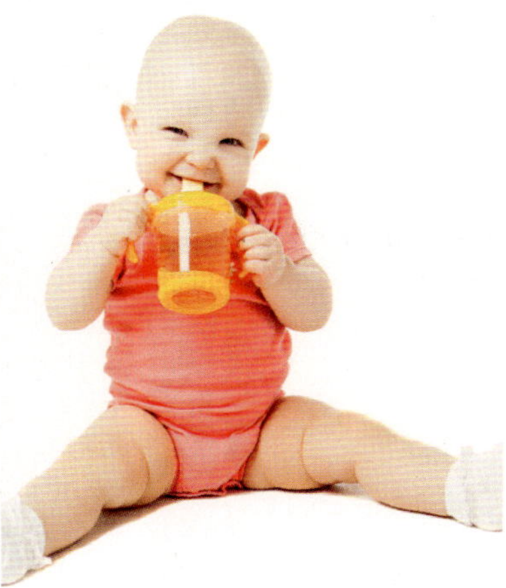

Zuckerhältige Getränke sowie ständiges Nuckeln an der Flasche können zu Karies führen. Das Fläschchen sollte nicht zur Beruhigung eingesetzt werden.

Getreide-Milch-Breie

Kleine Mengen von glutenhaltigem Getreide können mit Beginn der Beikost gegeben werden. Die Einführung von weniger als 7 g glutenhaltigem Mehl pro Tag zwischen dem fünften und siebten Lebensmonat während des Weiterstillens kann laut Studien der Entstehung von Zöliakie, Diabetes mellitus Typ 1 und einer Weizenallergie vorbeugen.

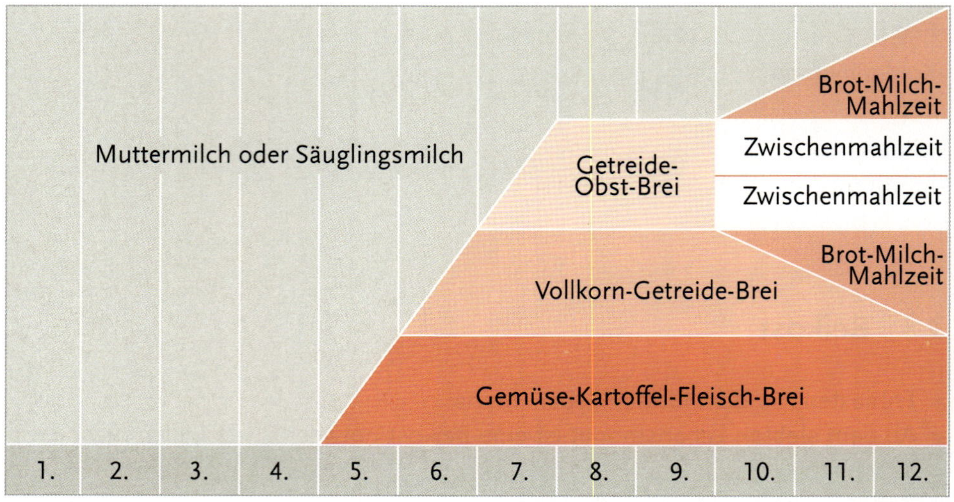

Monat

Beikost ab dem 5. Monat

Gemüse	Obst	Sonstiges
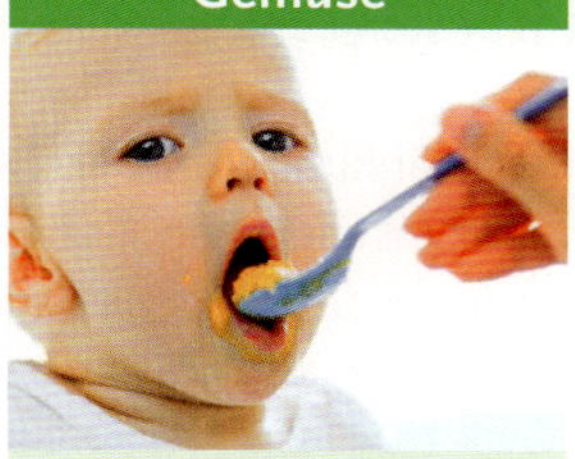	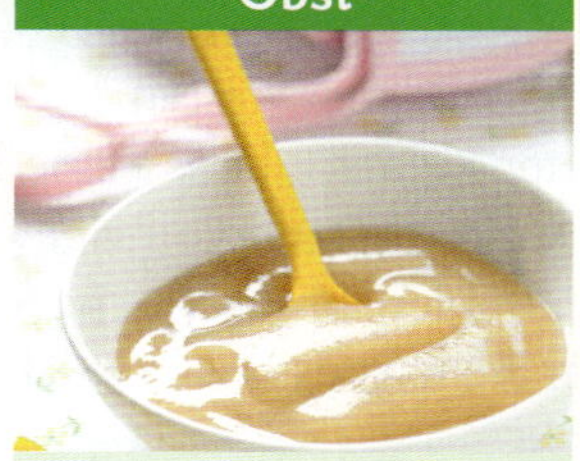	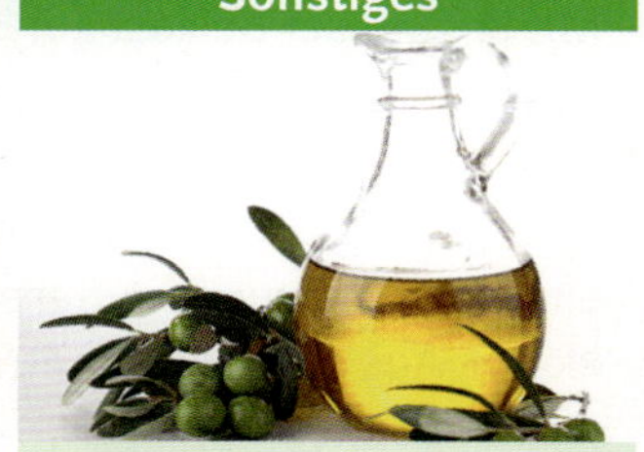
5. Monat Karotten, Kartoffeln (unbedingt Fett zusetzen)		**5. Monat** 8–10 g hochwertiges Pflanzenöl, wie z. B. Raps-, Oliven-, Maiskeim- und Sonnenblumenöl
6.–7. Monat Zucchini, Kohlrabi, Spinat, Brokkoli, Fenchel, Tomaten, Pastinaken, Kürbis	**6.–7. Monat** Gekochtes Obstmus aus Apfel, Birne, Marille (Aprikose) ohne Schale	**6.–7. Monat** Fleisch junger Tiere (25 g/Tag), gedünstet oder gekocht
8.–9. Monat Mais, Karfiol, junge Erbsen, Wirsing	**8.–9. Monat** Vitamin-C-hältiger Obst- und Gemüsesaft	**8.–9. Monat** Milch-Getreide-Breie für Säuglinge, Fleischportion (40 g/Tag)
9. Monat Frisches, rohes Gemüse in Form einer fein geriebenen Rohkost oder als Saft	**9. Monat** Reifes, säurearmes rohes Obst (Apfel, Birne, Marille, Pfirsich, Banane, Melone, Himbeeren, Heidelbeeren)	

Ab dem 10. bis 12. Monat kann mit der Einführung der Familienkost begonnen werden.

4 Ernährung von Kindern und Jugendlichen

Gesundes und abwechslungsreiches Essen, in der Kindheit angefangen und im gesamten Leben fortgesetzt, ist die beste Voraussetzung, um verschiedenen Zivilisationskrankheiten vorzubeugen.

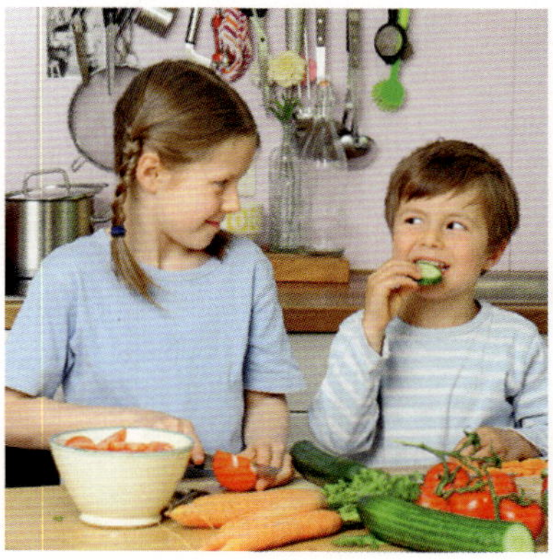

Energiebedarf

- Ist durch intensiveren Stoffwechsel höher als bei Erwachsenen.
- Der Energiebedarf kann stark schwanken – sportlich Aktive brauchen mehr Energie!
- Kinder essen auch innerhalb einer Altersgruppe nicht gleich viel.
- Ein optimaler Ernährungszustand ist in der Wachstumsphase wichtig!

Richtwerte für die tägliche Energiezufuhr			
1–3 Jahre		5 400 kJ	1 300 kcal
4–7 Jahre		7 500 kJ	1 800 kcal
7–10 Jahre		8 400 kJ	2 000 kcal
10–13 Jahre	männlich	9 400 kJ	2 250 kcal
	weiblich	9 000 kJ	2 150 kcal
13–15 Jahre	männlich	10 500 kJ	2 500 kcal
	weiblich	9 600 kJ	2 300 kcal
15–19 Jahre	männlich	12 500 kJ	3 000 kcal
	weiblich	10 000 kJ	2 400 kcal

Das richtige Körpergewicht

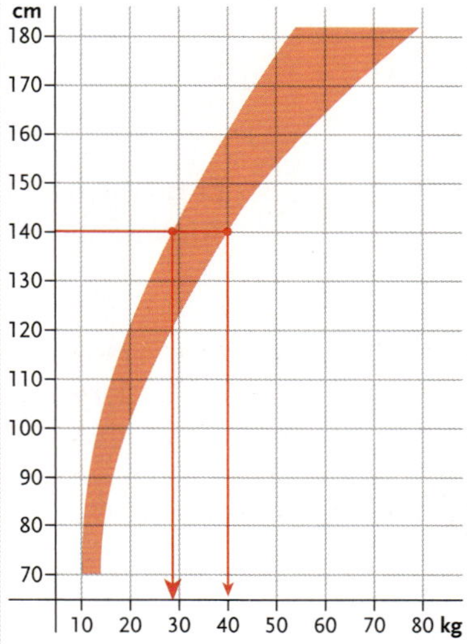

Beispiel:
Bei einer Größe von 140 cm sollte das Kind zwischen 28 und 40 kg wiegen.

Nährstoffe

Eiweiß

- Bedarf abhängig vom Lebensalter (siehe Tabelle, S. 158).
- Wesentlicher Baustoff im Kindesalter.

Fett

- Kleinkinder 35–40 kcal-%.
- Zwischen 10–18 Jahren 30–35 kcal-%.
- In besonderen Wachstumsphasen keine strenge Handhabung der Fettzufuhr.

Kohlenhydrate

- Wenig Süßes – bereits ab dem Säuglingsalter –, um eine Gewöhnung an diesen Geschmack zu vermeiden.
- Hoher Zuckerkonsum ist gemeinsam mit mangelnder Mundhygiene Hauptursache für Karies.
- Viele Getränke (Limonaden, Fruchtsaftgetränke, Kindertees) enthalten große Mengen an Zucker.
- Günstige Kohlenhydrate (siehe S. 26) bevorzugen.

Vitamine

Der Bedarf ist bei abwechslungsreicher Kost ausreichend gedeckt.

Ein zunehmendes Problem ist das Übergewicht bei Kindern und Jugendlichen. **Laut dem österreichischen Ernährungsbericht 2012 sind 24 % der 7- bis 14-jährigen Schülerinnen und Schüler übergewichtig oder adipös.** Die Ursachen sind hauptsächlich eine veränderte Ernährung (zunehmende Außer-Haus-Verpflegung ...) und wenig körperliche Aktivität.

Mineralstoffe

Kalzium
Der Bedarf ist aufgrund des Knochenwachstums und der Zahnentwicklung erhöht.
- 1–6 Jahre: 600 mg pro Tag.
- 6–10 Jahre: 800 mg pro Tag.
- 10–14 Jahre: 1 000 mg pro Tag.
- 15–18 Jahre: 1 200 mg pro Tag.

Milchprodukte sind für eine ausreichende Versorgung unbedingt notwendig (mindestens 1/4 l Joghurt, Buttermilch oder Ähnliches und zwei Blatt Schnittkäse täglich). Werden Milchprodukte abgelehnt, sollten kalziumangereicherte Fruchtsäfte und kalziumreiches Mineralwasser angeboten werden.

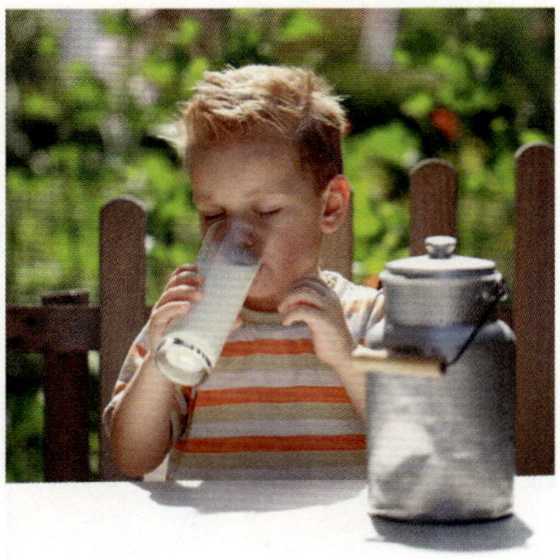

Die Kalziumzufuhr ist bei Kindern und Jugendlichen in Österreich eher mangelhaft

Fluor
1,5–4 mg pro Tag für den Aufbau der Knochen und Zähne (Kariesprophylaxe).

Eisen
Bei Mädchen nach Einsetzen der Menstruation auf entsprechende Zufuhr achten (18 mg pro Tag).

Flüssigkeit
An heißen Tagen, bei Sport und Spiel kann der Wasserbedarf auf mehr als das Doppelte ansteigen (siehe auch S. 63).

Alter (Jahre)	Empfohlene Trinkmenge
1–4	0,9 l
4–10	1,1 l
10–13	1,2 l
13–15	1,3 l
15–18	1,5 l

Altersgemäßer Bedarf an Lebensmitteln

Lebensmittel	Menge	1 Jahr	2–3 Jahre	4–6 Jahre	7–9 Jahre
Milch und Milchprodukte	ml/Tag	300	330	350	400–500
Fleisch, Wurst, Fleischwaren	g/Tag	40	50	60	70
Fisch	einmal/Woche	50	70	100	150
Eier	Stk./Woche	1–2	1–2	2	2–3
Öl, Butter, Margarine	g/Tag	10	15	20	25–30
Brot, Getreideflocken	g/Tag	80	120	170	150–200
Beilagen	g/Tag	80	100	120	140
Gemüse	g/Tag	100	120	180	150–200
Obst	g/Tag	100	120	180	200
Getränke	ml/Tag	450	600	700	1 000

Wussten Sie, dass ...
Kinder bei der Zusammenstellung ihres Essens weniger Fehler machen als Erwachsene? Dies wurde bei Untersuchungen in Kindergärten festgestellt.

Mehrere kleine Mahlzeiten

- Sie ermöglichen die empfohlene Nährstoffversorgung.
- Bei Kleinkindern reicht die Kapazität des Magens noch nicht für große Portionen aus.
- Günstig wäre ein ausgiebiges Frühstück. Bei fehlendem Appetit sollte zumindest etwas getrunken (Kakao, Tee, Milch, Orangensaft) und eine umfangreichere Vormittagsjause angeboten werden.

Spaß, Lust und Freude am Essen

- Essen ist nicht nur Nahrungsaufnahme, sondern auch eine Gelegenheit zur Begegnung mit der Familie und Freunden.
- Kindern sollte die Bedeutung des Essens und der Lebensmittel vermittelt werden.
- Frühzeitig zu richtigem und ausgewogenem Essen motivieren.
- Spätestens im Kindergarten sollen Kinder die Vielfalt der Lebensmittel und die Freude am guten Essen kennen lernen. Je mehr Lebensmittel ein Kind kennt, desto vielfältiger werden seine Vorlieben.
- Kinder bei der Planung der Mahlzeiten, beim Einkaufen der Lebensmittel und bei der Zubereitung der Speisen miteinbeziehen.
- Selbstständig Lebensmittel oder Speisen auswählen lassen.
- Das Kind soll die Nahrungsmenge selber wählen.
- Kindern loben, wenn sie „gutes Ernährungsverhalten" zeigen.
- Lebensmittel sind ungeeignet als Belohnung! Essen ist weder zur Bestrafung noch als Trost geeignet!
- Erwachsene haben Vorbildwirkung (Taten prägen, Worte verhallen): Tischsitten, Einstellung zum Essen, auch hin und wieder von den Eltern weniger geliebtes Essen auf den Tisch bringen usw.
- Je älter Kinder werden, desto geringer ist der Einfluss der Eltern. Freunde, die Schule und Modetrends prägen und beeinflussen die Wahl der Speisen und die Einstellung zum Essen.

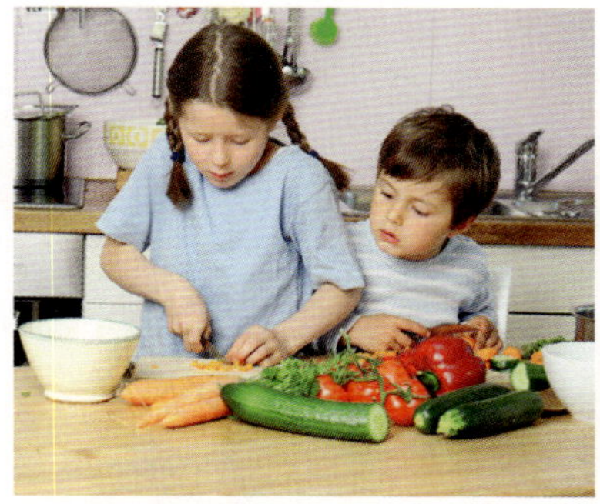

Wenn Kinder mitkochen dürfen, schmeckt das Essen einfach besser

Tipps zur Jause und fürs Schulbrot

Im Schulalltag ist die richtige Zwischenmahlzeit zur Erhaltung der Leistung sehr wichtig.

- Die Jause soll abwechslungsreich und fantasievoll sein. Gelegentlich können auch Müslieriegel, Waffeln und Kekse, am besten aus Vollkornmehl, für Abwechslung sorgen.
- Kinder sollten mitentscheiden und beim Zubereiten helfen können.
- Nicht zu viel mitgeben – weniger ist mehr!
- Die Verpackung so auszuwählen, dass die Jause frisch bleibt.
- Für kleinere Kinder sollten Obst und Gemüse am besten schon geputzt und in mundgerechte Stücke geschnitten sein.

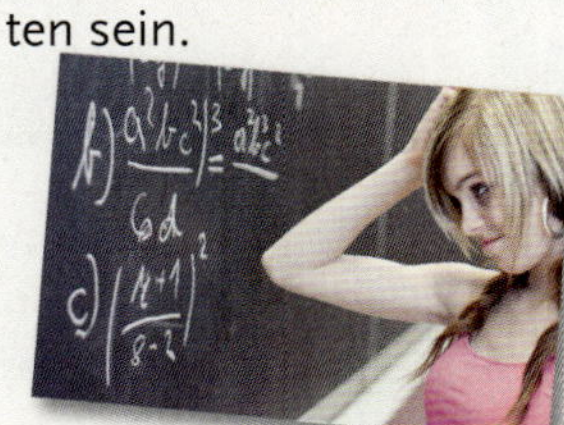

Fast Food

Von Kindern und Jugendlichen geliebt – vielen Erwachsenen ein Dorn im Auge. Vergessen wird dabei jedoch, dass auch die Burenwurst am Stand Fast Food ist. Vom gesundheitlichen Standpunkt ist Fast Food akzeptabel, wenn folgende Bedingungen berücksichtigt werden:

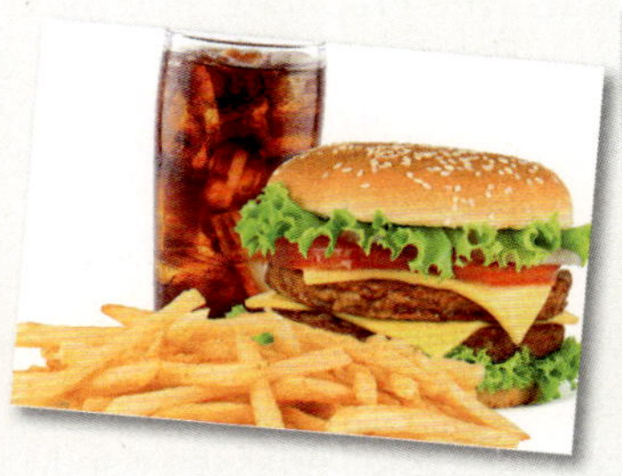

- Nur gelegentlich auf dem Speiseplan und kein ständiger Ersatz für andere Mahlzeiten.
- Nicht zu energiereich (z. B. Hamburger mit Salat und Orangensaft aufwerten).
- Fehlende Nährstoffe mit reichlich Obst, Gemüse, Vollkornprodukten und Milch ausgleichen.
- Allzu viel ist ungesund, das gilt auch für Fast Food.

5 Ernährung von Sportlern

Ausdauer, Beweglichkeit, Kraft und Schnelligkeit zeichnen gute Sportler aus. Nicht nur Training ist dazu notwenig, sondern auch richtiges Essen und Trinken. Viele Hochleistungssportler ernähren sich deshalb nach einem Plan. Wird nur gelegentlich Sport betrieben, steigt durch angepasstes Essen der Erfolg und Schwankungen in der Leistung treten seltener auf.

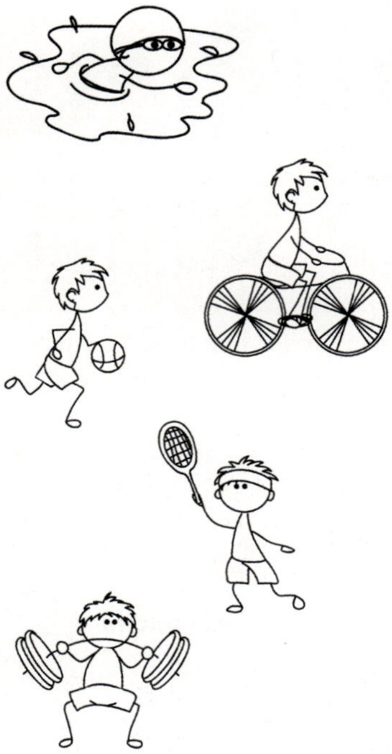

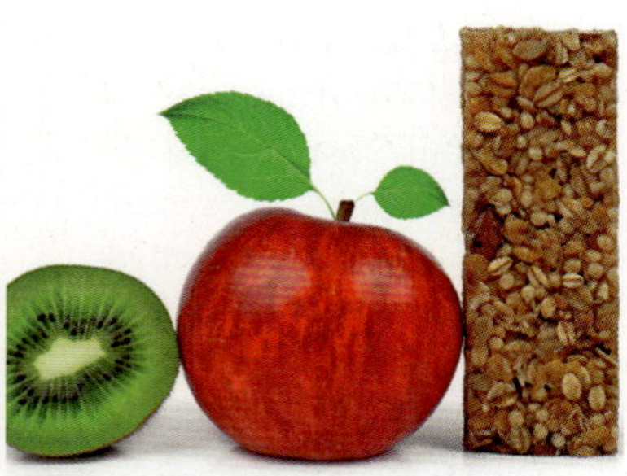

Günstige Kohlenhydratlieferanten sind z. B. Obst, Nüsse und Getreideprodukte. Der Kohlenhydratbedarf sollte nicht mit Traubenzucker gedeckt werden, da er sehr schnell resorbiert wird und damit eine starke Ausschüttung an Insulin bewirkt. Eine „reaktive Hypoglykämie" kann auftreten. Der Traubenzucker entzieht dem Gewebe Flüssigkeit – Schwindel und Schweißausbrüche sind die Folge.

Zusätzlicher Energiebedarf und Aufteilung der Nährstoffe

Sportart	Kohlenhydrate	Fett	Eiweiß	Zusätzlicher Energiebedarf
Ausdauersport Schwimmen, Skilanglauf, Marathon	60 %	25 %	15 %	400–700 kcal/h
Kraftausdauersport Radsport, Bergsteigen, Rudern	56 %	27 %	17 %	500–800 kcal/h
Spielsport Fußball, Tennis	54 %	28 %	18 %	350–600 kcal/h
Schnellkampfsport Fechten, Gymnastik, Tischtennis	52 %	30 %	18 %	300–420 kcal/h
Kampfsport Boxen, Ringen, Karate	51 %	30 %	19 %	300–420 kcal/h
Kraftsport Gewichtheben, Wurf- und Stoßdisziplinen	44 %	36 %	20 %	250–400 kcal/h

Eiweiß

- In Verbindung mit Training, um Muskelmasse aufzubauen, unmittelbar vor oder nach dem Training Eiweiß verzehren – große Mengen steigern den Muskelaufbau jedoch nicht unbegrenzt.
- Auch zur Energiegewinnung bei Mangel an Kohlenhydraten.
- Durch höhere Energiezufuhr ist eine ausreichende Eiweißversorgung gegeben – zusätzliche Präparate sind nicht notwendig.
- Ausreichende Glutaminzufuhr, um einen Leistungsabfall zu vermeiden.

Fett

- Viel Fett und wenig Kohlenhydrate im Essen vermindern Ausdauer und Muskelkraft.
- Achtung: Fette verlassen den Magen langsam – kurz vor dem Training oder Wettkampf gegessen, können sie Übelkeit und Verdauungsstörungen hervorrufen.

Kohlenhydrate

- Liefern schneller Energie als Fette.
- Der Körper mobilisiert die Glykogenspeicher (in Muskeln und Leber) – die Leistung hängt mit den Glykogenreserven zusammen. Kohlenhydrate, die nach dem Training gegessen werden, verstärken die Glykogenspeicherung.

Vitamine und Mineralstoffe

- Ein abwechslungsreicher Speiseplan garantiert eine optimale Versorgung.
- Engpässe können bei Magnesium, Kalium, Eisen und Zink auftreten.

Flüssigkeit

- Ein Mangel führt sofort zu Leistungsabfall.
- Gewichtsabnahmen bei sportlicher Betätigung sind überwiegend Verluste an Flüssigkeit – trainierte Sportler können 2–3 l Schweiß pro Stunde produzieren.
- Vor und nach dem Sport Gewicht kontrollieren, um individuellen Bedarf für bestimmte Aktivitäten zu ermitteln.
- Vor sportlichen Aktivitäten ausreichend trinken.
- Bei längeren Belastungen kleinere Mengen schluckweise zwischendurch.
- Geeignete Getränke sind kohlensäurearmes Mineralwasser, Frucht- und Gemüsesäfte sowie Mischungen daraus und leicht gesüßter Tee.
- Ungünstig: eisgekühlte Getränke, ausschließlich Trinkwasser.

Wussten Sie, dass ...
2 % Flüssigkeitsverlust einen 20-prozentigen Leistungsabfall bewirken? Bei 4 % Flüssigkeitsverlust kommt es bereits zu einem 40-prozentigen Leistungsabfall.

Quelle: Institut für medizinische und sportwissenschaftliche Beratung

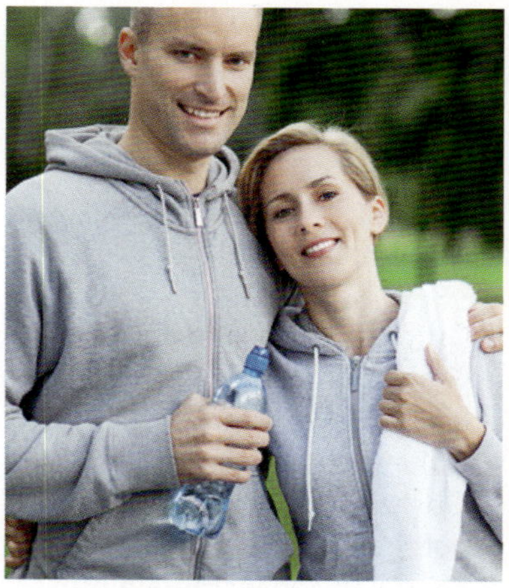

Bei längeren Belastungen sollte nicht auf das Trinken vergessen werden. Zu wenig Flüssigkeit führt zu einem spürbaren Leistungsabfall.

Mahlzeiten in der Vorwettkampfphase (ca. eine Woche vor dem Wettkampf)

- Nährstoffverhältnis: 70 % Kohlenhydrate, 20 % Fette, 10 % Eiweiß.
- „Kohlenhydrate laden“, um einen großen Glykogenspeicher zu erreichen.
- Viele kleine Kohlenhydratmahlzeiten.
- Ballaststoffärmere und fettarme Lebensmittel bevorzugen.
- Keine großen Mengen an Kaffee.

Mahlzeiten am Wettkampftag

- Letzte Hauptmahlzeit ca. 3–4 Stunden vor dem Wettkampf.
- Keine fettreichen Mahlzeiten, leicht verdaulich, langsam essen, gut kauen.
- Bei Ausdauersport zwischendurch leicht verdauliche Mahlzeiten (Banane, Müsliriegel, geeignete Getränke, fettarme Gemüsesuppen, fettarme Milchmixgetränke etc.).
- Rechtzeitig trinken!
- Nach dem Wettkampf Regenerationsphase: kein Alkohol, keine fetten Speisen, kohlenhydratreich, ausreichend Vitamine und Mineralstoffe.

6 Ernährung im Alter

Die Ernährungsempfehlungen für ältere Menschen unterscheiden sich nicht grundlegend von den Ernährungsempfehlungen für jüngere Erwachsene. Das Essen wird zwar teilweise wegen verminderter Enzymproduktion und/oder schlechterer Resorption weniger ausgenutzt, es treten jedoch selten ernste Funktionsstörungen auf.

Ab wann ist ein Mensch alt? Im Allgemeinen ab dem 65. Lebensjahr. Bei jüngeren Senioren gibt es selten besondere Erfordernisse an die Ernährung. Bei Hochbetagten beobachtet man häufig einen verschlechterten Ernährungszustand.

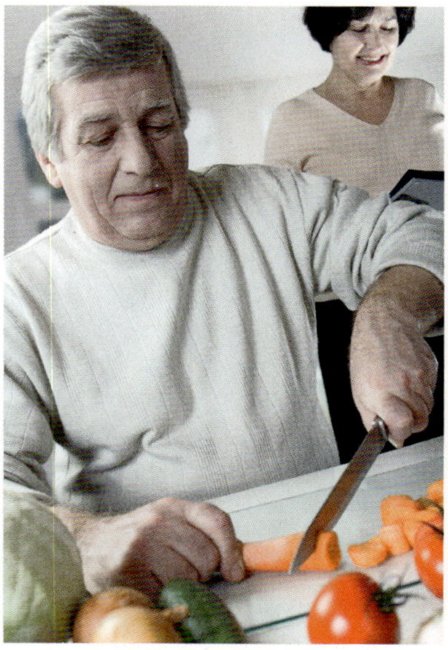

Energie- und Nährstoffbedarf

Energie

- Bedarf sinkt: 25–30 kcal/kg Körpergewicht pro Tag.
- Verringerter Grundumsatz – Stoffwechselgeschehen verlangsamt.
- Verringerter Leistungsumsatz – geringere Mobilität; daher vermehrt entsprechende Bewegung.

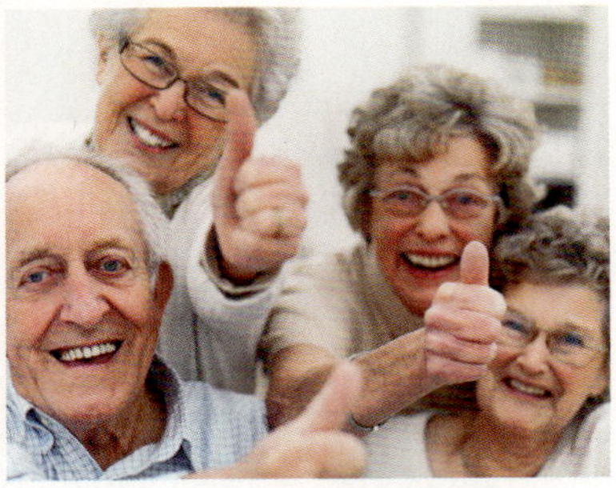

Die Lebenserwartung nimmt zu durch:
- vermehrte Hygiene,
- verbesserte Medizin,
- ausreichende Ernährung.

Die Bevölkerungsstruktur verändert sich zusehends.

- Gut verträglich sind Kartoffeln, Grahambrot, Hirse, fein gemahlenes Vollkornmehl und nicht blähendes Gemüse.
- Obst sollte zum Teil als Kompott konsumiert werden.
- Bei rohen Lebensmitteln muss auf die Bekömmlichkeit geachtet werden.
- Schwer verdauliche, blähende Nahrungsmittel sollten eingeschränkt werden.

Eine bedarfsgerechte Ernährung ist ein Leben lang notwendig. Der Grundstock dazu wird jedoch bereits in der Kindheit gelegt.

Dekubitus = Wundliegen, Druckbrand, das „Sichdurchliegen" des Kranken bei mangelhafter Gewebsernährung.

Eiweiß

- Bedarf erhöht: 1–1,2 g/kg Körpergewicht pro Tag.
- Zur Erneuerung von Körpereiweiß und nicht für die Energiegewinnung notwendig.
- Gefahr einer Unterversorgung mit hochwertigem Eiweiß bei betagten Menschen, die an Appetitmangel leiden. Darum sollte auf Folgendes geachtet werden:
  - Hochwertige Eiweißlieferanten wählen.
  - Ergänzungswirkung nutzen.
  - Eiweißreiche Zusatz-/Trinknahrung einsetzen.

Fett

- Der Bedarf sinkt bis zu 30 % der Gesamtenergiemenge (verringerter Energiebedarf).
- Vor allem versteckte Fette reduzieren, dafür auf sehr gute Qualität achten.

Kohlenhydrate

- Bedarf sinkt (verringerter Energiebedarf).
- Ungünstige Kohlenhydrate reduzieren – im Alter häufig Glukosetoleranzstörung.
- Reichlich Lebensmittel mit günstigen Kohlenhydraten und hoher Nährstoffdichte regen die Darmtätigkeit an (siehe S. 25 f.).
- Die Höhe der Ballaststoffe individuell anpassen – Verträglichkeit beachten.

Vitamine und Mineralstoffe

- Der Energiebedarf sinkt, die Empfehlungen für die Mikronährstoffe bleiben gleich.
- Werden im Alter nur zum Teil ausgenutzt.
- Vitamin- und mineralstoffreiche Kost mit entsprechender Zubereitung.
- Mangel häufig an Vitamin A, B_1, B_6, B_{12}, C, D, E und Folsäure.
- Kalzium, Kalium (durch Diuretika), Eisen, Zink, Magnesium.

Flüssigkeit

- 1 1/2–2 l pro Tag.
- Vermindertes Durstgefühl – auf ausreichende Zufuhr achten!

Ein Mangel an Nährstoffen führt

- zu allgemeiner Schwäche,
- zu erhöhter Infektionsgefahr,
- zu schlechter Wundheilung,
- zu erhöhtem Sturz- und Frakturrisiko,
- zu erhöhter Dekubitusneigung,
- im Krankheitsfall zu einer langsameren Genesung, zu längeren Aufenthalten im Krankenhaus und zu einer erhöhten Sterblichkeitsrate.

Allgemeine Empfehlungen und weitere beachtenswerte Punkte

- Abwechslungsreiche Lebensmittelauswahl.
- Bewusste Auswahl an Lebensmitteln mit hoher Nährstoffdichte.
- Fünf bis sechs kleinere Mahlzeiten belasten weniger und sind daher besser verträglich.
- Zwischenmahlzeiten bieten eine Gelegenheit zur Abwechslung.

- Eine qualitativ und quantitativ ausgewogene Ernährung
  - wirkt präventiv,
  - verbessert die Lebensqualität,
  - unterstützt die Rekonvaleszenz.
- Bei Unverträglichkeiten als Basis die Leichte Vollkost.
- Individuelle Maßnahmen bei Appetitlosigkeit, Kau- und Schluckstörungen (siehe S. 164) und Krankheiten.
- **Ausreichend Flüssigkeit.**

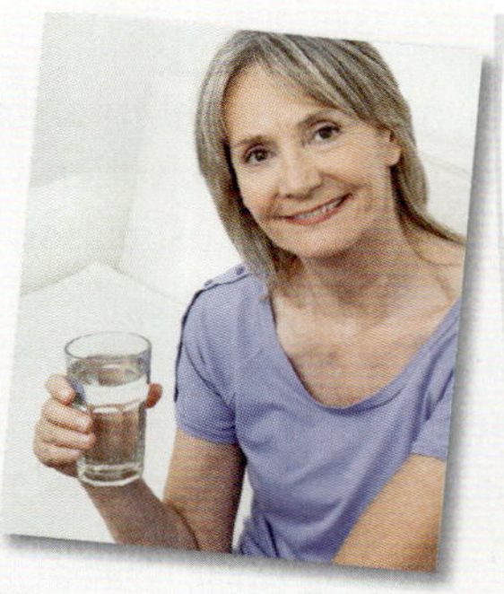

Klinische Symptome bei zu geringer Trinkmenge:

- Mundtrockenheit und trockene Schleimhäute.
- Verringerter Hautturgor.
- Wirkung von Medikamenten wird durch zu geringe Flüssigkeitsmenge verändert.
- Erschwerte Regulation der Körpertemperatur.
- Obstipation.
- Verwirrtheit, Schwäche, Schwindel, Apathie.
- In extremen Fällen Kreislauf- und Nierenversagen.
- Appetitlosigkeit durch vermindertes Hungergefühl.

Hautturgor = Spannungszustand der Haut.

Ernährungstherapie

- Festgefahrene Essgewohnheiten erschweren eine Ernährungsumstellung.
- Bei einer Ernährungsberatung ist besonders Einfühlungsvermögen und Taktgefühl angesagt.

Ziel ist nicht allein die Lebensverlängerung, sondern vor allem die Erhaltung der Gesundheit und des Wohlbefindens sowie das Hinauszögern und Vermeiden von Pflegebedürftigkeit.

Einflussfaktoren auf die Nahrungsaufnahme im Alter

- Verminderter Energiebedarf.
- Veränderte Hunger-Sättigungs-Regulation.
- Abnahme des Geschmacks- und Geruchssinnes.
- Abnahme des Durstgefühls.
- Verminderte Resorption von Nährstoffen (speziell von Mikronährstoffen).
- Veränderte Verdauung – häufig Obstipation.
- Kauprobleme.
- Schluckstörungen (45 % der 75-Jährigen leiden daran).
- Entzündungen der Speiseröhre oder des Magens.
- Depression, Essensverweigerung.
- Einseitige Ernährung, Einsamkeit, geringes Einkommen.

Bewegung

Ohne Bewegung geht gar nichts. Bewegungslosigkeit senkt den Appetit, die Muskelmasse und die Knochenstruktur schwinden. Fitness dagegen

- bremst den geistigen Abbau,
- erhöht die Mobilität und schützt vor Gangunsicherheit,
- senkt das Osteoporose- und Frakturrisiko,
- optimiert den Stoffwechsel (verbesserte Insulinwirkung durch weniger Körperfett),
- steigert den Energiebedarf und fördert den Appetit.

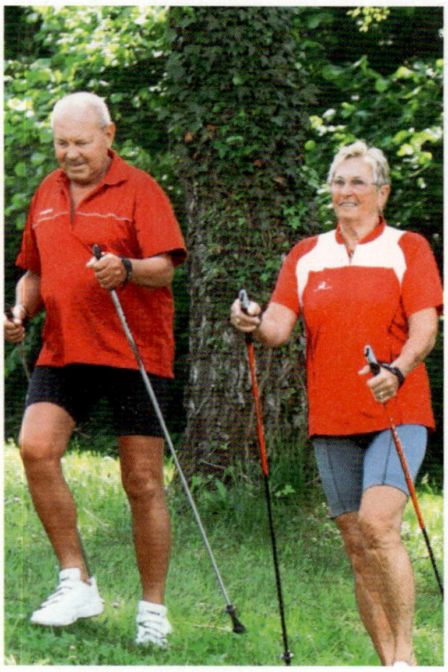

Ausdauerbewegung führt zu einem höheren Sauerstoffverbrauch der Gewebe, einer verbesserten Durchblutung (auch der Gehirnzellen) und Nährstoffversorgung. Weiters fördert sie den Muskelaufbau und die Fettverbrennung.

Multimorbidität = Mehrfacherkrankung.

Die Ursache für eine Mangelernährung ist in erster Linie eine zu geringe Nahrungsaufnahme, verbunden mit falscher und einseitiger Lebensmittelauswahl.

Laut einer Studie wurden bei akut kranken alten Menschen mit Dekubitus ulcus (Wundliegen) am Tag der Aufnahme folgende Mängel festgestellt:

- 78 % Zinkmangel.
- 79 % Albuminmangel.
- 75 % Eisenmangel.
- 58 % niedriger Cholinesterasespiegel.
- 67 % verminderte Lymphozytenzahl.
- 33 % Vitamin-B_{12}-Mangel.

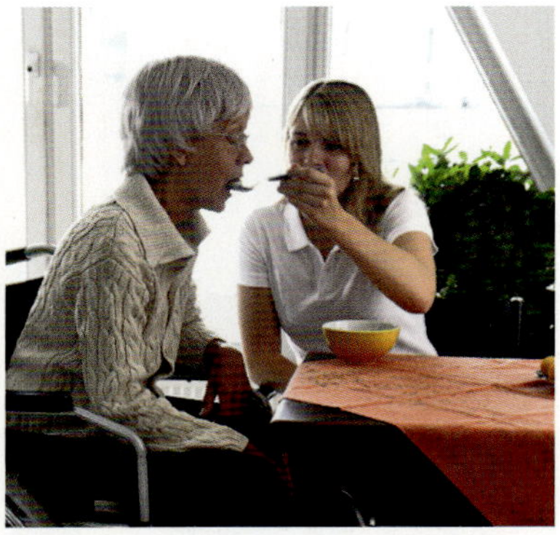

Durch atrophe Geschmackspapillen reduziert sich der Genuss beim Essen.

Malnutrition (Mangelernährung)

Im Alter tragen Vereinsamung und Multimorbidität zu Malnutrition – meist als Protein-Energie-Malnutrion (PEM) – bei. Multimorbidität vermindert den Appetit.

Bereits eine Aufnahme in ein Krankenhaus begünstigt Malnutrition. Gründe dafür sind die ungewohnte Umgebung, salzarme Kost, Diät, Bettruhe, kalte bzw. ungewohnte Speisen ... Gründe für eine Vereinsamung und Malnutrition zu Hause sind der Verlust des Partners/der Partnerin oder eine beginnende Demenz, Immobilität, Kauschwierigkeiten und Schluckstörungen.

Das Symptom Appetitmangel darf nicht als altersbedingte Begleiterscheinung hingenommen und akzeptiert werden. Appetitverlust fördert unregelmäßige Mahlzeiten – sie werden ausgelassen bzw. reduziert.

Kachexie aufgrund einer Malnutrition kommt im Alter häufiger vor als eine Tumorkachexie. Oft wirken Ältere trotz Malnutrition nicht unbedingt „mager“ – der Grund dafür sind Ödeme und Kalorien in leicht essbarer Form (Zwieback, Semmeln, Kuchen ...). Sie fühlen sich aber müde, apathisch, lustlos, schwach und nehmen an Gewicht ab. Der Allgemeinzustand verschlechtert sich, was oft als Altersschwäche fehlinterpretiert wird.

Bei Mangelernährung sind soziale, psychosoziale, körperliche, alters- und krankheitsbedingte Ursachen zu unterscheiden.

Schluckstörungen

Maßnahmen

- Mahlzeiten unter Aufsicht einnehmen.
- Nach Möglichkeit aufrechte Sitzposition einnehmen.
- Beim Verschlucken Oberkörper nach vorne beugen und kräftig abhusten – **nicht auf den Rücken klopfen!**
- Flüssigkeiten eindicken (mit Instant-Andickungsmittel).
- Gemischte Konsistenzen (z. B. klare Suppe mit Einlage) oder bröselige Speisen vermeiden.
- Kleine Schlucke und Bissen, erst nach dem Schlucken sprechen.
- Nach dem Essen ca. 20 Minuten aufrecht sitzen bleiben, räuspern und ohne Nahrung nachschlucken lassen.

Faktoren, die den Ernährungszustand im Alter beeinflussen

Physiologische Veränderungen	Auswirkungen	Mögliche Maßnahmen
■ Sinkender Grundumsatz ■ Sarkopenie ■ Verminderte körperliche Aktivität ■ Fettgewebe nimmt zu	■ Tendenz zu Übergewicht ■ Verlust an Kraft und Muskelmasse sowie funktionelle Einschränkungen	■ Verzehrsempfehlungen berücksichtigen ■ Bewegung und Training
■ Weniger Genuss beim Essen durch atrophe Geschmackspapillen ■ Verminderter Geschmackssinn	■ Essen wird uninteressant ■ Reduzierte Nahrungsaufnahme begünstigt Kachexie	■ Frische Kräuter, Gewürze ■ Gemüse, Obst ■ Appetitlich und farbenfroh anrichten

■ Reduzierter Geruchssinn ■ Eingeschränktes Sehvermögen		
■ Zahnfleischerkrankungen ■ Kein bzw. schlechter Zahnersatz ■ Kaustörungen	■ Einseitiges Essen ■ Oft energiereich ■ Ballaststoffarm ■ Hoher Risikofaktor für Mangelernährung	■ Lebensmittel, Zubereitung und Konsistenz der Art und dem Grad der Beeinträchtigung anpassen! ■ Brotrinde entfernen, Speisen zerkleinern
■ Verminderte Speichelsekretion ■ Reduzierter Magensaft ■ Sinkende Enzym- und Gallesekretion ■ Atrophe Darmzotten	■ Trockener Mund ■ Mangelhafte Verdauung ■ Unvollständige Resorption	■ Oft kommt der Appetit mit dem Essen ■ Medikamente ■ Appetitanregende Getränke, Tee
■ Eingeschränkte Darmperistaltik	■ Obstipation ■ Hämorrhoiden ■ Divertikel	■ Ballaststoffreich ■ Viel Flüssigkeit ■ Bewegung
■ Abnehmende Harnkonzentration	■ Dehydration	■ Viel Flüssigkeit
Durststörungen ausgelöst durch ■ Abführmittel ■ Durchfall ■ schlecht eingestellten Diabetes ■ zu wenig Trinken	■ Wassermangel bewirkt bei Älteren nicht Durst, sondern eher Inappetenz	■ Ursachen beseitigen ■ Zum Trinken motivieren ■ Warme Getränke und Suppen anbieten ■ Optische Reize (Glas, Flasche, Krug) ■ Mitschrift der Trinkmenge
■ Glukosetoleranzstörung	■ Erhöhte Blutzuckerwerte	■ Ernährungstherapie ■ Bewegung
■ Medikamente und Krankheiten ■ Sedierende Medikamente ■ Abnahme von Neurotransmittern ■ Zinkmangel	■ Appetitmangel (Geschmack gestört) ■ Mahlzeiten werden verschlafen	■ Häufig kleine, appetitlich angerichtete Mahlzeiten ■ Trink-/Zusatznahrung
■ Eingeschränkte Beweglichkeit durch Arthrosen ■ Partielle Paresen	**Mühsam:** ■ Einkauf von Lebensmitteln ■ Zubereitung ■ Selbstständiges Essen Unselbstständigkeit wegen Behinderung beim Essen	

Wussten Sie, dass ...
die Filtrationsrate und die Durchblutung der Niere bei 90-Jährigen im Vergleich zu 20-Jährigen um 50 % reduziert ist?

Paresen = Erschlaffung, motorische Schwäche, unvollständige Lähmung.

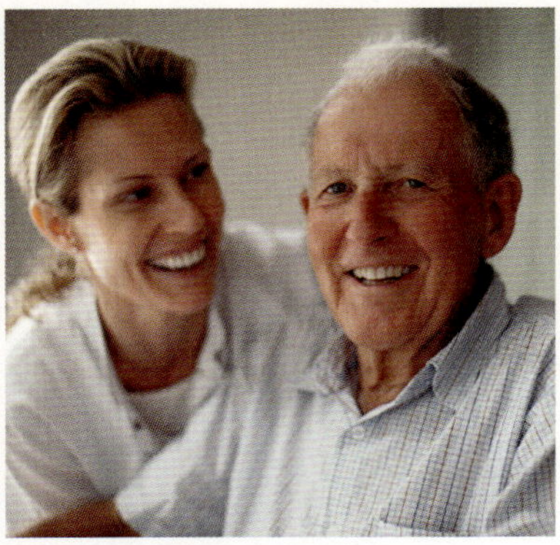

Altenpfleger/innen mit Einfühlungsvermögen machen es alten Menschen leichter, zu akzeptieren, dass sie auf Pflege angewiesen sind

Soziale/psychosoziale Gründe	Auswirkungen	Mögliche Maßnahmen
■ Soziale Isolation (z. B. beginnende Demenz, Immobilität) ■ Vereinsamung – keine Gesellschaft ■ Keine familiäre Unterstützung ■ Große Lebensmittelpackungen ■ Einzug ins Heim ■ Tod des Partners/der Partnerin	■ Essen wird uninteressant ■ Unselbstständigkeit beim Einkaufen und Kochen ■ Depression ■ Alkoholismus ■ Häufig kalte Mahlzeiten ■ Einseitiges, oft aufgewärmtes Essen	Hilfsorganisationen: Essen auf Rädern, Hauskrankenpflege, Sozialdienste Seniorenwohnheim mit Personal, das über viel Einfühlungsvermögen verfügt
■ Niedrige Pension, Armut	■ Qualitativ schlechtere Versorgung	
■ Mangelnde Hygiene	■ Diarrhö (Salmonellen, Colibakterien)	

Krankheiten, die die Nahrungsaufnahme im Alter erschweren

- Schluckstörungen (Schlaganfall, Parkinson) verlangen unbedingt eine aufrechte Sitzhaltung (gut stabilisiert).
- Exsikkose.
- Tumor (Mund, Magen-Darm-Trakt, Speiseröhre).
- Strahlentherapie.
- Erhöhte Anstrengung beim Essen (COPD).
- Schmerzen beim Essen (Mesenterialischämie).
- Rezidivierende Infektionen.
- Depression.
- Demenz.
- Psychosen.
- Alkoholismus.

Exsikkose = Austrocknung.

Trotz aller Probleme sollte auf Folgendes geachtet werden:

- Entsprechendes Würzen (Kräuter!).
- Angenehme und ruhige Atmosphäre.
- Gesellschaft beim Essen.
- Gut gelüftete Räume.
- Aufrechte Körperhaltung beim Essen.
- Mundgerechte Stücke.
- Aperitif, anregende Getränke (Tees), Aromastoffe.
- Auch hochbetagte Menschen möglichst selbstständig essen lassen – sie können die Geschwindigkeit beim Essen bestimmen und damit den Zeitpunkt der Mundöffnung besser koordinierten.

Die Ziele der Ernährung im Alter sind nicht allein die Lebensverlängerung, sondern auch die Erhaltung der Gesundheit und des Wohlbefindens sowie das Hinauszögern und Vermeiden von Pflegebedürftigkeit.

Ziele erreicht?

1. Welche Nährstoffe sind in der Schwangerschaft im Bedarf erhöht?
2. Geben Sie Empfehlungen für das Gewichtsverhalten in der Schwangerschaft.
3. Welche Lebensmittel sind für eine Schwangere und für eine Stillende ungünstig?
4. Geben Sie Tipps bei Schwangerschaftsbeschwerden.
5. Beschreiben Sie Ursache und Therapie bei Diabetes mellitus in der Schwangerschaft.
6. Geben Sie Empfehlungen für die Ernährung in der Stillzeit (Energie- und Nährstoffbedarf).
7. Worauf sollte eine stillende Mutter besonders achten?
8. Auch die Muttermilch enthält Schadstoffe. Warum würden Sie trotzdem für das Stillen eintreten?
9. Welche Maßnahmen zur Förderung des Stillens empfehlen Sie?
10. Säuglingsnahrungen werden in zwei Produktgruppen eingeteilt; erklären Sie die Unterschiede.
11. Wann sollte mit Beikost begonnen werden? Was sollte dabei beachtet werden?
12. Beschreiben Sie den Mahlzeitenplan für das erste Lebensjahr.
13. Beschreiben Sie die richtige Ernährung von Kindern und Jugendlichen. Nehmen Sie vor allem zum Energiebedarf und zur Nährstoffzufuhr Stellung.
14. Eine Mutter klagt, dass ihre vierjährige Tochter sehr wenig und ausgesprochen lustlos isst. Welche Tipps können Sie ihr geben, damit sich das Essverhalten ihrer Tochter ändert?
15. Wie ist Fast Food aus ernährungsphysiologischer Sicht zu bewerten?
16. Gesunde Schuljause – geben Sie Tipps, Empfehlungen und Vorschläge.
17. Wie soll die Ernährung in Trainings- und Wettkampfphasen gestaltet werden? Worauf ist zu achten?
18. Ein Bekannter erzählt Ihnen, dass er seit einigen Wochen ein Lauftraining absolviert. Sehr oft läuft die Sache wie geschmiert, doch manchmal hat er das Gefühl, Blei in den Beinen zu haben. Was könnte der Grund für seinen Leistungsabfall sein? Was raten Sie ihm?
19. Geben Sie Empfehlungen für die Ernährung im Alter.
20. Nennen Sie Einflussfaktoren auf die Nahrungsaufnahme im Alter.
21. Ein Nachbar berichtet über seinen betagten Vater, dass dieser sehr apathisch und müde, manchmal sogar verwirrt wirkt. Was könnte der Grund dafür sein?
22. Beschreiben Sie die physiologischen Veränderungen im Alter.
23. Welche sozialen Faktoren beeinflussen den Ernährungszustand im Alter?
24. Nennen Sie einige Krankheiten, die die Nahrungsaufnahme im Alter erschweren.
25. Erklären Sie allgemeingültige Maßnahmen bei Ernährungsproblemen.
26. Welche Maßnahmen würden Sie bei einem Patienten mit Schluckstörungen treffen?

Fremdwörterverzeichnis

A

Abdomen	Bauchraum
Abdominell	Den Bauch, Unterleib betreffend
Abusus	Missbrauch
Aceton	Ketonkörper
Acidose	Krankhafte Vermehrung des Säuregehaltes im Blut
Adrenalin	Hormon des Nebennierenmarkes
Agastrisch	Ohne Magen, d. h. Zustand nach Gastrektomie
Albuminurie	Ausscheidung von Eiweiß im Harn
Amenorrhö	Ausbleibende Menstruationsblutung
Analgetika	Schmerzstillende Mittel
Anämie	Blutarmut, Verminderung des Hämoglobin- und des Erythrozytengehalts im Blut
Anamnese	Erinnerung, Vorgeschichte einer Krankheit (einschließlich früherer Erkrankungen, in der Familie vorkommender Krankheitsfälle u. Ä.) nach den Angaben des Patienten
Anorexie	Appetitlosigkeit, Herabsetzung des Triebes zur Nahrungsaufnahme
Anorganisch	Zum unbelebten Bereich der Natur gehörend
Anurie	Harnausscheidung von weniger als 100 ml pro Tag, Anzeichen für akutes Nierenversagen oder eine schwere Nierenerkrankung
Anus praeter	Künstlicher Darmausgang, Seitenausgang; wird oft auch nur als Stoma bezeichnet
Apoplexie	Gehirnschlag, Schlaganfall
Appendektomie	Operative Entfernung des Wurmfortsatzes
Arrhythmie	Unregelmäßigkeit der Herztätigkeit
Arthrose	Degenerative Gelenkerkrankung
Aspiration	Eindringen von Flüssigkeiten und festen Stoffen in die Luftröhre oder Lunge
Aszites	Bauchwassersucht, Ansammlung von seröser Flüssigkeit in der freien Bauchhöhle
Atherogen	Arterienwand mit Ablagerungen
Atroph	Verkümmert
Atrophie	Verlust
Aversion	Abneigung, Widerwille

B

Biliär	Die Galle betreffend, durch die Galle bedingt
Biopsie	Mikroskopische Untersuchung von Gewebe, das einem Lebenden entnommen wurde
Broteinheit	Die Menge eines Nahrungsmittels, die 10–12 g an verwertbaren Kohlenhydraten enthält

C

Cholelithiasis	Gallensteinleiden, Gallensteinkolik
Cholezystektomie	Operative Entfernung des Gallensteines und der Gallenblase
Colitis mukosa	Reine Schleimstühle
Colitis ulcerosa	Chronische Dickdarmentzündung
Colon descendens	Absteigender Dickdarm
Colonkarzinom	Dickdarmkrebs
Colostomie	Ausleitung des Dickdarms an die Hautoberfläche

D

Defäkation	Stuhlentleerung
Dehydrieren	Entwässern
Dekubitus	Wundliegen, Druckbrand, das „Sichdurchliegen“ des Kranken bei mangelhafter Gewebsernährung
Denaturieren	Eiweißkörper, z. B. durch Erhitzen oder durch chemische Zusätze, irreversibel verändern
Dermatitis herpetiformis Duhring (Morbus Duhring)	Entzündliche Hauterkrankung infolge von Zöliakie. Symptome sind in Gruppen auftretende Bläschen und/oder Papeln sowie brennender Juckreiz
DGE	Deutsche Gesellschaft für Ernährung
Diagnose	Erkennung und systematische Bezeichnung einer Krankheit
Diarrhö	Durchfluss, Durchfall
Diastolisch	Die mit der Systole rhythmisch wechselnde Erschlaffung der Herzmuskulatur
Disposition	Krankheitsbereitschaft, Veranlagung oder Empfänglichkeit des Organismus für bestimmte Erkrankungen
Distal	In der Anatomie eine Lage- und Richtungsbezeichnung, bedeutet vom Körperstamm nach außen oder von der Körpermitte weg gerichtet
Diurese	Harnausscheidung
Diuretika	Substanzen, die die Harnausscheidung steigern
Divertikel	Ausstülpung, Ausbuchtung eines Hohlorgans
Duodenum	Zwölffingerdarm
Dyslipoproteinämien	Gestörtes Verhältnis der Lipoproteinfraktionen im Blutserum, besonders das Missverhältnis von HDL zu LDL
Dysphagie	Schluckbeschwerden
Dystrophie	Ernährungsstörung, mangelhafte Versorgung eines Organs mit Nährstoffen; bei der agastrischen Dystrophie kommt es zu Absorptionsstörungen von Vitamin B_{12} und Eisen

E

Ektomie	Operatives Herausschneiden eines Organs
Elektrolyt	Jeder Stoff, der der elektrolytischen Dissoziation unterliegt und demzufolge in der Schmelze oder in Lösungen elektrischen Strom leiten kann (z. B. Salze, Säuren, Basen)
Elimination	Bei Allergien angewandte Kostform, bei der die Nahrungsmittel, die am häufigsten Allergien auslösen, vom Speiseplan gestrichen werden
Emulsion	Feinste Verteilung eines unlöslichen Stoffes in einer Flüssigkeit, z. B. Milchfett, Dotter
Endokrin	Mit innerer Sekretion; Drüsen, die ihre Sekrete (Hormone) unmittelbar in die Blutbahn abgeben
Endothel	Aus Plattenepithelzellen bestehende Schicht, die die Innenfläche der Blut- und Lymphgefäße auskleidet und den Überzug der serösen Häute bildet
Enteral	Auf den Darm bzw. die Eingeweide bezogen
Enteritiden	Darminfektionen, z. B. Salmonelleninfektion
Entzündungs-mediatoren	Sind an der Entzündungsentwicklung (Rötung, Ödembildung, Überwärmung) beteiligt. Die wichtigsten Entzündungsmediatoren sind Bradykinin, Serotonin, Histamin und die Prostaglandine
Enzephalopathie	Überbegriff für hirnorganische Schädigungen. Darunter fallen sowohl toxisch bedingte als auch gefäßbedingte sowie alle anderen organischen Schädigungen
Enzym	In der lebenden Zelle gebildete organische Verbindung, die als Katalysator die Stoffwechselvorgänge im Organismus entscheidend beeinflusst

Erythrozyten	Rote Blutkörperchen
Essenziell	Unerlässlich, lebensnotwendig (bezogen auf Stoffe wie Vitamine, Aminosäuren und Mineralstoffe, die dem Organismus zur Lebenserhaltung zugeführt werden müssen)
Exokrin	Ausscheidend
Exokrine Pankreasinsuffizienz	Ungenügende Ausscheidung von Verdauungsenzymen durch die Bauchspeicheldrüse
Exposition	Das Aussetzen eines Objektes durch Einwirkung eines Stoffes oder einer Strahlung
Exsikkose	Austrocknung
Exzessiv	Außerordentlich, das Maß überschreitend, ausschweifend

F

Ferment	Siehe Enzym
Fistel	Röhrenförmiger Gang zwischen Körperhöhlen oder äußeren und inneren Körperoberflächen
Flatulenz	Gasbildung im Magen oder Darm; Blähsucht; Abgang von Blähungen
Fruktose	Fruchtzucker
Fulminant	Glitzartig auftretend, schnell und heftig verlaufend
Functional Food	Angereicherte Lebensmittel, die neben der ernährungsphysiologischen Bedeutung zusätzlich einen positiven Wert für Gesundheit und Wohlbefinden aufweisen
Fungizide	Stoffe, die das Pilzwachstum und die Pilzvermehrung hemmen

G

Galaktose	Schleimzucker
Gastrektomie	Operative Entfernung des ganzen Magens
Gastritis	Magenkatarr, Entzündung des Magens, insbesondere seiner Schleimhaut
Gastroenterologie	Wissenschaft von den Krankheiten des Magens und Darms
Gastrografin-Passage	Kontrastmitteluntersuchung auf Anastomoseninsuffizienz
Genetisch	Die Vererbung betreffend, erblich bedingt, entwicklungsgeschichtlich
Geriatrie	Lehre von den Greisenkrankheiten
Gestatio	Schwangerschaft
Gestationsdiabetes	Schwangerschaftsdiabetes
Gestose	Abkürzung für Gestationstoxikose; Gestatio = Schwangerschaft, Toxikose = durch toxische Substanzen hervorgerufene Erkrankung im Sinne einer Vergiftung
Glomerulonephritis	Häufig nur die Kurzbezeichnung Nephritis; Nierenentzündung, die vorwiegend die Glomeruli ergreift
Glomerulus	Allgemeine Bezeichnung für Gefäßknäuel, in dem die erste Phase der Harnbildung stattfindet
Glukagon	Hormon, das in den A-Zellen der Langerhans'schen Inseln des Pankreas gebildet wird. Regt die Glykogenolyse in der Leber an und erhöht damit regulativ den Blutzuckerspiegel
Glukose	Traubenzucker
Glukosetoleranztest	Belastungsprobe zur Diagnosestellung eines Diabetes mellitus
Glukosurie	Urinzucker; ist ein Überschuss an Zucker, der nicht mehr im Körper benötigt und mit dem Urin ausgeschieden wird. Ein gesunder Mensch hat normalerweise keinen Zucker im Urin.
Gluteninduzierte Enteropathie (Zöliakie)	Erkrankung der Dünndarmschleimhaut aufgrund einer Unverträglichkeit des in vielen Getreidearten vorkommenden Kleberproteins Gluten
Glykosidbindung	Bindungsform der Disaccharide
Gravidität	Schwangerschaft

H

Hämaturie	„Blutharn“, Ausscheidung nicht zerfallener roter Blutkörperchen mit dem Urin
Hämochromatose	Genetisch bedingte Eisenspeichererkrankung; es liegt eine erhöhte Eisenaufnahme im oberen Dünndarm vor. Die Eisenüberladung führt zur langsam fortschreitenden Schädigung von Leber, Herz, Bauchspeicheldrüse, Hirnanhangsdrüse und Gelenken
Hämoglobin	Roter Blutfarbstoff
Hämolyse	Austritt von Hämoglobin bei Auflösung der roten Blutkörperchen
Hämorriden	Erweiterung der analen Blutgefäße
Hemikolektomie	Operative Entfernung von etwa der Hälfte des Dickdarms
Hepatitis	Leberentzündung
Hernie	Austritt von Eingeweiden aus der Bauchhöhle durch eine angeborene oder erworbene Öffnung
Herniotomie	Bruchschnitt, Bruchoperation
Hiatushernie	Zwerchfellbruch
Homocystein	Bildet sich im Eiweißstoffwechsel aus der Aminosäure Methionin. Das giftige Zwischenprodukt Homocystein wird bei Gesunden bei ausreichender Versorgung mit Vitamin B_6, Folsäure und Vitamin B_{12} rasch in die Aminosäure Cystein umgewandelt und weiter verstoffwechselt. Erhöhte Homocysteinwerte im Blut schädigen Herz und Blutgefäße
Hormone	Körpereigene Wirkstoffe, die in endokrinen Drüsen gebildet werden oder in bestimmten Zellarten oder Geweben entstehen und die in spezifischer Weise Stoffwechselvorgänge in bestimmten Erfolgsorganen steuern
Hyperhydratation	Überreichliche Flüssigkeitszufuhr; führt zu Kopfschmerzen, Erbrechen, Darmkoliken, Muskelkrämpfen, Unruhe, Bewusstseinstrübungen bis zum Koma
Hyperkalzämie	Erhöhter Kalziumspiegel im Blut
Hyperparathyreoidismus	Durch eine Überfunktion der Nebenschilddrüse kommt es zu einer Überproduktion des Parathormons. Dies führt zu einem vermehrten Knochenabbau und damit zu einem erhöhten Blutkalziumwert. Die Knochen werden demineralisiert und schmerzen.Der Körper scheidet das Kalzium über die Niere aus, wodurch Nierensteine entstehen können.
Hypertonie	Bluthochdruck
Hyperurikämie	Harnsäureerhöhung
Hyperventilation	Übermäßige Steigerung der Atmung über den Körperbedarf hinaus; führt zu einer Alkalose (darunter versteht man einen pathologisch erhöhten pH-Wert des Blutes), durch die es zu Krämpfen mit typischer Pfötchenstellung der Arme und Hände, zu Kribbeln, zu Taubheitsgefühl (besonders um den Mund herum) und zu Schwindel kommt
Hypoglykämie	Unterzuckerung
Hypokaliämie	Kaliummangel
Hypokapnie	Verringerung von Kohlendioxid im Arterienblut
Hypoproteinämie	Verminderung der Bluteiweißkörper (bei verschiedenen Krankheiten und bei Erschöpfungszuständen)
Hypothyreose	Unterfunktion der Schilddrüse mit Verzögerung der Stoffwechselvorgänge (führt zu Kretinismus)

I

IDDM	Insulin Dependent Diabetes Mellitus
Ikterus	Gelbsucht, hell- bis dunkelgelbe Hautfarbe infolge des Übertritts von Gallenbestandteilen ins Blut
Ileostoma	Operative Anlegung einer Dünndarmfistel, z. B. zur künstlichen Stuhlentleerung bei Darmverschluss
Ileum	Krummdarm

Ileus	Darmverschluss
Inappetenz	Fehlendes Verlangen nach Nahrung, Appetitlosigkeit
Inkubationszeit	Zeit zwischen der Ansteckung bis zum Ausbruch einer Infektionskrankheit
Insuffizienz	Schwäche, ungenügende Leistung
Insulin	Hormon der Bauchspeicheldrüse, das die Glykogenbildung und den oxidativen Abbau der Kohlenhydrate im Organismus anregt und damit den Blutzuckerspiegel reguliert
Intermediärstoffwechsel	Zwischenstoffwechel; derjenige Teil des Stoffwechsels, der zwischen den Ausgangs- und Endstufen der Assimilation und Dissimilation liegt
Intestinal	Zum Darmkanal gehörend, ihn betreffend, von ihm ausgehend; die Eingeweide betreffend
Intoleranz	Fehlende Widerstandsfähigkeit gegen schädigende äußere Einwirkungen oder auf Unverträglichkeit beruhende Abneigung des Organismus gegen bestimmte Stoffe
Intoxikation	Vergiftung, schädigende Einwirkung von chemischen, tierischen, pflanzlichen, bakteriellen oder sonstigen Giftstoffen auf den Organismus
Intrakolisch	Intra = innerhalb von, Kolon = Teil des Dickdarms
Intraluminal	Intra = innerhalb, Lumen = lichte Weite bei Röhren
Intrinsic Factor	Vitamin B_{12} kann vom Körper nicht selbst synthetisiert werden und muss daher mit der Nahrung aufgenommen werden. Da es erst im Dünndarm resorbiert wird, würde es im Magen von den Verdauungsenzymen Pepsin und Trypsin zersetzt und wäre damit für den Organismus wertlos. Der Intrinsic Factor verhindert diese Zersetzung.

J

Jejunum	Leerdarm, gehört zum Dünndarm

K

Kachexie	Auszehrung, Kräfteverfall, schlechter Ernährungszustand, vor allem bei Krebs
Kapillaren	Haargefäße, feinste Verzweigungen der Blut- und Lymphgefäße
Kardial	Das Herz betreffend
Kardiovaskulär	Kardio = Herz, Vasculum = kleines Gefäß
Karenz	Entbehrung, Aussetzen, Verzicht
Karzinom	Krebs
Katabolismus	Abbau der Stoffe im Körper im Rahmen des Stoffwechsels
Ketoazidose (Übersäuerung)	Akuter, lebensgefährlicher Zustand, der vor allem bei Patienten mit Typ 1 Diabetes auftreten kann. Anzeichen sind stark erhöhte Blutzuckerwerte und Ketonkörper im Urin und Blut
Ketoazidotisches Coma diabeticum (hyperglykämische Entgleisung)	Schwere Stoffwechselentgleisung mit extrem hohen Blutzuckerwerten und Übersäuerung des Körpers, typische Anzeichen dafür sind Benommenheit bis tiefe Bewusstlosigkeit, obstartiger Geruch der Atemluft, tiefe Atmung und Polyurie
Ketose	Vermehrte Bildung von Aceton im Blut
Kolloidal	Feinst zerteilt
Kolondivertikulose	Sackförmige Ausstülpungen der Dickdarmwand
Kolostomie	Ausleitung des Dickdarms an die Hautoberfläche

L

Laktase	Enzym der Dünndarmmukosa, das Laktose spaltet
Laktose	Milchzucker
Laparoskopie	Besichtigung der Bauchhöhle mit einem Endoskop
Latent	Verborgen, versteckt (bezogen auf Krankheiten bzw. Krankheitssymptome, die kaum oder nicht in Erscheinung treten und meist nur zufällig entdeckt werden)

Laxanzien	Abführmittel
Limitierend	Begrenzend
Lipoproteinämie	Mangel an Lipoproteinen
Listeria	Erreger der Listeriose (Infektionskrankheit)
Lumen	Innendurchmesser, lichte Weite eines röhrenförmigen Hohlorgans (z. B. einer Arterie oder des Darms)

M

Malabsorption	Lateinisch „schlechte Aufnahme", bereits aufgespaltene Nahrungsbestandteile werden nur vermindert durch die Darmwand in die Lymph- oder Blutbahn aufgenommen
Malassimilation	Gestörte Verdauung und/oder Aufnahme
Maldigestion	Lateinisch „schlechte Verdauung", unzureichende Aufspaltung der Nahrungsbestandteile
Maligne	Bösartig, gefährlich
Maltose	Malzzucker
Manifest	Offenbar, augenscheinlich, deutlich erkennbar
Mazeration	Gewebe wird unter Wassereinwirkung und Luftabschluss (aber ohne Fäulnisbakterien) weich und zerfällt
Membran	Dünne Haut im menschlichen und tierischen Körper, z. B. als Grenzfläche von Organen
Menopause	Aussetzen der Regelblutungen in den Wechseljahren der Frau
Mesenterialinfarkt	Akuter Verschluss eines Darmgefäßes
Metaboliten	Stoffwechselwirksame Substanzen, deren Anwesenheit für das normale Ablaufen der Stoffwechselprozesse unentbehrlich ist (z. B. Enzyme, Vitamine, Hormone)
Meteorismus	Blähsucht
Mikroorganismen	Pflanzliche und tierische Organismen, die nur mikroskopisch sichtbar sind
Miktion	Natürliche Entleerung des Harns aus der Blase
Mitochondrien	Im Zellplasma liegende ovale Körnchen, die für die Atmung und den Stoffwechsel der Zellen von Bedeutung sind
Morbidität	Häufigkeit der Erkrankungen innerhalb einer Bevölkerungsgruppe
Morbus Crohn	Chronische, in Schüben verlaufende Entzündung des Dünndarms
Morbus Duhring (Dermatitis herpetiformis Duhring)	Entzündliche Hauterkrankung infolge von Zöliakie. Symptome sind in Gruppen auftretende Bläschen und/oder Papeln sowie brennender Juckreiz
Mortalität	Sterblichkeit, Sterblichkeitsziffer; Verhältnis der Todesfälle bei einer bestimmten Krankheit zur Gesamtzahl der berücksichtigten Personen
Motilität	Gesamtheit der nicht willkürlich steuerbaren Bewegungen des menschlichen Körpers und seiner Organe
Mukosa	Schleimhaut
Multimorbidität	Mehrfacherkrankung
Myoglobin	Muskelfarbstoff

N

Nekrose	Örtlicher Gewebstod, Absterben von Zellen, Zellverbänden, Gewebs- oder Organbezirken an umschriebener Stelle im lebenden Organismus als pathologische Reaktion auf bestimmte Einwirkungen
Nephrolithiasis	Nierensteine
Nephropathie	Allgemeiner Ausdruck für Nierenerkrankungen

Nephrotisches Syndrom	Sammelbegriff für mehrere Symptome, die bei verschiedenen Erkrankungen des Glomerulus (Nierenkörperchens) auftreten. Es ist gekennzeichnet durch Proteinurie mit einem Proteinverlust von über 3,5 g am Tag, Ödeme, Hypalbuminämie und Hyperlipoproteinämie
NIDDM	Non Insulin Dependent Diabetes Mellitus

O

Obstipation	Verstopfung
Ödeme	Gewebewassersucht; krankhafte Ansammlung seröser Flüssigkeit in den Interzellularräumen nach Austritt aus den Lymphgefäßen und Blutkapillaren infolge Eiweißmangels, Durchblutungsstörungen
Oligosaccharide	Aus wenigen Monosacchariden zusammengesetztes Kohlenhydrat (z. B. Rohrzucker)
Oligurie	Mengenmäßig stark verminderte Harnausscheidung (weniger als 500 ml pro Tag)
Onkologie	Lehre von den Geschwülsten
Organisch	Belebt, lebendig
Osmolarität	Molkonzentration aller in einer Lösung osmotisch wirksamen Moleküle, ausgedrückt in Volumeneinheiten
Osmose	Übergang des Lösungsmittels (z. B. Wasser) einer Lösung in eine stärker konzentrierte Lösung durch eine feinporige (semipermeable) Scheidewand, die zwar für das Lösungsmittel selbst, nicht aber für den gelösten Stoff durchlässig ist
Ösophagus	Speiseröhre
Ösophagusvarizen	Krampfadern in der Speiseröhre
Osteomalazie	Knochenerweichung bei Erwachsenen
Osteoporose	Knochenbrüchigkeit
Ovulationshemmer	Arzneimittel (auf hormonaler Basis) zur Unterdrückung der Reifung eines befruchtungsfähigen Eies bei der Frau

P

Pankreatitis	Entzündung der Bauchspeicheldrüse
Paralytisch	Die Paralyse betreffend bzw. gelähmt
Parenchym	Das eigentliche, der spezifischen Funktion des Organs dienende Organgewebe im Unterschied zum Binde- und Stützgewebe
Parenteral	Unter Umgehung des Verdauungsweges
Parenterale Ernährung	Ernährung unter Umgehung des Magen-Darm-Traktes
Paresen	Erschlaffung, motorische Schwäche, unvollständige Lähmung
Partiell	Teilweise, nicht überall auftretend
Pathologie	Lehre von den Krankheiten, insbesondere ihrer Entstehung und den durch sie hervorgerufenen organisch-anatomischen Veränderungen
Penetration	Durchbruch auf benachbarte Gewebe oder Organe (z. B. von Geschwüren)
Perforation	Durchlöchern, Durchbohren; Durchbruch eines Abszesses oder Geschwürs durch die Hautoberfläche bzw. in eine Körperhöhle
Peripher	Außen liegend, zu den Randgebieten des Körpers gehörend
Peristaltik	Umfassende und zusammendrückende Bewegung (von den Verdauungsorganen); von den Wänden der muskulösen Hohlorgane (z. B. Speiseröhre, Magen, Darm, Harnleiter) ausgeführte Bewegung, bei der sich die einzelnen Organabschnitte nacheinander zusammenziehen und so den Inhalt des Hohlorgans transportieren
Peritonitis	Bauchfellentzündung
Perniziös	Bösartig, verderblich
Physiologie	Lehre von den Grundlagen des allgemeinen Lebensgeschehens, insbesondere von den normalen Lebensvorgängen und Funktionen des menschlichen Organismus

Plasma	Das Gebildete, Geformte (Blutplasma)
Pleuraerguss	Flüssigkeitsansammlung im Brustfellraum
Polyurie	Krankhafte Vermehrung der Harnmenge
Präeklampsie	Vgl. Gestose
Prophylaxe	Zusammenfassende Bezeichnung für die medizinischen und sozialhygienischen Maßnahmen, die der Verhütung von Krankheiten dienen
Proteinurie	Ausscheidung von Proteinen mit dem Harn
PSE	Portosystemische Enzephalopathie; meist reversible Komplikation der Leberzirrhose infolge einer Retention beispielsweise von Ammoniak im Blut

R

Rachitis	Englische Krankheit, Vitamin-D-Mangelkrankheit
Radikale	Stark reaktionsfähige Atomgruppen der organischen Chemie, die geschlossen und ohne eine Veränderung zu erleiden, durch die Reaktion gehen
Refeeding-Syndrom	Lebensbedrohlicher Zustand, der bei mangelernährten Patienten nach Wiederbeginn einer adäquaten Nährstoffzufuhr entstehen kann. Das Refeeding-Syndrom wird dabei sowohl durch einen oralen Kostaufbau als auch durch eine enterale oder parenterale Nährstoffzufuhr ausgelöst. Es sind dabei schwere Elektrolytstörungen und Vitaminmangelzustände mit daraus resultierenden Organfunktionsstörungen zu beobachten.
Reflux	Rückfluss, Transport eines flüssigen oder breiigen Stoffs innerhalb eines Hohlorgans entgegen der normalen Fließrichtung; im Fall der Refluxösophagitis fließt der Speisebrei aus dem Magen über die Speiseröhre in die Mundhöhle zurück
Regeneration	Von neuem hervorbringen, 1. Heilungsvorgang, 2. Ersatz zugrunde gegangener Zellen und Gewebe im Rahmen physiologischer Vorgänge im Organismus
Rekonvaleszenz	Genesung, Phase der endgültigen Heilung nach einer überstandenen Krankheit
Rektozele	Aussackung der Enddarmwand nach vorn (zur Scheide hin bei Frauen und zur Harnröhre hin bei Männern). Das führt zur Obstipation, da der im Enddarm befindliche Stuhl bei der Entleerung nicht mehr entleert wird, sondern sich gegen die Vorderwand des Enddarms schiebt.
Renal	Die Niere betreffend
Renale Hypertonie	Bluthochdruck als Folge ein- oder beidseitiger Nierenerkrankungen
Resektion	Operative Entfernung krankhafter oder defekter Teile eines Organs oder Körperteils
Resistenz	1. Widerstand, den ein verhärtetes Organ oder Gewebe beim Belasten bietet, 2. Widerstandsfähigkeit gegenüber schädlichen Krankheitserregern, 3. Widerstandsfähigkeit gegenüber antibiotischen oder chemotherapeutischen Mitteln
Restriktion	Einschränkung
Retention	Zurückhaltung, Verhaltung
Rezessiv	Zurücktretend, nicht in Erscheinung tretend, verdeckt (von Erbfaktoren)
Rezidiv	Wiederaufleben, Rückfall

S

Saccharose	Rohr- oder Rübenzucker
Schlaf-Apnoe-Syndrom	Lautes Schnarchen mit nächtlichen Atempausen, ruheloser Schlaf, tagsüber Schläfrigkeit; während des Schlafens erschlafft die Muskulatur, die Atemwege werden verschlossen und es kommt zu Atemstillständen von unterschiedlicher Dauer
Sekretion	Vorgang der Produktion und Absonderung von Sekreten durch Drüsen
Sensibilisierung	Verabreichung eines Antigens, wodurch in einem Organismus eine spezifische veränderte Reaktivität hervorgerufen wird, die sich bei wiederholtem Kontakt mit dieser Substanz in einer Überempfindlichkeitsreaktion äußert

Sezernieren	Absondern, ausscheiden
Sigma	Teil des Dickdarms
Sklerosierung	Krankhafte Veränderung von Geweben, Organen oder Organteilen, die trocken, spröde, hart werden
Skorbut	Avitaminose C, die sich besonders in Zahnfleischblutungen, Skelettveränderungen, Störungen der Verknöcherung, Hautblutungen und einer erhöhten Infektionsanfälligkeit äußert
Steatorrhö (Fettstuhl)	Pathologische Erhöhung des Fettgehalts im Stuhl
Steatosis Hepatis	Fettleber
Stenose	Angeborene oder erworbene Verengung eines Körperkanals oder einer Kanalöffnung
Stoma	Öffnung
Substitution	Ersatzbehandlung, medikamentöser Ersatz eines dem Körper fehlenden lebensnotwendigen Stoffes (z. B. eines Hormons bei bestimmten Krankheitsbildern)
Substrat	Substanz, die Träger bestimmter chemischer, physiologischer, pathologischer, elektrischer ... Vorgänge ist
Supplement	Ergänzung
Symptom	Zufall, vorübergehende Eigentümlichkeit; Krankheitszeichen, für eine bestimmte Krankheit charakteristische, zu einem bestimmten Krankheitsbild gehörende krankhafte Veränderung
Synthese	Aufbau einer chemischen Verbindung aus einfacheren Stoffen
Systole	Zusammenziehen eines muskulösen Hohlorgans, besonders des Herzmuskels

T

Tachykardie	Steigerung der Herzfrequenz
Terminal	Zum Ende gehörend
Tetanie	Zustand neuromuskulärer Übererregbarkeit, hervorgerufen durch Störungen im Ionengleichgewichtszustand, vor allem des Kalziums
TIPS (Transjugulärer intrahepatischer portosystemischer Shunt)	Ist eine Methode, mit der ein Überdruck in der zur Leber führenden Pfortader durch Anlage einer Umleitung in der Leber abgebaut werden kann. In manchen Fällen ist der TIPS nur eine Übergangslösung, manchmal kann er aber auch die Zeit bis zur Notwendigkeit einer Lebertransplantation um Jahre verlängern
Toxine	Bezeichnung für Giftstoffe von Bakterien, Pflanzen oder Tieren
Toxoplasmose	Durch Toxoplasmaarten hervorgerufene Infektionskrankheit
Triglyceride	Neutralfette
Tumor	1. jede krankhafte Anschwellung eines Organs oder Organteiles, 2. Gewächs, Geschwulst, Gewebswucherung infolge Zellproliferation, entweder homologen Charakters und in der Regel gutartig oder heterologen Charakters und zu Metastasen neigend

U

Ulcus duodeni	Zwölffingerdarmgeschwür
Ulcus ventriculi	Magengeschwür
Urämie	Harnvergiftung des Organismus, wenn die mit dem Harn auszuscheidenden Stoffwechselschlacken, wie z. B. bei Nierenversagen, zurückgehalten werden

Z

Zirrhose	Wucherung im Bindegewebe eines Organs (z. B. Leber, Lunge) mit nachfolgender Verhärtung und Schrumpfung
Zytostatika	Vom griechischen Cyto = Zelle und statik = anhalten; sind Substanzen, die das Zellwachstum bzw. die Zellteilung hemmen. Sie werden vor allem zur Behandlung von Krebs verwendet.

Stichwortverzeichnis

A

B

C

D

E

Bildnachweis

S. 17, Österreichische Ernährungspyramide, Bundesministerium für Gesundheit

Alle weiteren Fotos und Grafiken sind Eigentum des Trauner Verlags oder wurden von den Agenturen FOTOLIA und MEV erworben.